Mikronährstoffe –
Meilensteine der Gesundheitsmedizin

Hinweise

Aus Gründen der besseren Lesbarkeit haben wir uns entschlossen, durchgängig die männliche (neutrale) Anredeform zu nutzen, die selbstverständlich die weibliche mit einschließt.

Das vorliegende Buch wurde sorgfältig erarbeitet. Dennoch erfolgen alle Angaben ohne Gewähr. Weder der Autor noch der Verlag können für eventuelle Nachteile oder Schäden, die aus den im Buch vorgestellten Informationen resultieren, Haftung übernehmen.

Sollte diese Publikation Links auf Webseiten Dritter enthalten, so übernehmen wir für deren Inhalte keine Haftung, da wir uns diese nicht zu eigen machen, sondern lediglich auf deren Stand zum Zeitpunkt der Erstveröffentlichung verweisen.

PROF. DR. ELMAR WIENECKE

MIKRONÄHRSTOFFE

MEILENSTEINE DER GESUNDHEITSMEDIZIN

Meyer & Meyer Verlag

Mikronährstoffe – Meilensteine der Gesundheitsmedizin

Bibliografische Information der Deutschen Nationalbibliothek
Die Deutsche Nationalbibliothek verzeichnet diese Publikation in der Deutschen Nationalbibliografie; detaillierte bibliografische Details sind im Internet über <http://dnb.d-nb.de> abrufbar.

2., korrigierte Auflage 2022

Auckland, Beirut, Dubai, Hägendorf, Hongkong, Indianapolis, Kairo, Kapstadt,

Manila, Maidenhead, Neu-Delhi, Singapur, Sydney, Teheran, Wien

Member of the World Sport Publishers' Association (WSPA)

Gesamtherstellung: Print Consult GmbH, München

MIX
Paper from
responsible sources
FSC® C084279

ISBN 978-3-8403-7738-9
E-Mail: verlag@m-m-sports.com
www.dersportverlag.de

INHALT

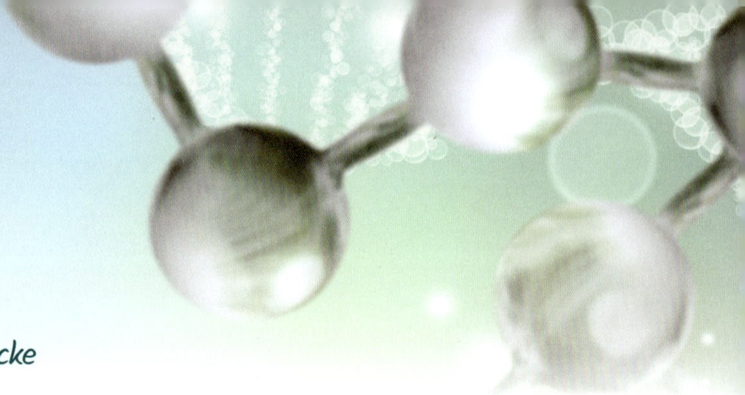

VORWORT

von Prof. Dr. Elmar Wienecke

Gesundheit und Individualisierung zählen zu den Megatrends, die die Gesellschaft grundlegend verändern. Aus Gesundheit und Individualisierung wird die personalisierte Medizin. Ein achtsamer Umgang mit den eigenen Ressourcen und das zunehmende Bewusstsein für die individuelle Lebensenergie verlangen nach neuen personalisierten Gesundheitslösungen. Der Begriff „Megatends" wird von dem Trend- und Zukunftsforscher Matthias Horx, dessen *Zukunftsinstitut* zu den einflussreichsten Think-Tanks der europäischen Trend- und Zukunftsforschung zählt, mit Inhalt gefüllt. Laut dem *Zukunftsinstitut* zielt der Megatrend Gesundheit darauf ab, wie die Gesundheit in einem früheren Alter verbessert und erhalten werden kann (https://www.zukunftsinstitut.de).

Neuere Ergebnisse zeigen, dass jeder zweite Bundesbürger, unabhängig davon, ob jung oder alt, über unterschiedliche Befindlichkeitsstörungen klagt, wie beispielsweise chronische Müdigkeit, häufige Infekte, Konzentrationsschwierigkeiten, Antriebsschwäche, Kopfschmerzen, Erschöpfungszustände und vieles mehr.

Der Manager fühlt sich ausgebrannt, die Frau mit der typischen Dreifachbelastung „Beruf, Kind und Haushalt" überfordert und der Pensionär bzw. Rentner verspürt vielfältige Befindlichkeitsstörungen. Allzu oft finden Therapeuten keine ausreichende Erklärung für die Ursachen.

> *„Der Mensch erkrankt nicht, weil dem Körper Medikamente fehlen, sondern weil biochemische Störungen im Körper ablaufen, die nicht rechtzeitig erkannt und korrigiert werden." (B. Kuklinski)*

Die in den vergangenen Jahren von uns durchgeführten Untersuchungen bzw. Studien zeigen subklinische Unterversorgungen mit lebensnotwendigen Mikronährstoffen bei den untersuchten Menschen, was unter anderem zu vielfältigen gesundheitlichen Beeinträchtigungen der mentalen und physischen Leistungsfähigkeit geführt hat.

Smith und Myers (2018) von der Havard University beschreiben in einer groß angelegten Studie („Impact of anthropogenic CO_2 emissions on global human nutrition") Mikronährstoffverluste durch den „zunehmenden Treibhauseffekt" bei den Vitaminen, Mineralien, Spurenelementen in unserer heutigen Ernährung. Hinzu kommen zusätzliche Verluste durch Verarbeitung und Lagerung von Lebensmitteln.

Diese messbaren Verluste haben wir in den letzten Jahren analysiert und beschrieben und so hat SALUTO (Kompetenzzentrum für Gesundheit und Fitness in Halle/Westfalen) in jahrelanger akribischer Arbeit mithilfe von Informatikern mehr als 60.000 Case-Reports in eine Computermatrix integriert. Die Datenbank enthält 10.542 Zielwerte bzw. Referenzwerte von Mikronährstoffkonzentrationen in 297 Kategorien mit entsprechendem Cluster (Geschlecht, Alter, Vorerkrankung, sportliche Aktivität) und entspricht den Ergebnissen empirischer langjähriger Forschungsprojekte und Studien. Durch eine differenzierte Laboranalytik konnten wir mit diesen Referenzwerten zusätzliche Indikatoren für Mikronährstoffrezepturen, die auf jeden Einzelnen individuell abgestimmt sind, bestimmen. Mithilfe des Anamnesebogens, den Ergebnissen der speziellen Blut-/Urinanalysen und den Clustereinteilungen kann die Software mithilfe speziell entwickelter Algorithmen die individuelle Mikronährstoffrezeptur bzw. den Bedarf des Einzelnen errechnen. Dieser „Individualisierer" ist eine weltweit einmalige „evidenzbasierte Software", die für die Erstellung der persönlichen Mikronährstoffrezepturen zur Funktionserhaltung von Gesundheit und Therapie von Erkrankungen ohne Nebenwirkungen geeignet ist.

MIKRONÄHRSTOFFE

Zitat aus dem Journal *Meine Gesundheit* von der Stiftung für Gesundheit und Umwelt (SfGU) in der Schweiz für die beschriebene Datenbank (Poeggeler, 2017):

> *„Ein Meilenstein in der Gesundheitsmedizin – Die weltweit einmaligen Datenbank eröffnet neue Möglichkeiten in der Mikronährstoffmedizin. Die Regulationsmedizin steht für eine neue erfolgreiche Gesundheitsmedizin. Sie ergänzt und erweitert die konventionelle Medizin. Als Pionier auf diesem Gebiet hat die SfGU Prof. Dr. Elmar Wienecke stellvertretend für sein ganzes Team den Innovationspreis für herausragende Forschungs-/Entwicklungsarbeit und deren praktischen Anwendung im Bereich der Mikronährstofftherapie/Regulationsmedizin verliehen. Ein von ihm initiierter Masterstudiengang an der FHM in Bielefeld wird zur Verbesserung der Gesundheitsversorgung der Bevölkerung entscheidend beitragen.“*

Die gezielte Zufuhr fehlender Mikronährstoffe und der Glykoplan nach Dr. Mosetter können nachweislich helfen, diese Mikronährstoffdefizite, also biochemische Störungen, auszugleichen.

Nutzen Sie die Kraft und Macht der individualisierten Mikronährstoffrezepturen für Ihre Fitness und Lebensqualität unabhängig von Ihrem Alter in jedem Alter.

Mit sportlichen Grüßen

Ihr

Prof. Dr. Elmar Wienecke

Eine persönliche Ansprache finden Sie unter:

Vorwort

GELEITWORT

von Andreas Hefel

Keine fadenscheinigen Kompromisse bei der Versorgung mit Mikronährstoffen!

Um Gesundheit und Leistungsfähigkeit zu wahren oder wiederherzustellen, ist die ausreichende Zufuhr von Mikronährstoffen von essenzieller Bedeutung. Diese Tatsache ist ausreichend wissenschaftlich verifiziert und allgemein anerkannt. Dagegen sorgt die Grundsatzfrage, ob und wenn ja, welche Höchstmengen für Vitamine und Mineralstoffe in Nahrungsergänzungsmitteln gelten sollen, seit Jahren für kontroverse politische Diskussionen.

Dabei argumentieren die Befürworter: Der Verbraucher sei dann vor möglichen Überdosierungen von bestimmten Substanzen geschützt, wenn offizielle Obergrenzen gesetzlich geregelt werden. Sich in Europa auf einheitliche Maximalwerte von Mikronährstoffen in Nahrungsergänzungsmitteln zu verständigen, scheiterte bislang allerdings an unterschiedlichen Risikobewertungen. Einen Ausweg aus diesem Dilemma bietet ein Perspektivwechsel, der den individuellen Nutzen für den Verbraucher in den Fokus rückt.

Welche Wirkung soll mit Vitaminen, Mineralstoffen, Spurenelementen und sekundären Pflanzenstoffe (Antioxidanzien) im Stoffwechsel erzielt werden? Unter biochemischen Gesichtspunkten sorgen nur die richtigen Stoffe in der richtigen Menge für eine ungestörte Stoffwechselregulation und damit für Gesundheit.

Von diesem eigentlichen Sinn und Zweck unterscheiden sich solche Nahrungsergänzungsmittel fundamental, die z. B. im Supermarkt erworben werden können. Solche Mono- oder Standardpräparate stehen im Zentrum politischer Vorstöße über Höchstmengen für Vitamine und Mineralstoffe. Über ihre Eigenschaften schreibt der *Bund für Lebensmittelrecht und Lebensmittelkunde e. V. (BLL)* unmissverständlich (https://www.lebensmittelverband.de/de/lebensmittel/nahrungsergaenzungsmittel/faq-nahrungsergaenzungsmittel):

„Auch wenn Nahrungsergänzungsmittel in arzneimittelähnlichen Formen, wie beispielsweise Tabletten, Dragees oder Kapseln angeboten werden, sind sie Lebensmittel und keine Medikamente. Sie tragen zum Erhalt des Wohlbefindens bei. Sie dienen nicht der Heilung, Linderung oder Verhütung von Krankheiten oder krankhaften Beschwerden. Deshalb können und müssen sie auch kein Arzneimittelzulassungsverfahren durchlaufen."

Am eigentlichen Bedürfnis von Millionen von Menschen, nämlich auf natürliche Weise etwas für die Gesundheit zu tun, zielen diese Produkte somit von Gesetzes wegen vorbei. Ein richtig funktionierender Stoffwechsel kann demnach nicht die Absicht sein, wenn allgemein gültige Höchstmengen für Vitamine und Mineralstoffe bestimmt werden sollen.

Aus diesem Grund sind personalisierte Mikronährstoffmischungen mit konventionellen Nahrungsergänzungsmitteln aus dem Lebensmittelbereich nicht zu vergleichen. Es gilt, lebensnotwendige essenzielle Nährstoffe so zu kombinieren und individuell so hoch zu dosieren, dass der persönliche Bedarf optimal gedeckt ist. Dem Körper werden die Substanzen in einer exakten Dosis zugeführt, die der Mensch tatsächlich für seine Gesundheit benötigt. Gehandelt wird erst dann, nachdem anhand von Laborwerten Defizite oder gar Mängel in der Versorgung mit Mikronährstoffen präzise festgestellt worden sind – nicht auf Verdacht und nach Gutdünken.

Nach diesem Verständnis kann es keine allgemein gültigen Norm- oder Höchstwerte geben, sondern nur die Summe individueller Idealwerte, die den persönlichen Stoffwechselstatus ausmachen. Ist anhand der biochemischen Parameter festzustellen, dass der Stoffwechsel reibungslos läuft, dann ist jemand optimal versorgt. Erst wenn die Wirksamkeit einer personalisierten Mischung nicht nur spür-, sondern auch messbar ist, wurde der richtige Kurs eingeschlagen.

Nach Zigtausenden von Laboranalysen ist eindeutig zu erkennen, dass die Mikronährstoffdefizite größer werden. Dabei zeichnet sich eine ganz klare Tendenz ab: Auf der einen Seite führt die Zunahme an Schadstoffbelastungen auf allen Ebenen dazu, dass degenerative Prozesse sich verstärken. Dadurch wird der Bedarf an Mikronährstoffen immer größer. Auf der anderen Seite enthalten die Lebensmittel immer weniger Mikronährstoffe – durch die industrielle Verarbeitung und den erhöhten CO_2-Gehalt, der zu einem immer schnelleren Wachstum der Pflanzen führt.

Anhand der Ergebnisse ist eindeutig nachweisbar, dass die Schere zwischen regenerativen und degenerativen Kräften immer größer wird. Das ist auch der Grund, warum die Anzahl der gesunden Lebensjahre in den Industrieländern sinkt – in Deutschland liegen sie z. B. bei nur 57 Jahren. Dies geht damit einher, dass chronische Erkrankungen, die größtenteils Mangelerkrankungen sind, zunehmen. Vor diesem Hintergrund greifen Diskussionen um Höchstmengen für Vitamine und Mineralstoffe in Nahrungsergänzungsmitteln nicht nur zu kurz, sondern schießen sogar am Ziel vorbei, wenn es um die Gesundheit geht.

Um Mangelerkrankungen ursächlich zu behandeln, sind Mikronährstoffe nötig, die Qualität nach dem Arzneibuch bieten und in therapeutischen Dosen nach individuellem Bedarf gemischt werden können. Mit dieser Vorgehensweise können die Risiken einer Mangel- und Überversorgung gleichermaßen ausgeschlossen werden.

Als Pionier auf diesem Gebiet wurde Prof. Dr. Elmar Wienecke von der Stiftung für Gesundheit und Umwelt (SfGU) für seine herausragende Forschungs- und Entwicklungsarbeit sowie deren praktische Anwendung ausgezeichnet: Auf dem 12. Internationalen Bodenseekongress 2017 erhielt er den mit 10.000,– € dotierten Innovationspreis. Als Initiator und wissenschaftlicher Leiter des ersten Masterstudiengangs „Mikronährstofftherapie & Regulationsmedizin" an der Fachhochschule des Mittelstands (FHM) in Bielefeld hat er einen weiteren Meilenstein gesetzt: Die dort seit Oktober 2017 gelehrte Regulationsmedizin ist allgemein anerkannte Lehre auch in und für die Schulmedizin und kann als Zertifikatsstudiengang der Aus-, Fort- und Weiterbildung von Ärztinnen und Ärzten dienen.

Die Inhalte basieren alle auf einer soliden und seriösen wissenschaftlichen Grundlage. So kann der Studiengang zur Verbesserung der Gesundheitsversorgung der Bevölkerung entscheidend beitragen und die Studierenden gezielt auf die Herausforderungen der Praxis vorbereiten. Damit werden neue Perspektiven in Prävention, Therapie und Rehabilitation eröffnet. Dieses Buch dokumentiert eindrucksvoll, wie dies gelingen kann und welch große Erfolge damit zu erzielen sind.

Andreas Hefel
Präsident der Stiftung für Gesundheit und Umwelt (SfGU)
Berlingen, im Juni 2020

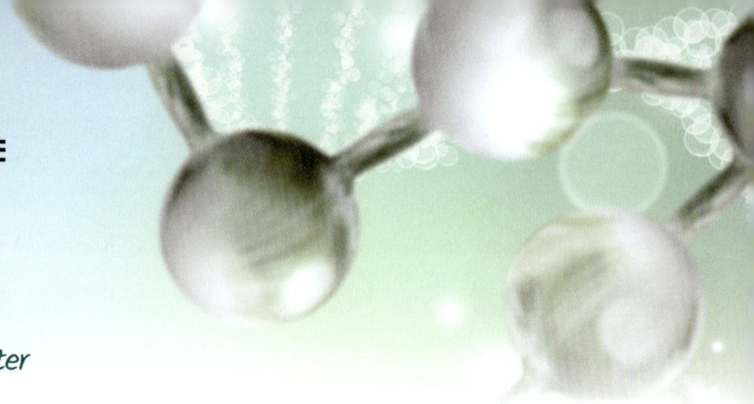

MIKRONÄHRSTOFFE

STATEMENT

Von Dr. med. Kurt Mosetter

Kristallklare Ergebnisse: Energie und Leistung sind (m)essbar und Monitoring: Messen, Ausgleichen, Kontrollieren

Die Zukunft von Leistungs- und Regenerationsoptimierung im Sport wird über Stoffwechseltraining und die Integration des aktuellen Wissensfundus zum Mikrobiom und Metabolom, Energiestoffwechsel, Darm-, Leber-, Mitochondrien- und Gehirnachse neue Horizonte erreichen. Intelligente Ernährungsmedizin, Foodfactors und Supplements werden dabei genauso zentrale Bereiche sein wie moderne Trainingsmethoden.

Neben den Grundlagen der Steuerung von Makronährstoffen spielen Mikronährstoffe eine zentrale Rolle. Mit der Messung und Erstellung von individuellen Mikronährstoffanalysen, in welchen detaillierte Aminosäure- und Fettsäureprofile, Mineralstoff- und Vitaminspektren im Vollblut, ebenso wie differenzierte Untersuchungen der einzelnen Schritte des Zitratzyklus, offensichtlich sichtbar gemacht werden können, hat Prof. Dr. Elmar Wienecke Pionierarbeit geleistet. Deshalb verfügen Elmar Wienecke und sein Institut Saluto schon heute über eine Referenzdatenbank von über 60.000 differenzierten Fällen. Entscheidend sind zudem nicht mehr einzelne Messparameter und ihre, aus modernen Blickwinkeln, häufig viel zu weit gefassten Grenzwerte, sondern die entsprechend enger umschriebenen Stoffwechselpattern.

Über sehr detaillierte Messungen und genaue Analysen können individualisierte und maßgeschneiderte Vitalstoffmessungen das Leistungsspektrum und die Regeneration von Profiathleten ebenso optimieren wie das Leistungsniveau und die Fitness von Führungskräften. Darüber hinaus und besonders beeindruckend: Auch komplex kranke Patienten können von diesen differenzierten Mikronährstoffanalysen enorm profitieren, da Mangelzustände und Asymmetrien unter der Oberfläche normaler Blutbilder enttarnt werden können und so Wege in kausale Lösungen eröffnen können. Last, but not least, können umschriebene Mangelzustände und Energiedefizite zu einem Zeitpunkt erfasst werden, in welchem klassische kleine Blutbilder noch keine Veränderungen anzeigen. Die Früherkennung von Unterversorgungen und Störungen der Homöostase lässt wirkliche Vorsorge praktisch messbar und essbar werden.

Wenn dysfunktionale Pattern früh genug erfassbar werden, können im Sinne von „Preemptying a disease", mehrere potenzielle Krankheiten im Anmarsch abgefangen und vermieden werden.

Die Basis jeder intelligenten Supplementation stellt dabei das aus der Evolution abgeleitete „Natural-Eating" Ernährungssteuerungskonzept Glykoplan, von allem nur das Beste! Über die Stärkung des Energiestoffwechsels, im Besonderen der Drehscheiben des ATP-Stoffwechsels, der Mitochondrien mit SCFA, MCT, Koenzym Q_{10}, NADH, Kreatin, Ribose und Galaktose, können die Kommunikations- und Neurotransmittersysteme des Energiestoffwechsels, die Prozesse der Regeneration und Reparatur, die Protein- und Fasziensynthese, der regelgerechte Abbau, das maßgeschneiderte Recycling und die Neusynthese angekurbelt werden.

Es liegt in unserer Hand, den regelgerechten Einsatz unserer molekularen Reparaturwerkstätten zu fördern. So muss, neben ausreichend Energie, eine ganze Reihe von wichtigen Komponenten im Werkzeugkasten verfügbar sein.

Aminosäuren, wie Leucin, Valin, Isoleucin, Tyrosin, Tryptophan, Arginin, Methionin, Cystein, Lysin und Prolin, Zink, Magnesium, Selen und Chrom, Omega-3-Fettsäuren, alle Vitamine, im Besonderen die Vitamine E, D, A, K_2 und die B-Vitamine sowie die Garantie von molekularen Signalträgern, wie den Monosacchariden, werden entscheidend sein. Modernste wissenschaftliche Erkenntnisse bestärken das Wissen, dass Vorsorge und Prävention möglich sind. Im Kontext weitsichtiger Trainingssteuerung, Verletzungsprophylaxe und Regeneration aber auch im Falle von Verletzungen, Rehabilitation sollten mehrere flankierende Wege und unterschiedliche Mechanismen in Richtung Reparatur beschritten werden.

Schließlich noch ein Satz: Dankeschön, lieber Elmar! Neben unseren wirklich kalkulierbaren Erfolgen im Profisport und Profifußball sowie bei den regelmäßigen Schritten zur Gesundung von schwer kranken Patienten sind Deine erfolgreichen Bestrebungen und Leistungen in Forschung und Lehre im Masterstudiengang herausragend. Die Lehrbarkeit und elegante praktische Anwendbarkeit etablieren diese Methodik für eine gesunde Zukunft.

Dr. med. Kurt Mosetter [1]
Konstanz, im August 2020

1 Dr. med. Kurt Mosetter ist Direktor des Zentrums für interdisziplinäre Therapien, ZIT, in Konstanz, Initiator der Myoreflextherapie, zudem der ehemalige Arzt der amerikanischen Fußballnationalmannschaft, langjähriger Berater im Funktionsteam von Hoffenheim und RB Leipzig sowie ein international gefragter Ratgeber und Betreuer von Führungskräften sowie Spitzensportlern.

Statement

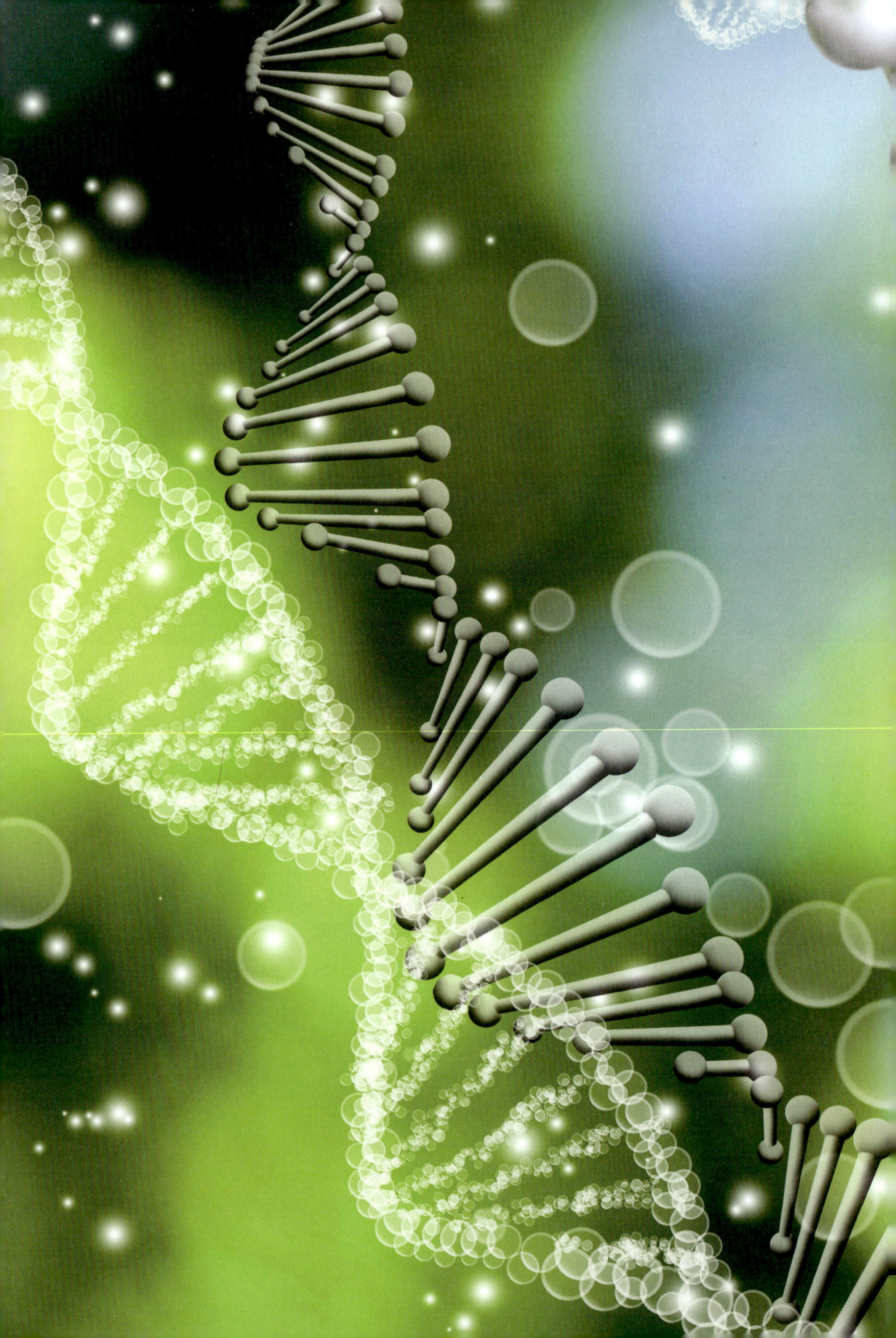

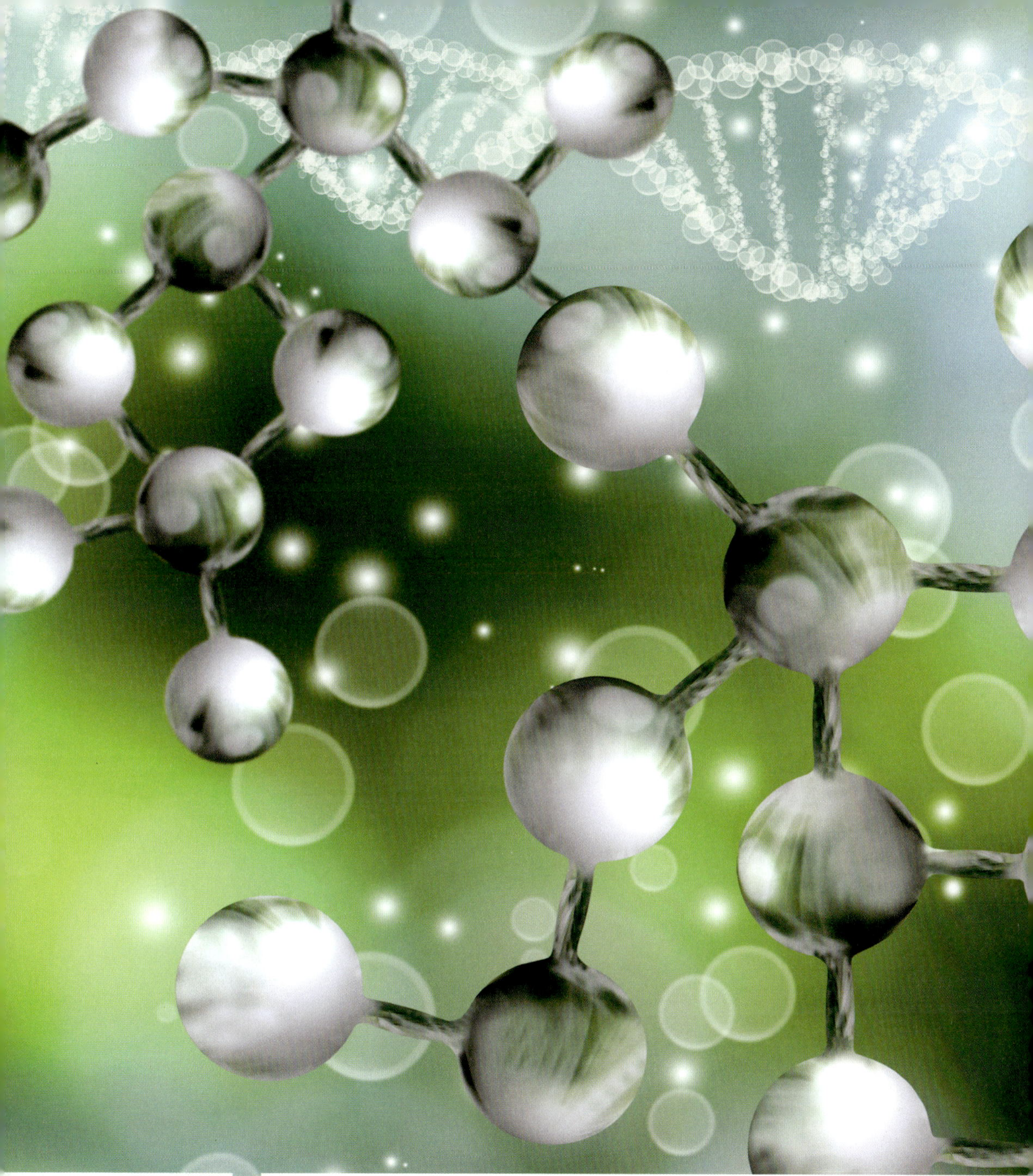

1 GRUNDLAGEN ZU BEFINDLICHKEITEN UND MIKRONÄHRSTOFFEN

1 GRUNDLAGEN ZU BEFINDLICHKEITEN UND MIKRONÄHRSTOFFEN

1.1 Der Teufelskreis: Circulus vitiosus

Jeder zweite Bundesbürger, unabhängig davon, ob jung oder alt, klagt über unterschiedliche Befindlichkeitsstörungen: ist chronisch müde, erkrankt häufig an Infekten, hat Schwierigkeiten mit der Konzentration, leidet unter Antriebsschwäche, Kopfschmerzen, Erschöpfungszuständen und vielem anderem mehr. Diesem Teufelskreis (Abb. 1) zu entkommen, wird für viele Menschen in Europa immer schwieriger.

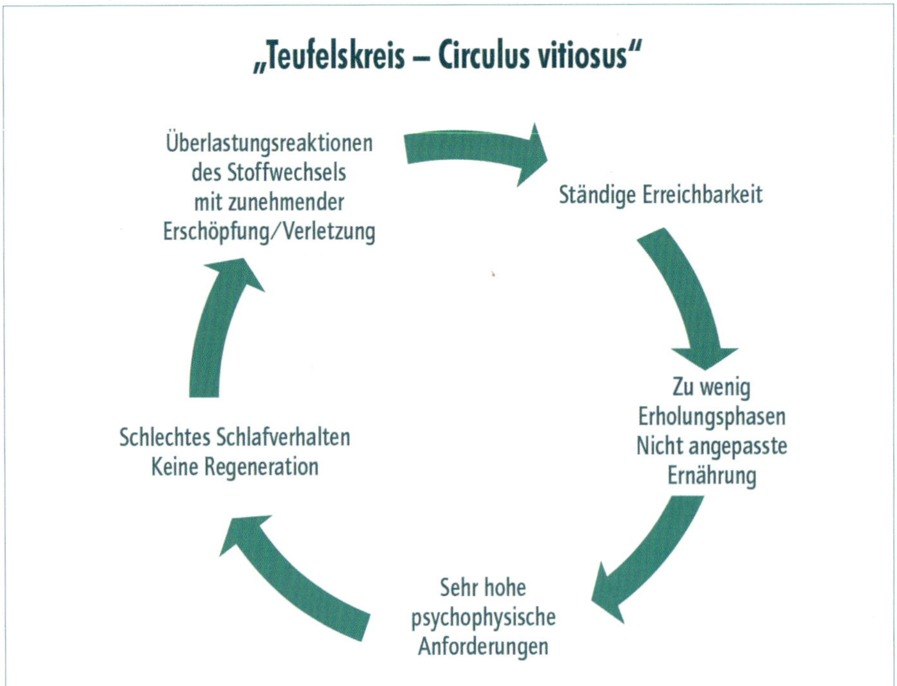

Abb. 1: Circulus vitiosus

Die Pharmaindustrie boomt aufgrund der demografischen Entwicklung: Die immer älter werdende Bevölkerung und die damit scheinbar untrennbare Polypharmazie, also die zunehmende Einnahme von vielfältigen Medikamenten, die häufig primär das Symptom aber nicht die Ursache bekämpfen, sind hierfür ursächlich. Dabei lassen sich nachweislich viele gesundheitliche Beschwerden leicht beheben, indem rechtzeitig biochemische Störungen erkannt und korrigiert werden. Die gezielte Zufuhr fehlender Mikronährstoffe harmonisiert bzw. normalisiert die notwendigen Stoffwechselprozesse.

In den letzten Jahren sind über 4.500 Menschen zu uns, SALUTO (Kompetenzzentrum für Gesundheit und Fitness in Halle/Westfalen), gekommen, die ärztlich verordnet Antidepressiva einnahmen. Unsere speziellen Laboranalysen zeigen immer wieder gravierende Defizite im Bereich spezieller Aminosäuren (Phenylalanin, Tryptophan, Tyrosin), eklatante Defizite im Bereich der zellulären B-Vitamine und eine beginnende Dysregulation der Schilddrüse, die teilweise erhebliche Angstzustände bei betroffenen Menschen hervorgerufen haben. Nach gezielter Zufuhr der fehlenden Mikronährstoffe lassen sich diese Befindlichkeitsstörungen nach ca. 12 Wochen nachweislich beheben (➡ Kap. 6.3.5).

Bei 1.250 Menschen mit starken rheumatischen Beschwerden und dem Vorliegen eines metabolischen Syndroms konnte retrospektiv aufgezeigt werden, wie durch eine Ernährungsveränderung und eine individuelle additive Zufuhr fehlender Mikronährstoffe sich nach 24 Wochen eine durchschnittliche Einnahme von 8-10 Medikamenten um bis zu 6 Medikamente reduzieren lassen konnte (➡ Kap. 6.3.2).

Nach unseren Ergebnissen ist das folgende Postulat des Bundesinstituts für Risikobewertung (https://www.bfr.bund.de/de/a-z_index/mineralstoffe-5074.html)

> *„In Deutschland sind Unterversorgungen mit Vitaminen und Mineralstoffen bei gesunden Menschen und abwechslungsreicher Ernährung sehr selten.“*

eine Farce, auch wenn es von der Deutschen Gesellschaft für Ernährung und anderen behördlichen Institutionen unterstützt wird (Bechthold et al., 2012a; Bechthold et al., 2012b).

MIKRONÄHRSTOFFE

Schon 2015 wurden in *Die Welt* Ergebnisse der im *Lancet* publizierten *Global Burden of Disease-Studie* erörtert. Quintessenz: Nur einer von 20 Menschen ist wirklich gesund (Global Burden of Disease Study, 2013; Collaborators, 2015; Liebram & Nauber, 2015). Alle anderen leiden an chronischen gesundheitlichen Problemen. Mehr als ein Drittel hat fünf oder mehr Beschwerden gleichzeitig und nimmt Medikamente ein, die zu einer erhöhten Ausscheidung von Vitaminen und Mineralstoffen führen. Nur 13,1 % der Bevölkerung ernähren sich einigermaßen gesund. Somit muss von einer zunehmenden Unterversorgung mit Mikronährstoffen ausgegangen werden.

Jeder Dritte, der älter als 50 Jahre ist, nimmt mindestens 4-5 Medikamente ein. Der durch die Arzneimittel auslöste Mikronährstoffmangel wird in der Literatur sehr intensiv diskutiert (Gröber, 2015; Gröber, 2018). Dieser durch Arzneimittel entstandene Mikronährstoffmangel führt zu weiteren Befindlichkeitsstörungen, weitere Medikamente werden verabreicht – ein Circulus vitiosus entsteht.

Der eine oder andere Leser mag denken, ein bisschen Stress hier und da bringt einen ja nicht um. Das stimmt, aber die Gesundheitsspanne wird niedriger.

Was ist die Gesundheitsspanne?

Die *Gesundheitsspanne* gibt Auskunft darüber, wie viele Jahre ein Mensch gesund ist. Die Zeitspanne liegt in Deutschland bei 57,4 Jahren, das bedeutet, dass Frauen und Männer, bei einer durchschnittlichen Lebenserwartung von 79,7 Jahren, jahrelang mit erheblichen gesundheitlichen Einschränkungen leben müssen (Abb. 2).

Laut einer Statistik, die auf dem Kinder- und Jugendkongress in Berlin 2019 vorgestellt wurde, nimmt heute schon jedes vierte Kind regelmäßig Medikamente, um den alltäglichen Stressoren des Alltags besser begegnen zu können. Dies bedeutet, dass selbst das Kindesalter nicht regelhaft zur Gesundheitsspanne hinzuzurechnen ist. Die Auswirkungen von Mikronährstoffdefiziten lassen sich schon bei Kindern zeigen.

Die Stiftung für Mikronährstoffe, Prävention, Gesundheit und Lebensqualität hat die Daten von SALUTO im Rahmen des Masterstudiengangs wissenschaftlich auswerten lassen: Die evidenzbasierte retrospektive Studie (➡ Kap. 6.3.1) mit 162 Kindern, die an Aufmerksamkeitsdefizit-/Hyperaktivitätsstörungen litten, zeigt, welche unglaublichen Effekte durch die gezielte Zufuhr von fehlenden Mikronährstoffen und eine Ernährungsveränderung im Sinne des Glykoplans von Dr. Mosetter (➡ Kap. 4.7) erzielt werden konnten.

Lebenserwartung in Deutschland: 79,7 Jahre
(Männer: 77 Jahre; Frauen: 82,4 Jahre)

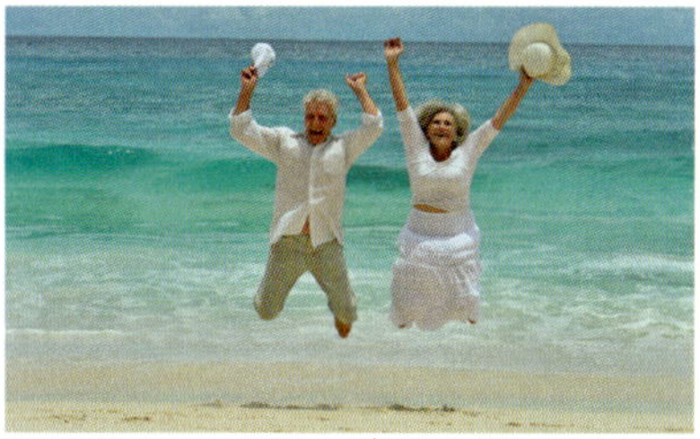

Gesundheitsspanne: 57,4 Jahre
(Männer: 57,1 Jahre; Frauen: 57,7 Jahre)

Das bedeutet: 20 bis 25 Jahre
- Krankheit
- Leiden
- Schmerzen

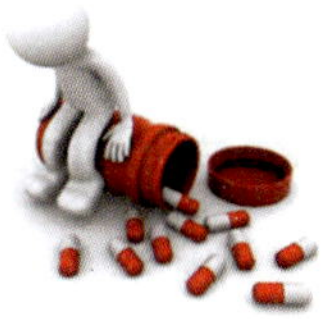

Abb. 2: Gesundheitsspanne und Lebenserwartung

Dies unterstreicht, dass die Gesundheitsspanne und eine adäquate Mikronährstoffversorgung untrennbar miteinander verbunden sind.

1.2 Typische Befindlichkeitsstörungen

Über weitere Märchen und Mythen in der Ernährungsmedizin, wie der bereits erwähnten guten Nährstoffversorgung der deutschen Bevölkerung, wird in den folgenden Kapiteln diskutiert (➡ Kap. 4.2). Der unzureichende Energiehaushalt von über 14.000 untersuchten Menschen ist im zellulären Bereich mit massiven Mikronährstoffdefiziten korreliert, die mit vielfältigen Befindlichkeitsstörungen verbunden sind. Die routinemäßig durchgeführten ärztlichen Untersuchungen haben hingegen bei den identischen Menschen keine Defizite erkennen lassen, die ursächlich für die Befindlichkeitsstörungen zu sein schienen.

Die Mikronährstoffdefizite können folgende Befindlichkeitsstörungen hervorrufen:

- schlechtes Schlafverhalten;
- zunehmender Erschöpfungszustand;
- fehlende mentale Frische;
- keine gute Stresstoleranz: Die innere Contenance geht schnell verloren;
- vermehrte Stimmungsschwankungen;
- innere Unruhe;
- häufiges nächtliches Schwitzen;
- zunehmende Konzentrationsstörungen über den Tag;
- muskuläre Verspannungen sowie
- Schmerzen.

1.3 Mikronährstoffe: Was ist das?

Grundsätzlich sind Nährstoffe Stoffe, die der Mensch für eine normale Entwicklung und die Aufrechterhaltung der Gesundheit benötigt. Die Nährstoffe lassen sich in zwei Gruppen differenzieren:

- **Makronährstoffe:** Hierzu gehören die Kohlenhydrate, Proteine (Eiweiße) und Lipide (Fette).
- **Mikronährstoffe:** Dies sind Stoffe, die für die intrazelluläre Verwertung von Makronährstoffen notwendig sind. Hierzu zählen Vitamine, Mineralstoffe (z. B. Kalzium, Magnesium), Spurenelemente (z. B. Eisen, Zink, Selen, Mangan), sekundäre Pflanzenstoffe (Karotinoide, Flavonoide), essenzielle Fettsäuren (z. B. Fischöle) und Aminosäuren.

Mikronährstoffe müssen mit der Nahrung aufgenommen werden, ohne selbst Energie zu liefern. Reich an Mikronährstoffen sind Obst und Gemüse – aber nur in frisch geerntetem Zustand: Lagerung und Kochen zerstören sie. Dies führt dazu, dass die Aufnahme von Mikronährstoffen, anders als von der Deutschen Gesellschaft für Ernährung postuliert, meist unzureichend ist.

Mikronährstoffe haben eine antioxidative Wirkung und dienen zum Aufbau von Makromolekülen oder als Kofaktor für essenzielle Enzymreaktionen.

1.4 Grundlagen des Energiestatus

Wie hängen Nährstoffe und Energiestatus des Menschen zusammen? Energie kann nur gewonnen werden, wenn die Makronährstoffe unter Mikronährstoffverbrauch vom Körper mittels Oxidation in Energie umgewandelt werden können (➡ Kap. 2.3), um:

- die Körperwärme aufrechtzuhalten;
- körperliche und geistige Funktionen sicherzustellen;
- das Wachstum zu gewährleisten und
- die Stoffwechseltätigkeiten zu leisten.

Der Energiebedarf ist von Mensch zu Mensch und von Tag zu Tag individuell verschieden und ergibt sich aus dem

- Grundumsatz: Der Energiemenge, die ein Mensch in völliger Ruhe und im Liegen zur Aufrechterhaltung der Körpertemperatur und für den Grundstoffwechsel (Herztätigkeit, Atmung etc.) im Durchschnitt benötigt, sowie dem
- Leistungsumsatz, der aus allen weiteren energieverbrauchenden Leistungen resultiert, wie z. B. Wachstum, Bewegung, Verdauung.

Der Energiebedarf und die bereitgestellten Nährstoffe bestimmen den Energiestatus. Besteht ein Gleichgewicht zwischen Bedarf und Verbrauch, ist der Energiestatus ausgeglichen. Diese Energiebilanz hat Auswirkungen auf das Wohlgefühl des Einzelnen.

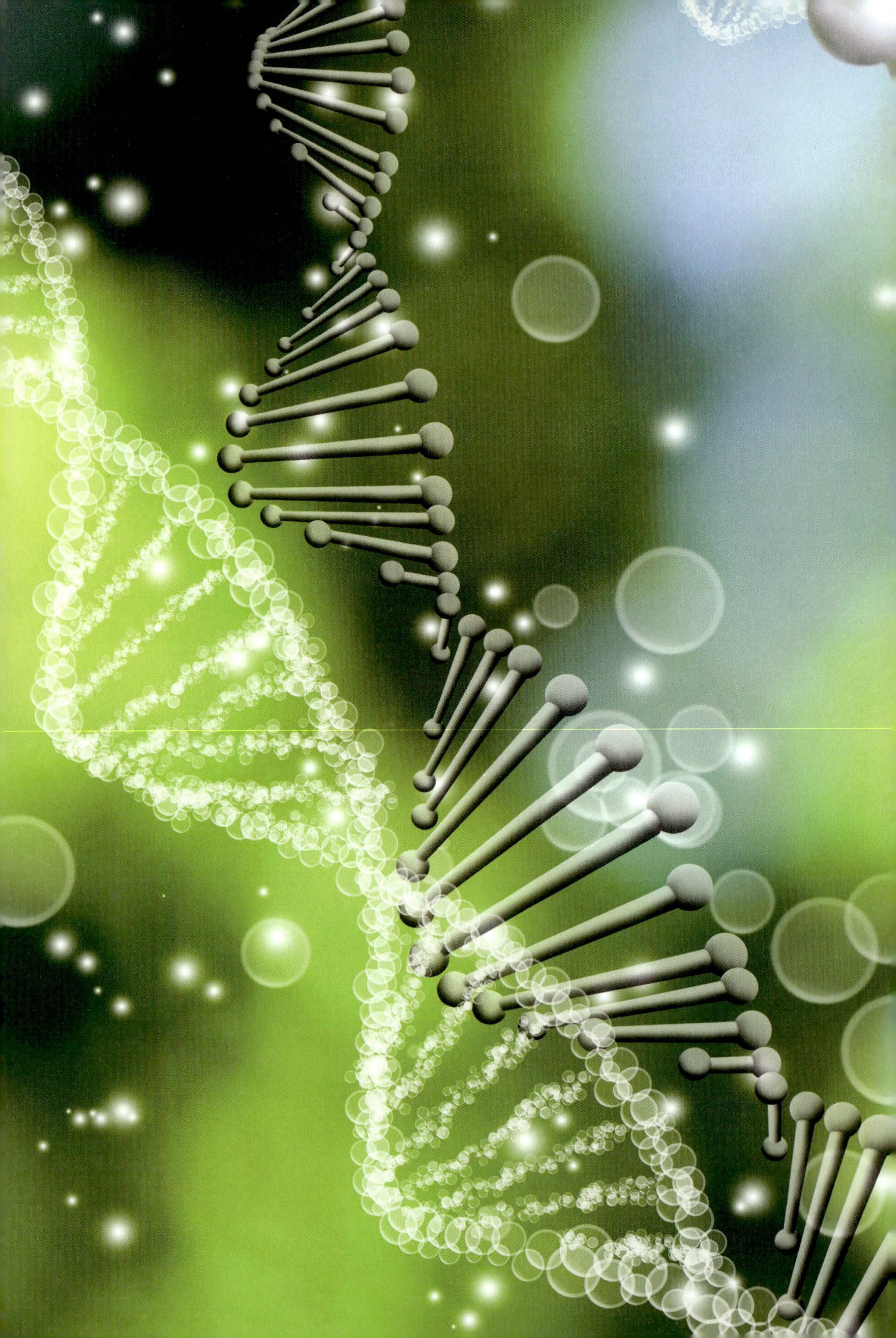

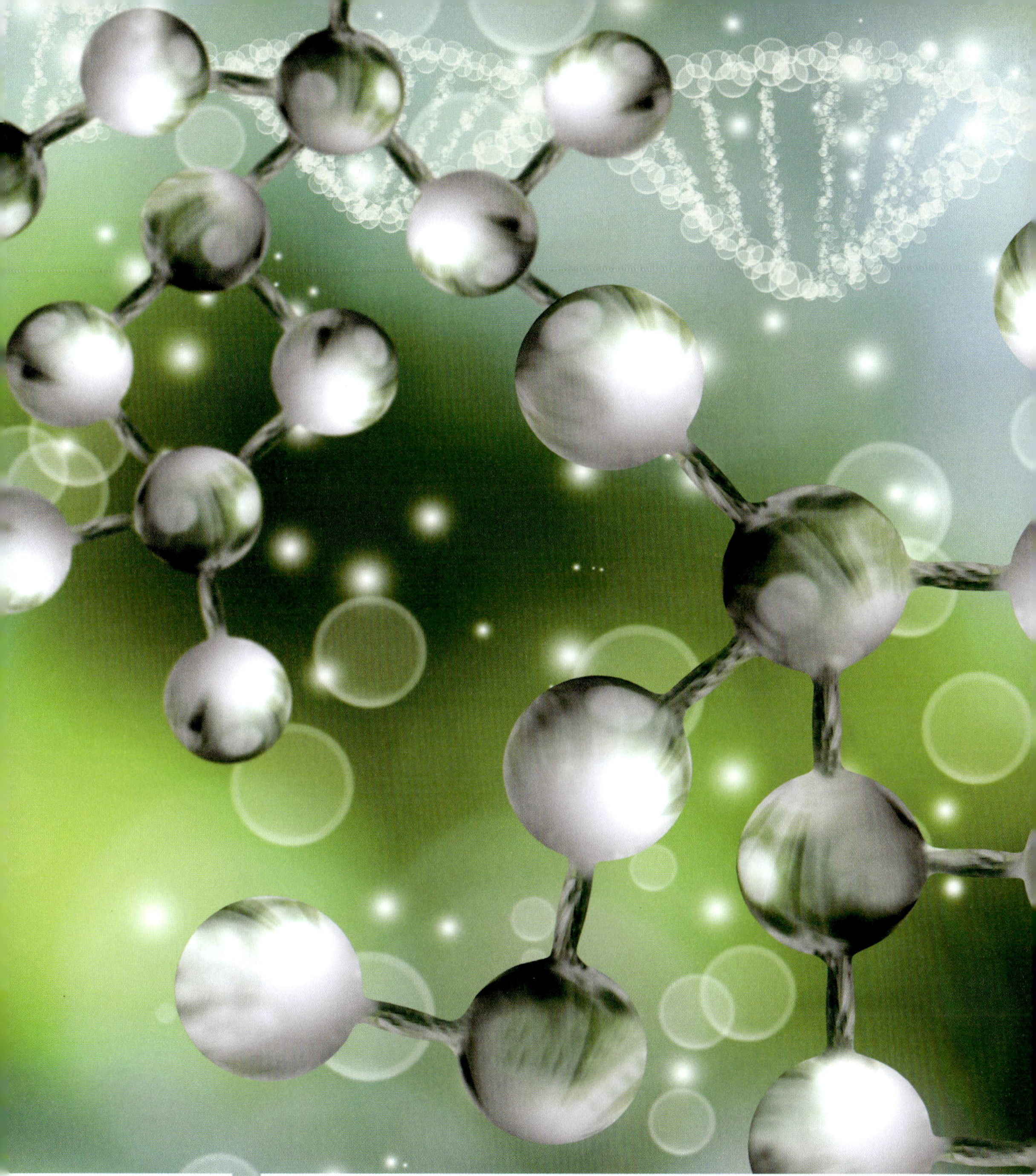

2 INNOVATIONEN HINSICHTLICH DES MIKRONÄHRSTOFFBEDARFS

2 INNOVATIONEN HINSICHTLICH DES MIKRONÄHRSTOFFBEDARFS

2.1 Wie hoch ist der Mikronährstoffbedarf?

Wenig innovativ ist das bisher in der Medizin übliche Vorgehen zur Feststellung, wie hoch der Mikronährstoffbedarf ist:

Die Bewertungskriterien von möglichen Defiziten bei den einzelnen Mikronährstoffkonzentrationen werden jeweils von den vielen eigenständigen Laboreinrichtungen unterschiedlich interpretiert. Die Referenzen sind nicht sehr valide, da nur eine begrenzte Anzahl von Menschen untersucht worden ist und den meisten Laboren keine ausreichenden Informationen über die einzelnen Befindlichkeitsstörungen der untersuchten Personen vorliegen.

Dennoch stellen die Labore den behandelnden Ärzten entsprechende Bewertungen zum Normwertbereich zur Verfügung. Die Wertebereiche, was gesund ist und was nicht, werden unabhängig vom klinischen Zustand Betroffener, definiert und daher willkürlich aufgrund rein biochemischer Untersuchungen angegeben.

Die DACH-Gesellschaften in Europa nehmen die Ergebnisse der Laboreinrichtungen auf und propagieren immer wieder, dass eine ausgewogene Ernährung den Mikronährstoffbedarf des Einzelnen abdecken kann, ohne überhaupt über ausreichendes, wissenschaftlich vergleichbares Datenmaterial von Menschen zu verfügen. Leider basieren alle Angaben der DACH-Verbände nur auf den routinemäßigen Serumuntersuchungen und werden nicht differenziert in spezielle Cluster eingeteilt. Bei der Betrachtung der Senioren in Deutschland, die gemäß der DACH-Empfehlungen mit einer zu niedrigen Vitaminaufnahme identifiziert wurden, fallen gravierende Defizite auf der Serumebene auf (Abb. 3).

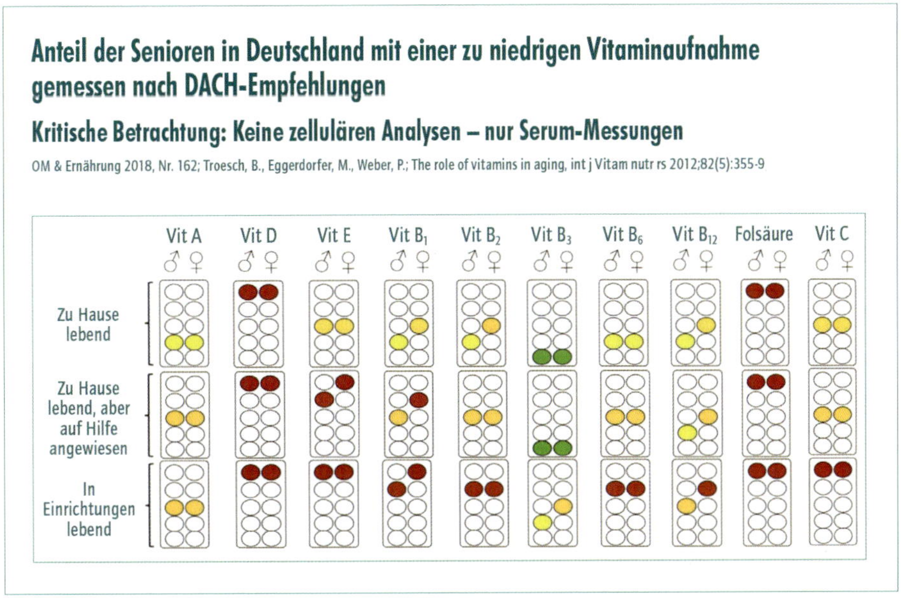

Abb. 3: Anteil der Senioren in Deutschland mit einer zu niedrigen Nährstoffaufnahme, gemessen an den DACH-Empfehlungen

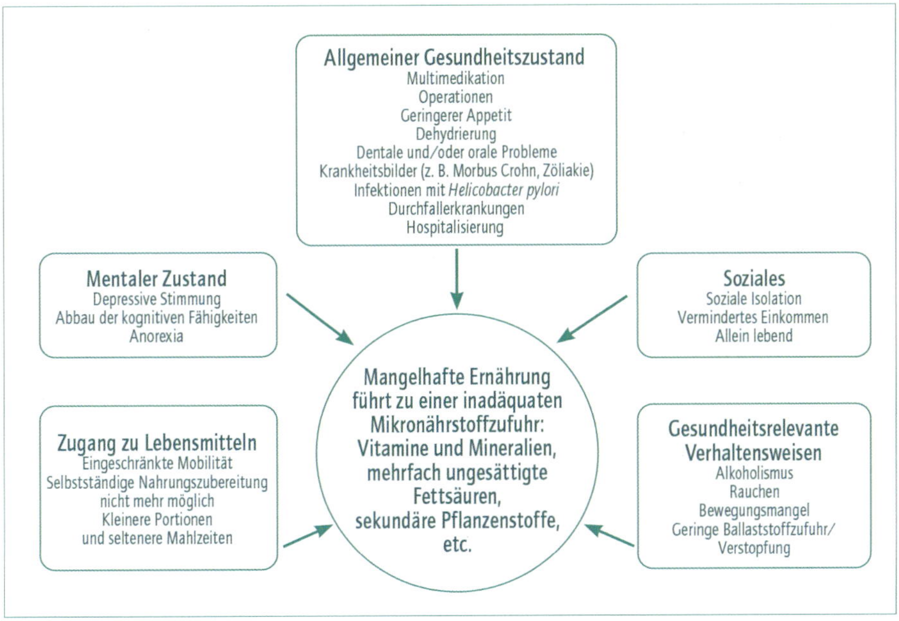

Abb. 4: Multiple Faktoren, die im höheren Lebensalter zu einer schlechten Versorgung mit Mikronährstoffen beitragen.

MIKRONÄHRSTOFFE

Es verwundert nicht, dass die Mikronährstoffversorgung älterer Menschen defizitär ist. Abb. 4 zeigt die vielfältigen Faktoren, die für die zunehmenden Mikronährstoffdefizite mit zunehmendem Alter in unserer Bevölkerung verantwortlich sind.

Der Blick auf Abb. 4 veranschaulicht auch, dass aufgrund dieser vielen Einflussfaktoren es plausibel erscheint, dass die Zahl der Menschen mit unterschiedlichen Befindlichkeitsstörungen und Vorerkrankungen, die auf das Fehlen von Mikronährstoffen zurückzuführen sind, bei weitem größer als bisher angenommen ist. Um diese Befindlichkeitsstörungen nachhaltig beeinflussen zu können, ist die richtige Mikronährstoffdiagnostik das A und O (➡ Kap. 2.3). Hier ist ein Paradigmenwechsel bei der Labordiagnostik dringend zu empfehlen (➡ Kap. 2.3.2).

Die von uns gegründete Stiftung für Mikronährstoffe, Prävention, Gesundheit und Lebensqualität hat mit der Unterstützung von SALUTO (Kompetenzzentrum für Gesundheit und Fitness) und der Fachhochschule des Mittelstands den berufsbegleitenden Master- und Zertifikatsstudiengang Mikronährstofftherapie und Regulationsmedizin für Ärzte, Physiotherapeuten, Apotheker, Ernährungs- und Sportwissenschaftler, Heilpraktiker in den letzten Jahren ermöglicht.

Als Basis für diesen Studiengang sind langjährige evidenzbasierte Studien, die in einer umfassenden und weltweit einmaligen Datenbank mit 10.542 Ziel- und Referenzwerten von über 60.000 untersuchten Personen, eingeteilt in 279 Kategorien, mit einem entsprechenden Cluster (wie Geschlecht, Alter, Vorerkrankungen, sportliche Aktivität) zusammengestellt worden.

Mithilfe der evidenzbasierten Studien lassen sich die Effekte der Mikronährstofftherapie bei unterschiedlichen Befindlichkeitsstörungen und bestehende Vorerkrankungen oder auch bei Leistungs- und Spitzensportlern darstellen (➡ Kap. 6.3.8). Mit der richtigen Dosierung fehlender Mikronährstoffe lässt sich nachweislich vor allem auch die Balance des vegetativen Nervensystems optimieren und das „Wohlgefühl" des Menschen wissenschaftlich belegt nachhaltig verbessern.

Die Untersuchungsergebnisse von SALUTO konnten in den letzten 25 Jahren zeigen, wie der Mikronährstoffzustand und damit der Energiestatus der Bevölkerung aussieht und welche eindeutigen Effekte sich durch die gezielte Zufuhr fehlender Mikronährstoffe bei den Menschen erzielen lassen („Energie auf Rezept“; ➡ Kap. 6.2; Abb. 5). Jeder einzelne Mensch, jeder einzelne Fall, ist dokumentiert und lässt sich wissenschaftlich im Detail nachverfolgen und entspricht den Kriterien der evidenzbasierten Medizin.

So konnten wir den Status quo des Energiehaushalts, der Mikronährstoffe bei der primären Eingangsuntersuchung von insgesamt 6.150 Führungskräften und 8.120 weiteren Arbeitnehmern erheben. Nach 12-wöchiger Ernährungsveränderung und der individualisierten Zufuhr fehlender Mikronährstoffe haben sich die vielfältigen Befindlichkeitsstörungen nachweislich reduzieren lassen (Abb. 6).

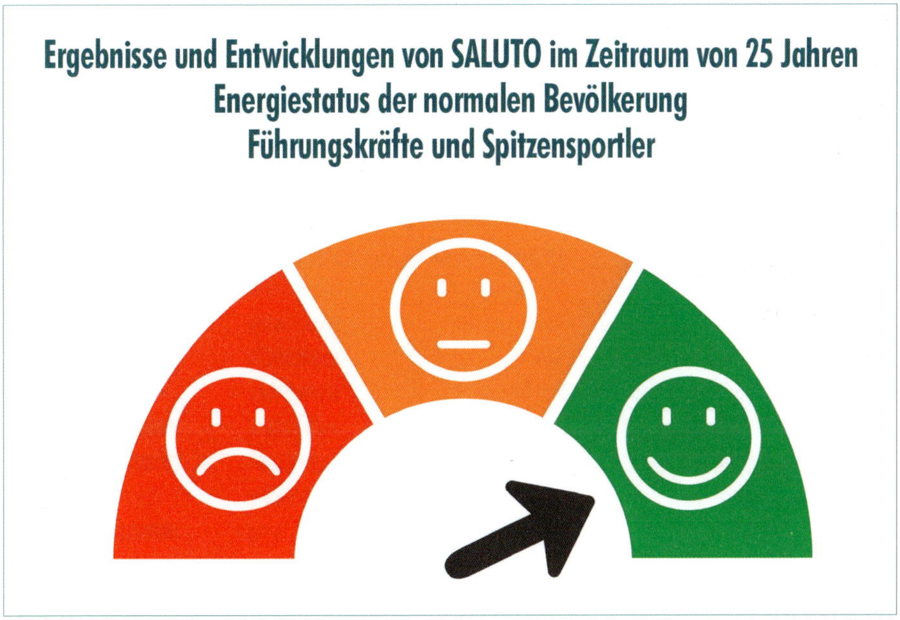

Abb. 5: Ergebnisse und Entwicklungen von SALUTO im Zeitraum von 25 Jahren

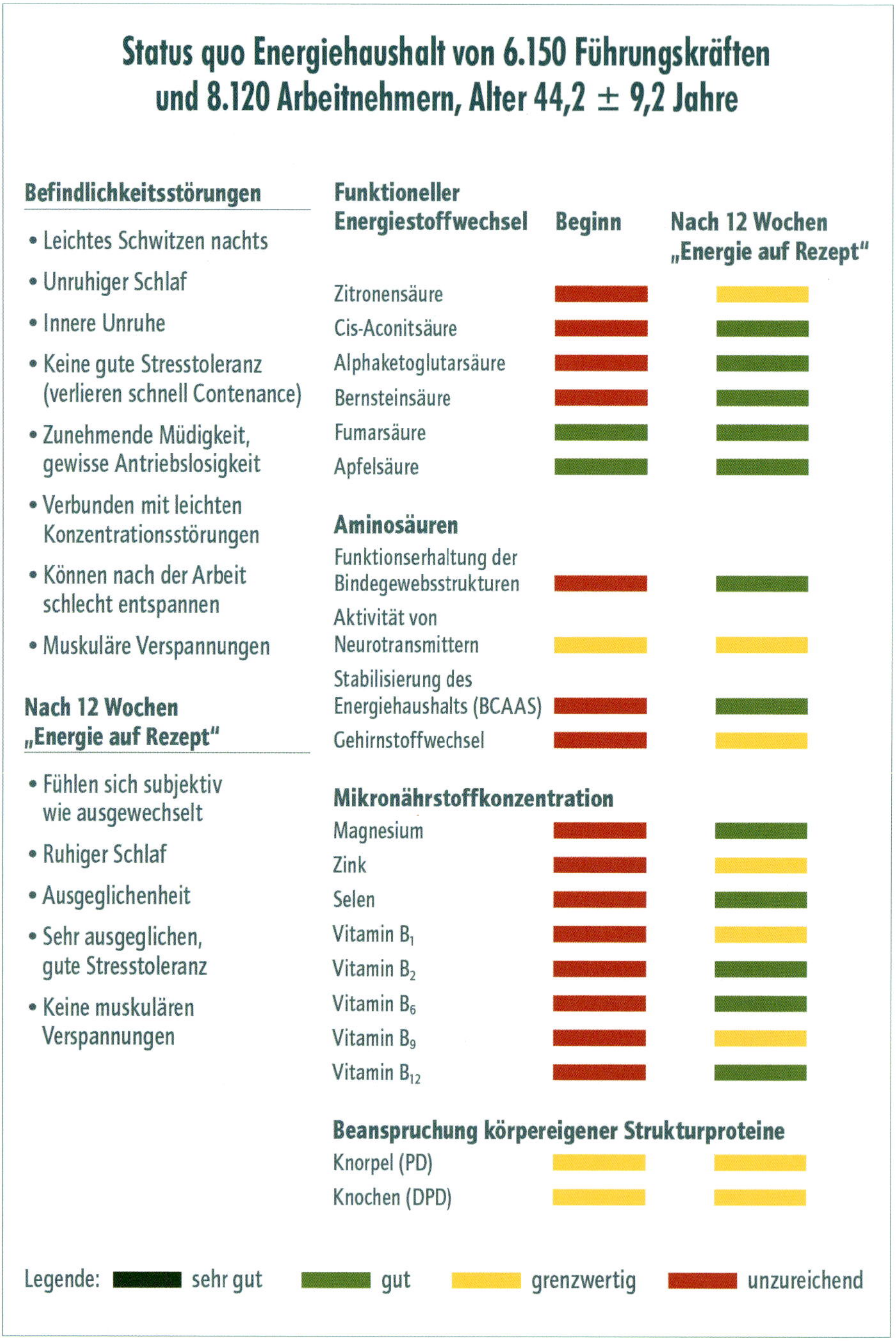

Abb. 6: Status quo des Energiehaushalts bei 6.150 Führungskräften und 8.120 Arbeitnehmern im Alter von 44,2 ± 9,2 Jahren

WICHTIG

Unser „Energie auf Rezept"-Konzept entspricht der individualisierten Zufuhr fehlender Mikronährstoffe in therapeutischer Dosierung auf der Basis umfassender Blut- und Urinanalysen, einer strukturierten Anamnese und hat nichts mit der willkürlichen Einnahme von sogenannten *Nahrungsergänzungsmitteln* gemeinsam.

2.2 Wohlgefühl ist messbar

Verändert sich der Energiestatus der untersuchten Personen, so hat dies immer auch sehr positive Auswirkungen auf das Wohlgefühl dieser Menschen. Ein reduzierter Stressindex, ein reduzierter vegetativer Quotient, die LF/HF-Ratio und ein Anstieg des pNN50, der als Indikator für den Parasympathikus gilt, zeigt die gezielten Auswirkungen der Mikronährstofftherapie auf die Balance des vegetativen Nervensystems.

Das Wohlgefühl, die Balance des vegetativen Nervensystems, ist mit einer einfachen Methode, der 24- bzw. 48-Stunden-Herzratenvariabilitätsanalyse (HRV), messbar. Diese Analyse ist ein optimaler Indikator für die Balance des vegetativen Nervensystems.

2.2.1 24- bzw. 48-Stunden-Herzratenvariabilitätsanalyse (HRV)

Atmungsabhängige Schwankungen der Herzfrequenz sind seit Jahrhunderten bekannt. Die Herzratenvariabilität (HRV) stellt die physiologischen kardialen Regulationsmechanismen dar. Das Herz muss sich permanent an veränderte interne und externe Anforderungen anpassen und erhält die dafür essenziellen Informationen als parasympathische und sympathische Efferenzen vom Gehirn.

Die Analyse der HRV ist demnach ein dynamischer Messparameter, um den Status des vegetativen Nervensystems zu erfassen. Sind die Modulationen, die aus diesen Informationen entstehen, sehr gering, dann kann sich das Herz nur schlecht an die veränderten Bedingungen anpassen. Die Funktionalität ist eingeschränkt.

MIKRONÄHRSTOFFE

Im Ruhezustand schlägt das Herz im Schnitt 60-mal pro Minute, das entspricht einem durchschnittlichen Abstand der Herzschläge von einer Sekunde bzw. 1.000 Millisekunden, in Wirklichkeit variiert der Abstand jedoch.

Aus der HRV-Analyse können Erkenntnisse über die Balance zwischen Sympathikus und Parasympathikus, über die Leistungsbereitschaft, über die Entspannungsfähigkeit sowie über Schlaf- und Stressbelastung gewonnen werden. Das Chronogramm (Abb. 7) zeigt das Tagesprofil der 24-Stunden-HRV-Messung und ist ein dreidimensionales Bild, das die im Herzschlag enthaltenen Frequenzkomponenten darstellt:

- hohes Frequenzband (HF-Power) bei 0,15-0,40 Hz,
- niedriges Frequenzband (LF-Power) bei 0,04-0,15 Hz und
- allgemeine physiologische Aktivität von 0,0033-0,04 Hz.

Durch die Farbgebung gibt das Chronogramm Hinweise auf das Verhältnis von Anspannungs- und Ruhephasen. Für die 48-Stunden-HRV-Analysen nutzen wir das Analysesystem „Faros" der Firma Bittium, Kuopio aus Finnland.

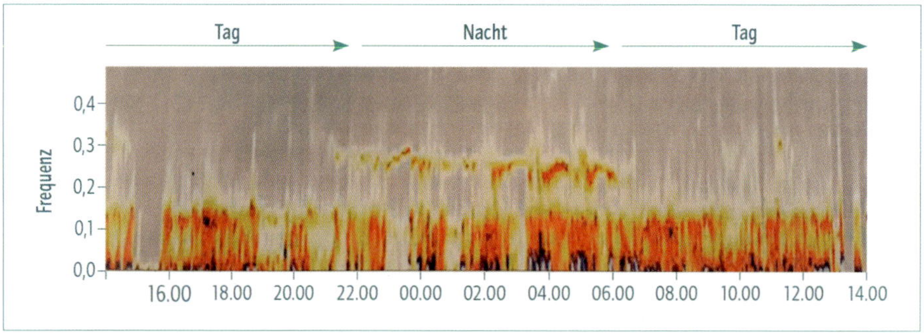

Abb. 7: Chronogramm

Bei der HRV-Analyse werden die Parameter Stressindex, pNN50, HF-Power (High Frequency), LF-Power (Low Frequency), LF/HF-Ratio bestimmt. Zur individuellen angepassten Auswertung erhalten die untersuchten Personen einen speziellen Fragebogen.

Die HRV beruht auf dem optimalen Zusammenspiel des sympathischen und parasympathischen Nervensystems (Abb. 8). Ein gesundes Herz schlägt unregelmäßig, weil es ständig bemüht ist, die Balance zwischen Sympathikus und Parasympathikus herzustellen.

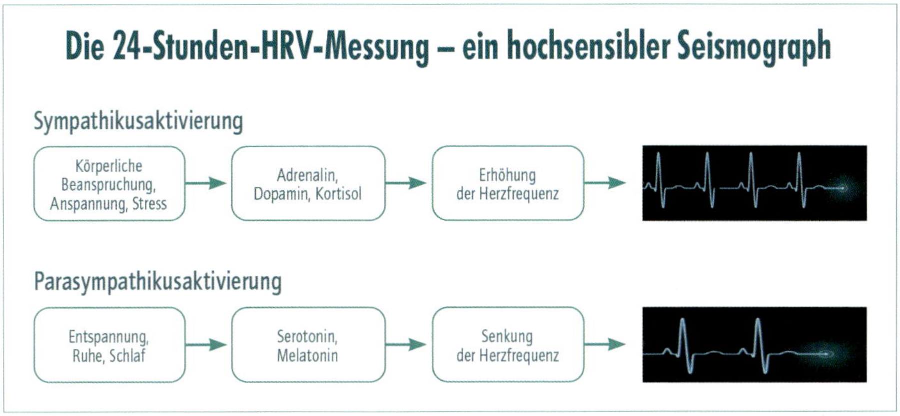

Abb. 8: 24-Stunden-HRV-Analyse: Optimale Parameter bei einer Balance des vegetativen Nervensystems

Aus der 48-Stunden-HRV-Analyse können wichtige Erkenntnisse gewonnen werden, wobei die Daten untrennbar mit der Anamnese des Patienten und dem Tätigkeitsprofil während der Messung verbunden sind. Zu den Erkenntnissen gehören Aussagen über die Leistungsbereitschaft, die Entspannungsfähigkeit, die Schlafarchitektur, die Stressbelastung und die Balance zwischen Sympathikus und Parasympathikus (Abb. 9).

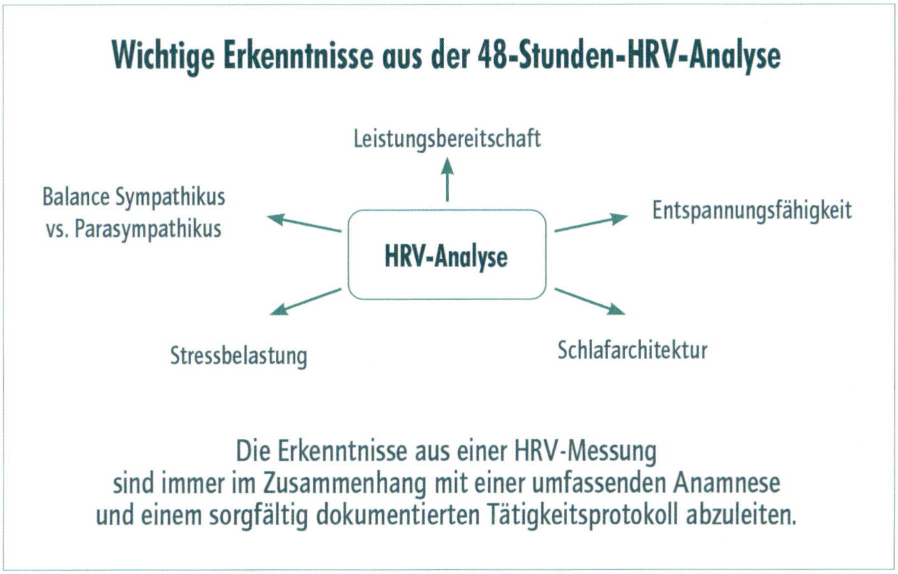

Abb. 9: Wichtige Erkenntnisse, die aus einer 48-Stunden-HRV-Analyse gewonnen werden können.

Die einzelnen Parameter der 48-Stunden-HRV-Messung sind:

Stressindex

Der *Stressindex* (SI) ist eine mathematische Größe, die sensitiv auf Verschiebungen des vegetativen Gleichgewichts reagiert:

$$SI = \frac{Amo}{2 \cdot Mo \cdot MxDMn}$$

Amo: Modusamplitude (Häufigkeit des Modus in der Gesamtzahl in %);

Mo: Modus (häufigster Wert des RR-Intervalls)

MxDMn: Variabilitätsbreite (maximales RR-Intervall – minimales RR-Intervall)

Ein niedriger Wert dokumentiert eine niedrige Stressbelastung.

pNN50

Der Parameter pNN50 stellt den Prozentsatz der benachbarter RR-Intervalle, die mehr als 50 Millisekunden voneinander in der gesamten Aufzeichnung abweichen, dar.

$$pNN50\ \% = \frac{\text{Anzahl benachbarter Intervalle mit Abweichung} > 50\ \text{ms}}{\text{Anzahl aller Intervalle}}$$

Dieser Wert wird als stabiler Indikator für die Parasympathikusaktivität verwendet. Bei Menschen, die jünger als 50 Jahre sind, sollte der Wert > 10 % betragen. Dieser Wert variiert aber sehr individuell und kann nachweislich durch die gezielte Mikronährstoffzufuhr positiv verändert werden. Ein pNN50 > 30 dokumentiert eine völlige Überforderung des adrenergen Systems. Dies haben unsere evidenzbasierten retrospektiven Studien aufzeigen können.

HF (High Frequency)-Power

Im hohen *Frequenzband* ist vor allem der Parasympathikus aktiv. Ein hoher Wert weist auf einen aktiven Parasympathikus und damit auf Erholungsphasen hin. Niedrige Werte hingegen können ein Hinweis auf eine Stressbelastung sein.

LF/HF-Ratio

Der *vegetative Quotient* wird als Parameter für die Balance zwischen Sympathikus und Parasympathikus herangezogen. Hohe Werte zeigen eine primäre Sympathikusdominanz. Einschränkend ist hierbei anzumerken, dass sich sympathisches und parasympathisches Nervensystem nicht immer reziprok verhalten, daher ist dieser Parameter nicht unumstritten. Der Parameter muss nicht mit anderen HRV-Analyseparametern korrelieren. Eine LF/HF-Ratio < 2 zeigt eine sehr gute Balance des vegetativen Nervensystems.

2.2.2 Stresshormone im Alltag

Zu den Stresshormonen gehört Kortisol, ein lebensnotwendiges Steroidhormon der Nebennierenrinde, das zentrale Funktionen der zellulären Homöostase und des Immunsystems reguliert. Kortisol lässt sich im Speichel bestimmen und bildet verlässlich das biologisch aktive (freie) Kortisol im Serum ab. Störungen der Nebennierenfunktion führen zum einen direkt zu endokrinologischen Erkrankungen, wie z. B. Morbus Cushing, und zum anderen zu psychischen Störungen, Befindlichkeitsstörungen (Lethargie, depressive Verstimmung, Konzentrationsschwierigkeiten, Gewichtszunahme, Kopf-, Muskel-, Gelenk- und Rückenschmerzen) und anderen Erkrankungen.

Kortisol unterliegt einem 24-Stunden-Rhythmus (Abb. 10), der durch die zentrale „innere Uhr" im Hypothalamus kodiert wird:

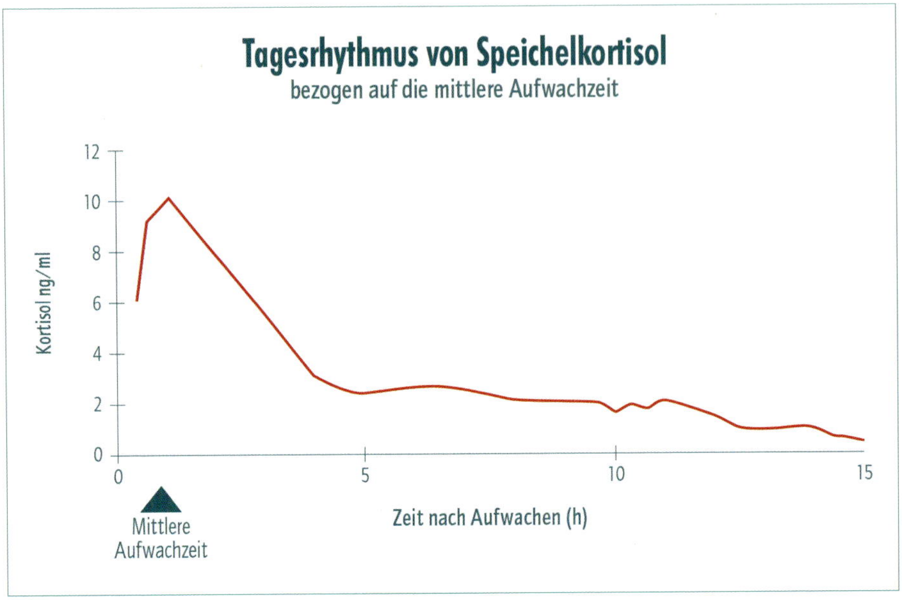

Abb. 10: Tagesverlauf von Kortisol im Speichel

- Die Bildung von Kortisol fängt schon in der Nacht an, morgens beim Aufwachen ist die maximale Menge verfügbar.
- Nach dem Aufwachen kommt es zu einem kurzfristigen zusätzlichen Kortisolanstieg, dem sogenannten *CAR (Cortisol Awakening Response)*, der den Grundrhythmus überlagert, gefolgt von einem raschen Abfall des Kortisols.
- Das nächtliche Minimum ermöglicht anabole und regenerative Aktivitäten während der Nacht.
- Kortisol liegt im Serum weitgehend an Trägereiweiße gebunden vor (95-98 % Bindung an CBG bzw. Albumin), nur ein geringer Teil ist ungebunden (1-5 %) und biologisch aktiv.
- Ungebundenes Kortisol diffundiert frei im Speichel und reflektiert wesentlich besser die Dynamik der adrenalen Sekretion.
- Die Kortisoltageskurve ist ein direktes Abbild des individuellen Belastungszustands.

Von einer deutlich erhöhten Stressbelastung ist bei morgendlichen Kortisolwerten < 5 ng/ml auszugehen, während morgendliche Kortisolwerte > 8 ng/ml für ein gutes, ausgeglichenes Schlafverhalten und damit für eine gute Regeneration sprechen.

WICHTIG

Bei der Analyse ist darauf zu achten, dass bei Menschen im Schichtdienst und bei Einnahme bestimmter Medikamente keine validen Ergebnisse zu erheben sind.

Kortisoltagesprofile sind bei Menschen mit Befindlichkeitsstörungen indiziert, bei denen die 24-/48-Stunden-HRV-Messung keine Aussage über die Balance des vegetativen Nervensystems geben kann.

WICHTIG

Wir sprechen von einem Hypocortisolismus, wenn das adrenerge System über den ganzen Tag Kortisolwerte < 4 ng/ml aufweist.

Ein Forschungsprojekt von SALUTO zum Stresslevel von Lehrern zeigt, dass das Stressprofil der Lehrer schon morgens eine sehr starke Dysregulation des vegetativen Nervensystems aufweist (Abb. 11):

- Eine deutlich erhöhte Stressbelastung morgens: Kortisol < 5 ng/ml. 72 % der Lehrer haben morgens Werte < 5 ng/ml. Dies ist ein Indikator für ein sehr angespanntes vegetatives Nervensystem.
- Für ein gutes, ausgeglichenes Schlafverhalten sprechen morgendliche Kortisolwerte > 8 ng/ml.

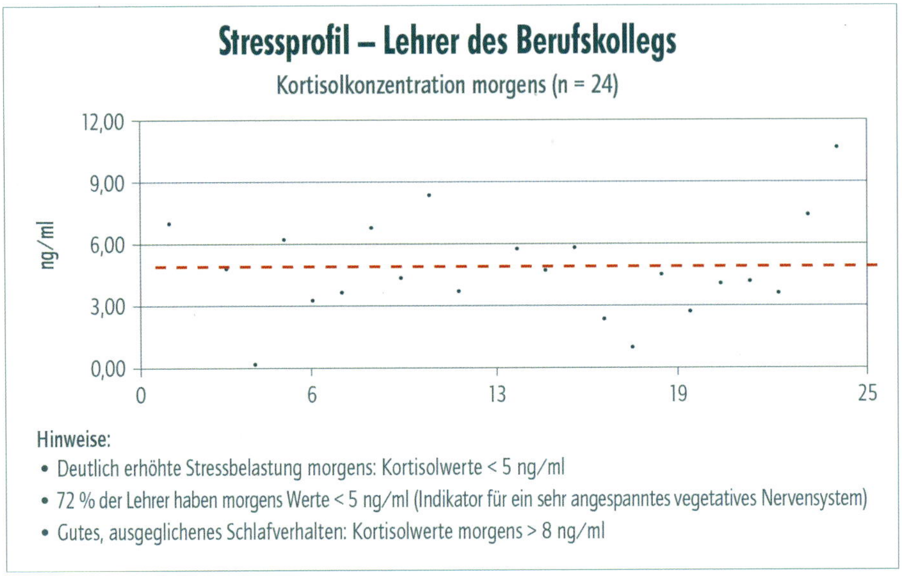

Abb. 11: Morgendliche Kortisolwerte von 24 Lehrern eines Berufkollegs

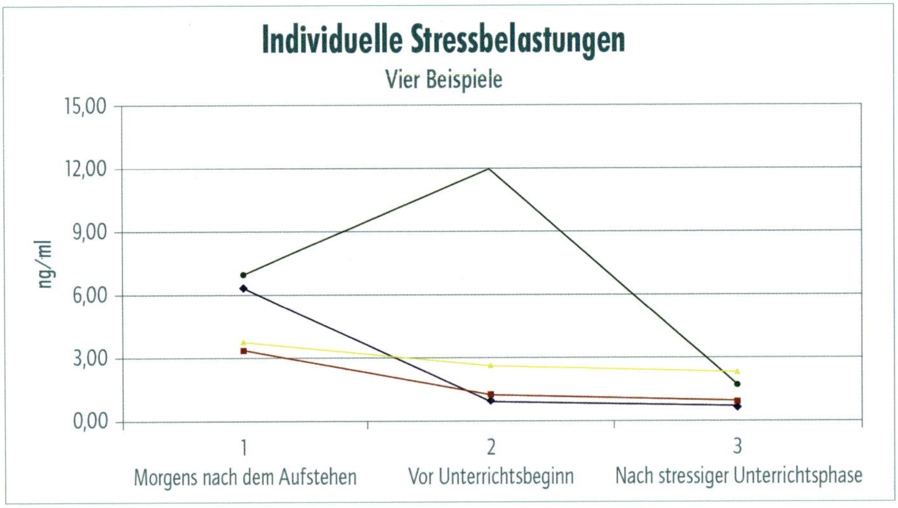

Abb. 12: Vier Stressprofile: Die grüne Kurve zeigt ein noch funktionierendes adrenerges System, die anderen drei Kurven (rot, blau, gelb) zeigen deutliche Anzeichen für ein absolutes Erschöpfungssyndrom.

Die individuelle Stressresistenz lässt sich mittels der Kortisoltagesprofile gut darstellen. Beim Vergleich von vier Lehrkräften eines Berufkollegs (Abb. 12) konnte lediglich bei einem ein funktionierendes adrenerges System dargestellt werden, bei drei Kollegen zeigten sich Anzeichen eines Erschöpfungssyndroms.

FAZIT

Die durchgeführten Studien- und Forschungsprojekte von SALUTO zeigen, dass die individualisierte Mikronährstoffzufuhr zu einer nachweislichen Normalisierung des Kortisoltagesprofils führen konnte.

2.3 Differenzierte Energie- und Mikronährstoffdiagnostik ist das A und O

Funktioneller Energiestoffwechsel

Kurzer Exkurs zum funktionellen Energiestoffwechsel (Abb. 13; ➡ Kap. 6.2.1): Der Zitronensäurezyklus (synonym: Zitratzyklus) bildet die zentrale Schaltstelle des gesamten Stoffwechsels (Abb. 14). In ihm laufen die Abbauwege der Kohlenhydrate, Fette und Proteine in Form der aktivierten Essigsäure (Acetyl-CoA) zusammen. Acetyl-CoA wird unter Energiegewinnung metabolisiert.

Darüber hinaus ist der Zitronensäurezyklus über seine Zwischenprodukte Ausgangspunkt für einige Biosynthesen, z. B. der Aminosäuren Glutamin, Arginin, Prolin. Eine Überproduktion der Zwischenprodukte aufgrund von Koenzym- und Kofaktormangel, insbesondere durch die ungenügende Versorgung mit Koenzym Q_{10} und α-Liponsäure, hat eine mitochondriale Dysfunktion und eingeschränkte Energieproduktion zur Folge.

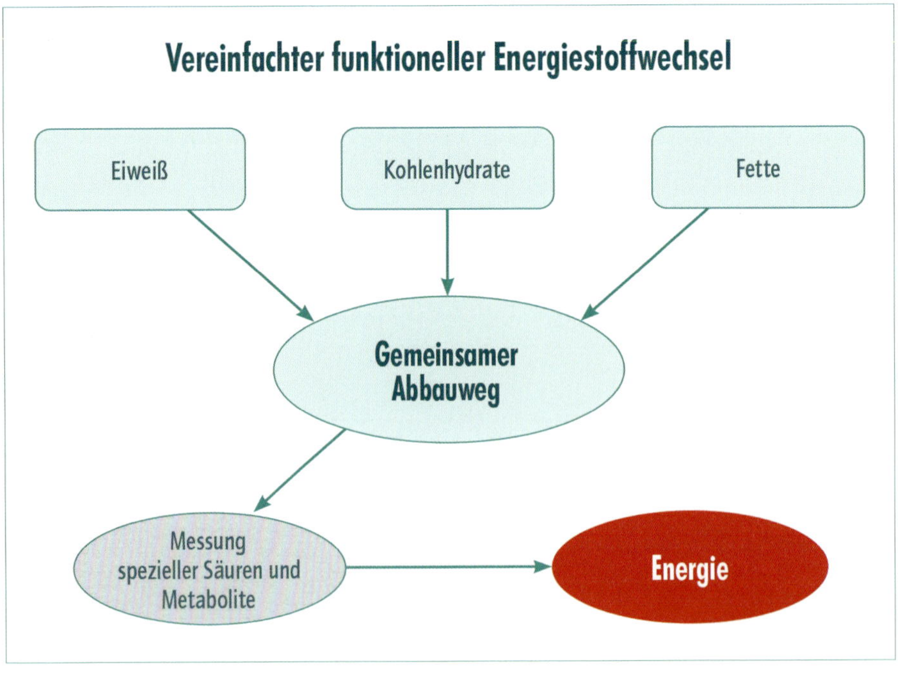

Abb. 13: Vereinfachter funktioneller Energiestoffwechsel

Erniedrigte oder erhöhte Konzentrationen der Metaboliten basieren oftmals auf einer unzureichenden Bereitstellung von Kohlenstoffatomen, die von Aminosäuren auf diese Zwischenprodukte des Zitronensäurezyklus übertragen werden. Die Folge ist eine Herabsetzung der Energiegewinnung. Ein Mangel an elementaren Mikronährstoffen (Aminosäuren, Vitamine, Mineralien, Spurenelementen) hat eine Störung in den „Kraftwerken der Zellen" (mitochondriale Dysfunktion) zur Folge.

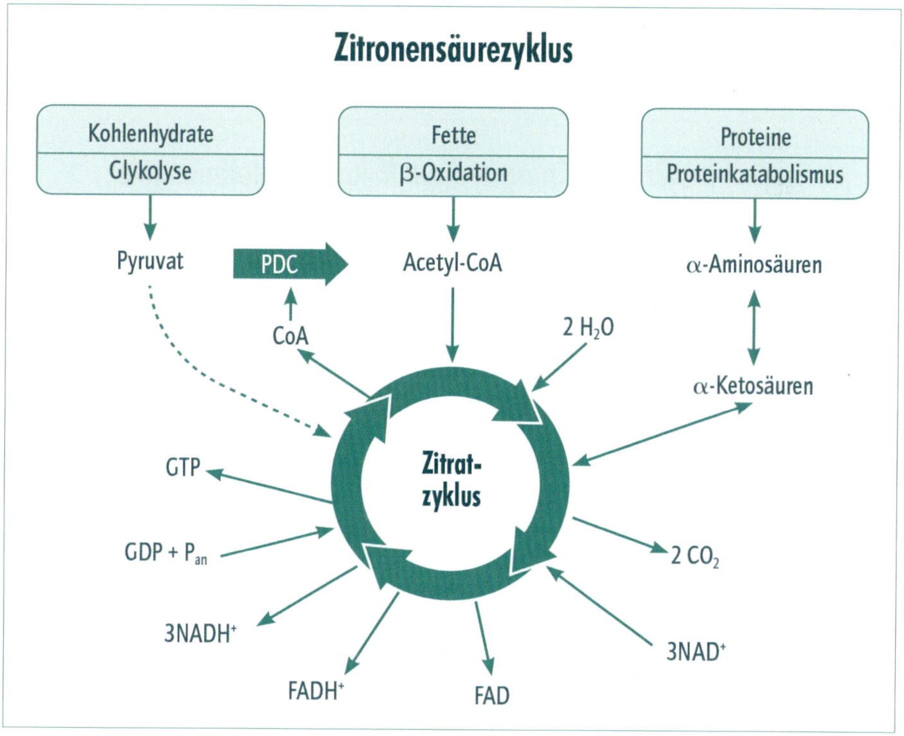

Abb. 14: Zitronensäurezyklus

MIKRONÄHRSTOFFE

In diesem „Energiekontext" werden verschiedene Stoffwechselprodukte gemessen (➡ Kap. 6.2.1.1). Eine Erhöhung und/oder eine Erniedrigung der gemessenen Substanzen zeigt bestimmte Störungen im Energiestoffwechsel auf und ist mit einer Herabsetzung bei der Energiegewinnung verbunden (Abb. 15):

- Stadium 1: Entleerung der Gewebe- und Zellspeicher.
- Stadium 2: Zunehmende Erschöpfung.
- Stadium 3: Funktionelle Störungen mit behandlungsbedürftigen Symptomen.
- Stadium 4: Pathologische Störungen mit irreparablen Schäden.

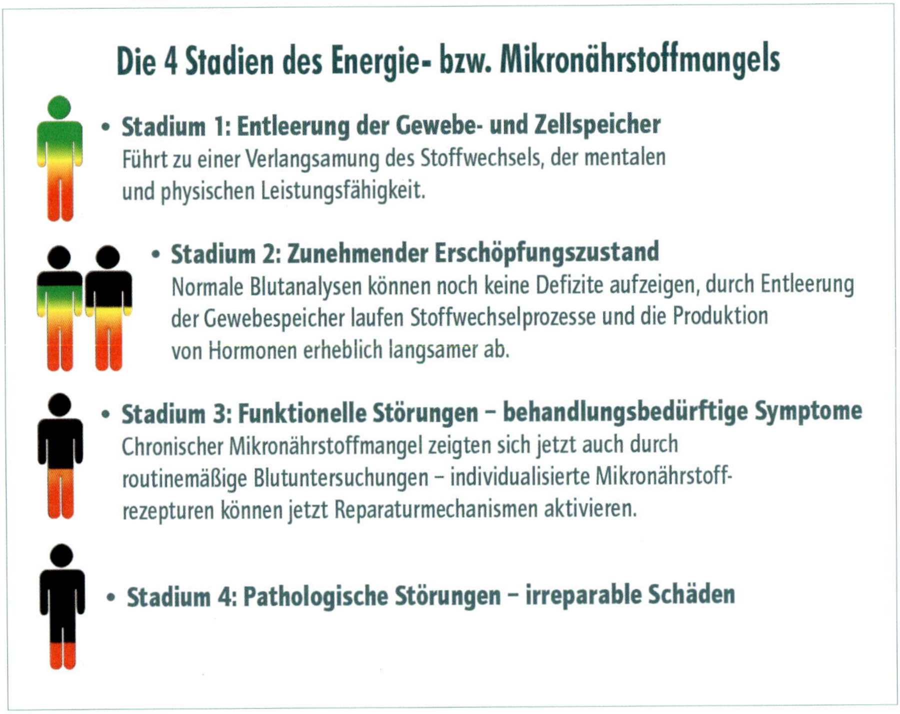

Abb. 15: Vier Stadien des Energie- bzw. des Mikronährstoffmangels

2.3.1 Mikronährstoffmängel bleiben häufig unerkannt

Exkurs zu den Bestandteilen des Blutes

Blut ist das Transportmedium und damit sozusagen das flüssige Transportgewebe des Körpers bzw. der Gehilfe des Kreislaufs. Es hat die Aufgabe, jede Zelle mit den für sie lebenswichtigen Dingen, wie Brennstoffen aus der Nahrung, Sauerstoff, Vitaminen, Hormonen und Wärme, zu versorgen und Endprodukte des Stoffwechsels sowie Wärme von jeder Zelle wieder abzuführen.

Die Gesamtmenge des zirkulierenden Blutes macht beim Menschen ungefähr 8 % des Körpergewichts aus. Ein 80 Kilogramm schwerer Mensch hat daher etwa eine Blutmenge von 6,4 Litern. Das Blut besteht aus flüssigen und festen Bestandteilen: Flüssige Bestandteile werden als *Blutplasma*, feste Bestandteile als *Blutkörperchen* bezeichnet.

Das *Blutplasma* ist eine klare Flüssigkeit. Es besteht zu 93 % aus Wasser und enthält Substanzen wie Kochsalz, Kohlenhydrate, Fette und Eiweiße. Die *weißen Blutkörperchen* (Leukozyten) sind der Abwehrmechanismus unseres Körpers. Bakterien, Viren, Pilze und Parasiten, die durch Verletzungen der Haut, mit der Atmung oder durch die Verdauung in den Körper gelangen, werden bekämpft. *Rote Blutkörperchen* (Erythrozyten), mit ca. 45 % der Gesamtmenge (Abb. 16), transportieren Sauerstoff bzw. Kohlendioxid und enthalten den roten Blutfarbstoff (Hämoglobin).

All unsere Blutanalysen sind in den ersten Jahren sowohl in den Erythrozyten (intraerythrozytär) als auch im Serum gemessen worden. Heute werden Mikronährstoffkonzentrationen ausschließlich in den Erythrozyten (intraerythrozytär) gemessen, da nachweislich keine Aussagefähigkeit durch routinemäßige Serumuntersuchungen erzielt werden kann.

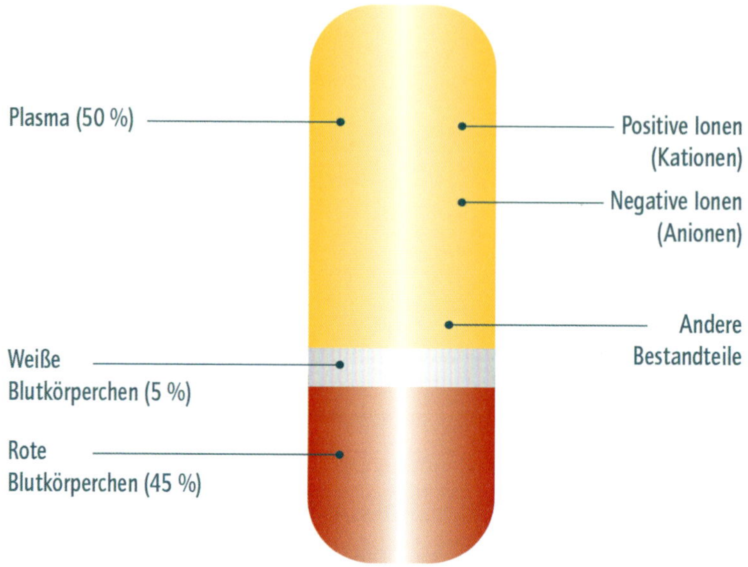

Abb. 16: Bestandteile des Blutes

Neben der Blutflüssigkeit (Plasma) finden sich im Blut unterschiedliche Blutzellen. Sie werden bis auf die Lymphozyten, die auch in lymphatischen Organen entstehen, alle im roten Knochenmark (Medulla ossium rubra) gebildet. Von dort werden sie nach einer bestimmten Reifungszeit in das Blut abgegeben. Ihr Anteil innerhalb des Blutes ist sehr unterschiedlich.

Rote Blutkörperchen (Erythrozyten) sind etwa drei Monate lebensfähig. Dann werden sie ersetzt. Innerhalb eines Kubikmillimeters befinden sich beim Mann ungefähr fünf Millionen Erythrozyten, bei der Frau etwa 4,5 Millionen. Ihre Aufgabe besteht in erster Linie im Sauerstofftransport von den Lungenbläschen (Alveolen) zu den Organen sowie im Kohlendioxidtransport zurück aus dem Gewebe in die Lungenbläschen.

Wenn überhaupt, werden Vitamine und Spurenelemente im Blutserum gemessen, nicht aber in der Zelle, da die routinemäßig durchgeführten Blutanalysen auf der Serumebene ablaufen (Abb. 17), wo keine roten und weißen Blutkörperchen mehr vorhanden sind. Sie liefern also extrazelluläre Werte (extrazellulär = außerhalb der Zellen vorliegend; Gegenteil = intrazellulär).

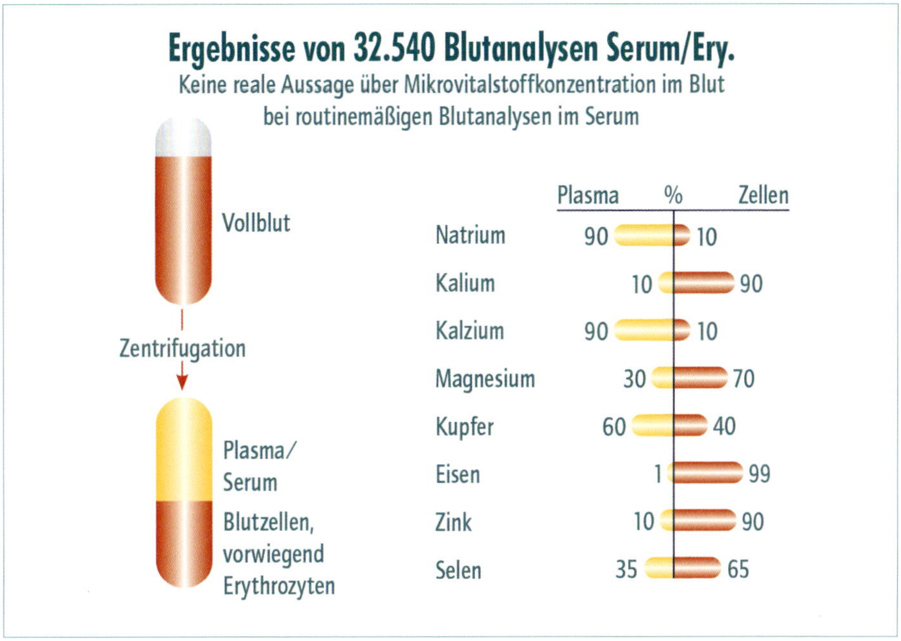

Abb. 17: Der Ergebnisse von 32.540 Blutanalysen in Serum und bei den Erythrozyten zeigen, dass aufgrund von Serumanalysen keine Aussagen über die realen Werte getroffen werden können.

Blutserummessungen sind bezüglich der realen Versorgung der Zelle mit Mikronährstoffen nicht aussagekräftig (Abb. 18), da überwiegend intrazellulär konzentrierte Elemente, wie z. B. Kalium, Magnesium, Zink und die B-Vitamine (B_1, B_2, B_6, B_9), so nicht erfasst werden können.

Elementbestimmungen im Serum lassen also keine zuverlässigen Rückschlüsse auf den Mineralstoff-, Vitamin- und Spurenelementhaushalt zu. Dort ist ein Abfall der Werte erst erkennbar, wenn charakteristische Mangelsymptome oder sogar Gewebe- und Organschäden auftreten. Es können aber schon seit Längerem latente Unterversorgungen bestehen, ohne dass ein akutes gesundheitliches Problem zutage tritt.

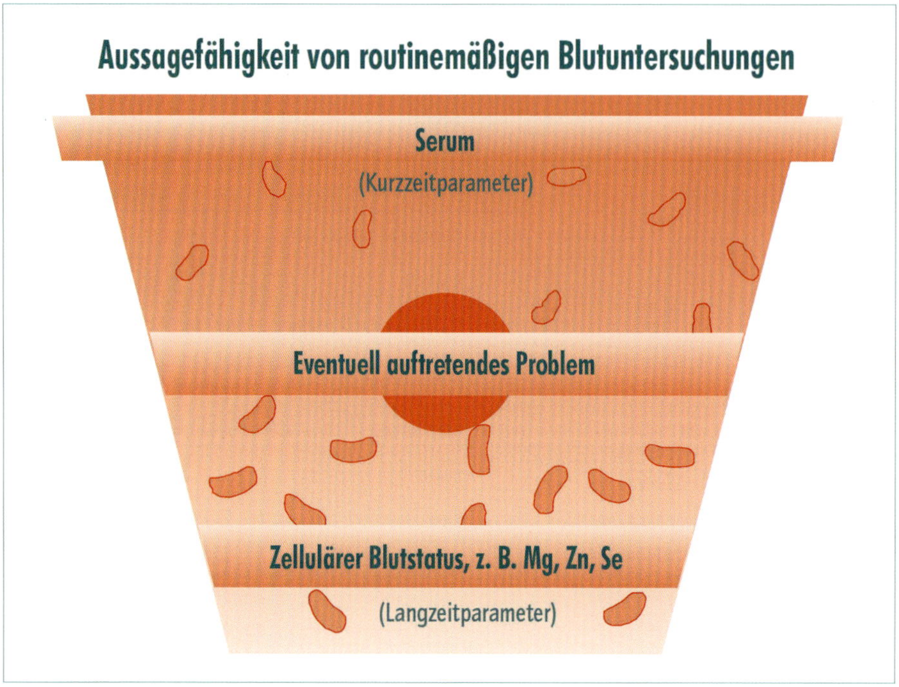

Abb. 18: Aussagefähigkeit von routinemäßigen Blutuntersuchungen

Der Austausch zwischen Extra- und Intrazellulärraum wird durch komplexe körpereigene Mechanismen reguliert. Die Konzentration wichtiger Elemente im Serum wird so konstant wie möglich gehalten. Falls die Mikronährstoffzufuhr (Vitamine, Mineralstoffe etc.) hierfür nicht ausreicht, werden zur Aufrechterhaltung des Serumspiegels körpereigene Reserven mobilisiert. Daher sind Mängel im Serum meist nicht oder erst sehr spät zu erkennen.

In den routinemäßigen Analysen lassen sich häufig keine Defizite auf der Serumebene erkennen, allerdings sind deutliche Defizite auf der zellulären Ebene zu finden. Bestehen schon Defizite auf den Serumebenen, so sind schon lange vorher Defizite in der Zelle nachweisbar.

Es können schon lange Befindlichkeitsstörungen vorliegen (Abb. 15), die durch routinemäßige Blutuntersuchungen nicht zu begründen sind: Nachlassende Konzentrationsfähigkeit, vermehrt auftretende Müdigkeit, muskuläre Verspannungen bis hin zu pollenallergischen Reaktionen sind nur einige der vielschichtigen Beschwerdebilder.

Aber auch wenn keine aktuellen Beschwerden vorliegen, sollte das Ziel sein, seine persönlichen Ressourcen erst gar nicht aufzubrauchen. Innere Unzufriedenheit, schlechtes Schlafverhalten, nachlassende Konzentrationsfähigkeit und viele weitere Befindlichkeitsstörungen konnten wir bei den von uns untersuchten Unternehmern, Führungskräften und leitenden Angestellten erkennen. Dies ließe sich dadurch verhindern, dass die zellulären Speicher rechtzeitig wieder aufgefüllt werden und so der funktionelle Energiestoffwechsel angekurbelt wird.

WICHTIG

Für die Aufrechterhaltung wichtiger Mikronährstoffe auf der Serumebene werden alle denkbaren körpereigenen Ressourcen mobilisiert, insbesondere auf der zellulären Ebene. Daher sind die Mängel auf der Serumebene nicht oder sehr spät erkennbar.

Eine Optimierung des funktionellen Energiestoffwechsels durch eine gezielte Zufuhr („Energie auf Rezept") von Mikronährstoffen wäre ohne eine zelluläre Analyse nicht möglich (➡ Kap. 6.2)

WICHTIG

Optimal ist die intraerythrozytäre Analyse von Mikronährstoffen, da selbst bei Vollblutanalysen (Abb. 19) noch Schwankungen bei der Messung durch eine kurzfristige Ernährungsveränderung bestehen. Wenn aber die Blutabnahme morgens nüchtern erfolgt, lassen sich diese schon reduzieren.

Die Vollblutanalyse

Die Vollblutanalyse hat schon eine bessere Aussagefähigkeit, da das Blut nach der Blutabnahme nicht zentrifugiert wird und sowohl intrazelluläre als auch Plasmaanteile beinhaltet.

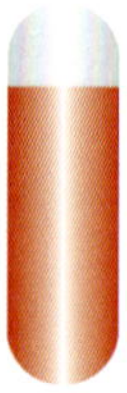

Nachteil: Die Blutwerte unterliegen kurzfristigen Ernährungseinflüssen.

Abb. 19: Vollblutanalyse

Aus den Case-Reports können wir erkennen, dass die Analysen der intraerythrozytären Mikronährstoffkonzentrationen als Langzeitparameter die beste Aussagefähigkeit bieten. Mittlerweile wird in verschiedenen Instituten eine Vollblutanalyse angeboten, die aber aus diesem Grund auch nur eine eingeschränkte Aussagefähigkeit besitzt, weil z. B. Magnesium zu 90 % intraerythrozytär zu finden ist und nicht im Vollblut. Dies sollten Sie unbedingt berücksichtigen!

2.3.2 Paradigmenwechsel in der Labordiagnostik mithilfe einer weltweit einmaligen Datenbank

Die bisherigen Analysen und die anschließende Bewertung der Mikronährstoffkonzentration durch die vielfältigen Laboratorien erfolgt ohne umfassende Grundlage der einzelnen Anamnesedaten der einzelnen Kunden/Patienten/Sportler. Wie sollen Institutionen eine Bewertung vornehmen, wenn zum Teil für die Bewertung nur Normwerte existieren, die sich auf geringste Probandenzahlen stützen? Aus diesen Gründen haben wir in den letzten Jahren eine weltweit einmalige Datenbank aufgebaut.

Die gezielte Zufuhr fehlender Mikronährstoffe und das optimierte Ernährungsverhalten kann nachweislich helfen, die biochemischen Störungen auszugleichen. SALUTO hat in jahrelanger akribischer Arbeit mithilfe von Informatikern knapp 60.000 Case-Reports in eine Computermatrix integriert. Der „Individualisierer" ist eine weltweit einmalige, evidenzbasierte Software, die die Basis für die Erstellung der persönlichen Mikronährstoffrezepturen (Rezepturarzneimittel) zur Funktionserhaltung von Gesundheit und Therapie von Erkrankungen ohne Nebenwirkungen bietet.

Die Datenbank enthält 10.542 Zielwerte bzw. Referenzwerte von Mikronährstoffkonzentrationen, die Ergebnisse empirischer langjähriger Forschungsprojekte bzw. Studien, die in 297 Kategorien mit entsprechendem Cluster (Geschlecht, Alter, Vorerkrankung, sportliche Aktivität) erstellt wurden (Abb. 20).

Weltweit einmalige, evidenzbasierte Datenbank eröffnet neue Möglichkeiten in der Mikronährstofftherapie

59.455 untersuchte Personen in Bezug auf speziell gemessene Blut- und Urinwerte, die in 297 Kategorien mit entsprechendem Cluster in 10.542 Ziel-/Referenzwerte differenziert werden:

- Alter, Geschlecht, Befindlichkeit, Ernährungsverhalten, Vorerkrankungen
- Körperlicher Aktivitätsgrad, Sportart, Leistungssport (Regeneration, Vorbereitung, Wettkampf, Rehabilitationsphase)

Die Software errechnet den Mikronährstoffbedarf für den Einzelnen mithilfe
- des umfassenden Anamnesebogens
- der gemessenen Blut- und Urinanalysen
- der Ziel- und Referenzwerte in den einzelnen Clustern

Abb. 20: Überblick über die Datenbank

Mithilfe des Anamnesebogens, der Ergebnisse der speziellen Blut-/Urinanalysen und der Clustereinteilungen kann die Software die individuelle Mikronährstoffrezeptur bzw. den Bedarf des Einzelnen errechnen und mit Personen in der jeweiligen Altersstruktur, bestehenden Befindlichkeitsstörungen oder Erkrankungen vergleichen.

Mithilfe speziell entwickelter Algorithmen ist es jetzt erstmalig möglich, den Mikronährstoffbedarf der einzelnen Menschen individuell aufgrund der umfassenden Analysen erstellen und bewerten zu können. Diese Datenbank enthält auch über 32.500 Vollblutanalysen in Relation zur intrazellulären (intraeryzytären) Blutanalysen.

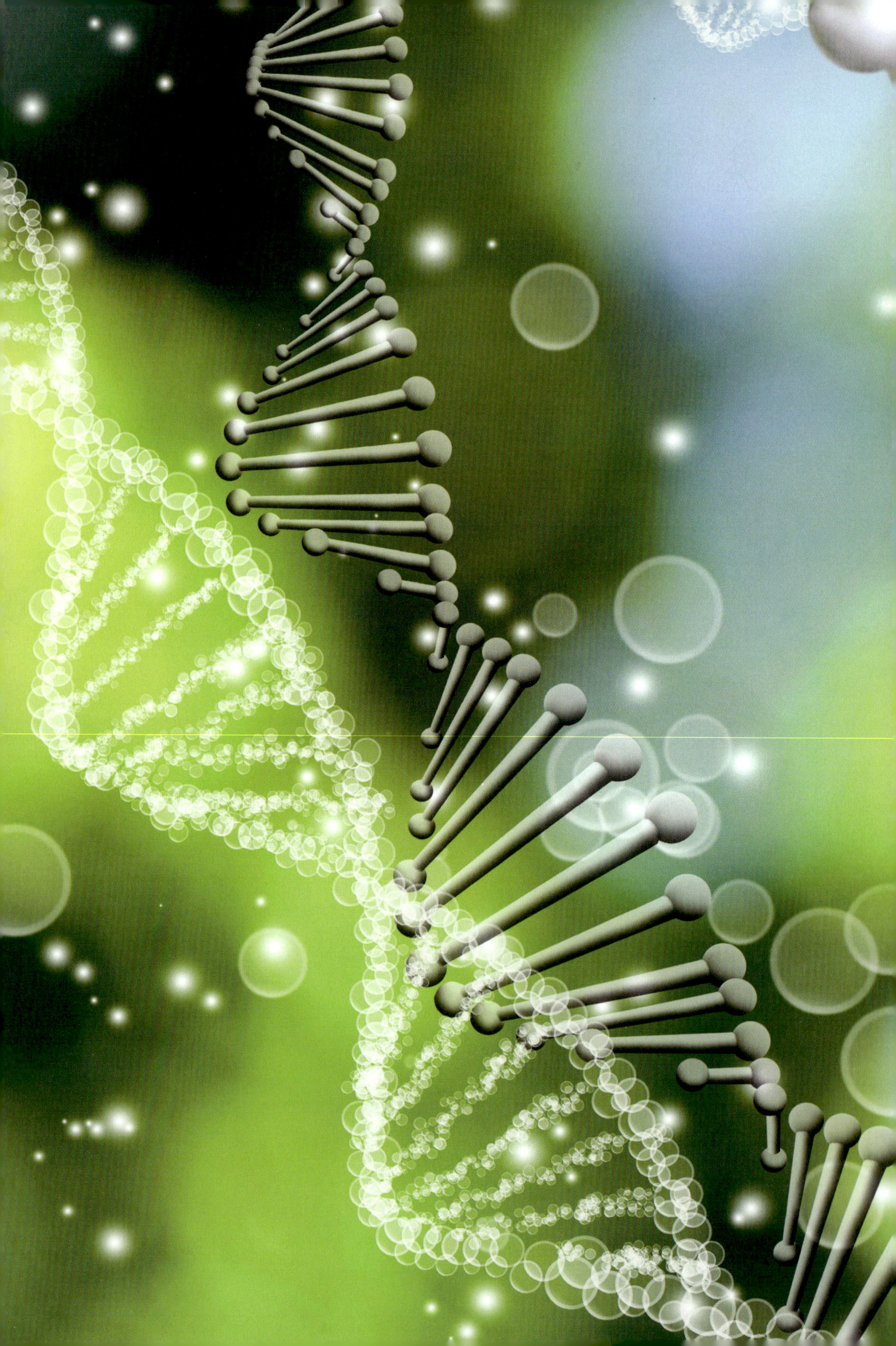

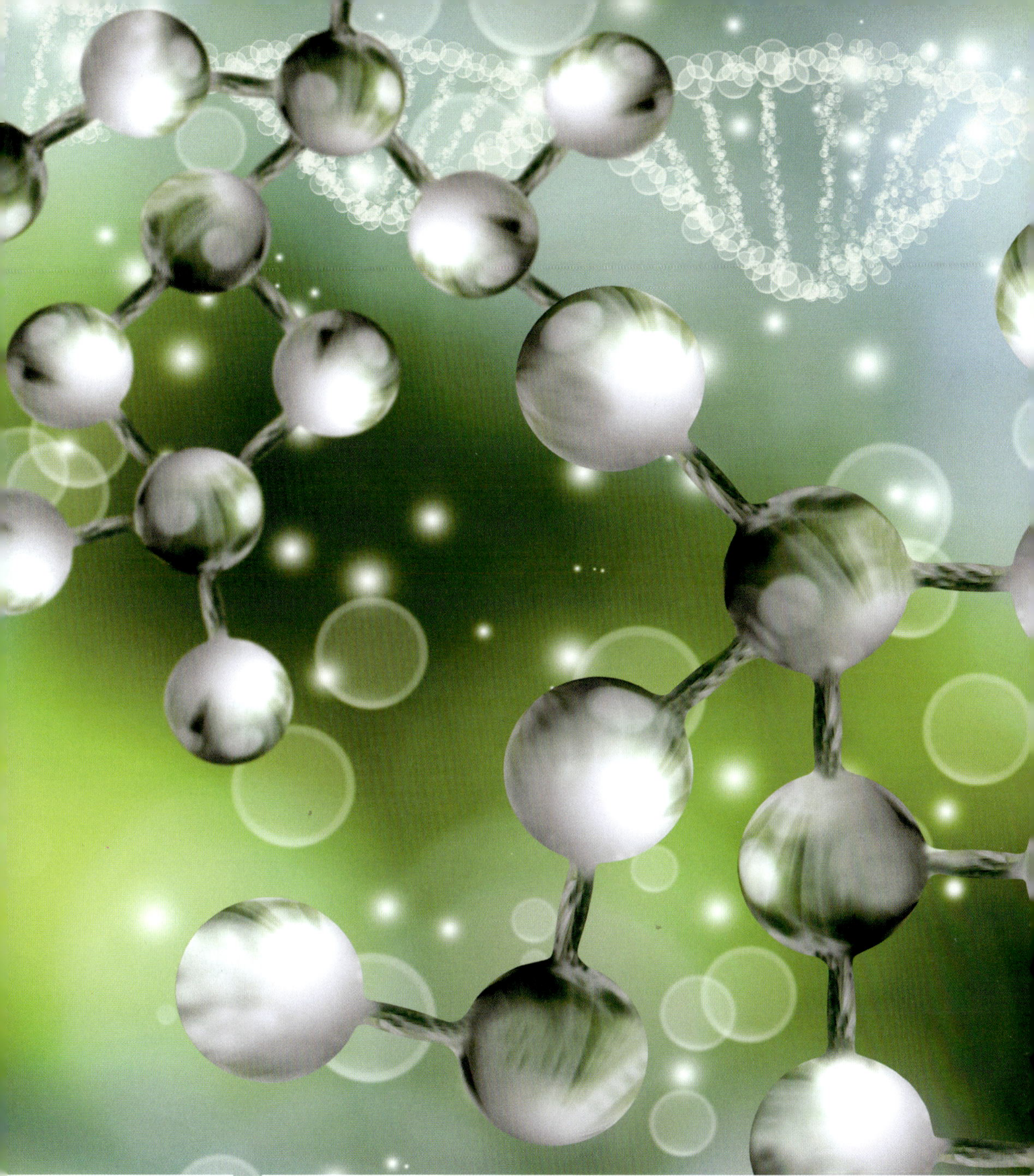

3 KÖRPEREIGENE REGULATIONSSYSTEME

3 KÖRPEREIGENE REGULATIONSSYSTEME

3.1 Die Schilddrüse – der Regulator des „Wohlgefühls"

WICHTIG

Vitalität und Kraft durch eine optimale Balance der Schilddrüsenhormone!

Mehr als die Hälfte der 60.000 untersuchten Probanden zeigt vielfältige Befindlichkeitsstörungen, die zum großen Teil mit der Regulation der Schilddrüsenhormone im Zusammenhang stehen. Eine ausreichende Versorgung mit Mikronährstoffen ist essenziell für die komplizierte Steuerung und die Synthese der Schilddrüsenhormone. Die außergewöhnliche Bedeutung der Schilddrüsenhormone liegt in Teilung und Wachstum aller Zellen, dem Kohlenhydrat-, Eiweiß- und Fettstoffwechsel, der Regulation der Körpertemperatur und dem Energiestoffwechsel.

Jod, Selen, Zink, Vitamin D, Omega-3-Fettsäuren, Ubiquinol und Eisen steuern die biochemischen Funktionsabläufe der Schilddrüse und somit des gesamten Energiehaushalts. Ein Mikronährstoffmangel kann langfristig zu Dysregulationen der Schilddrüse führen, die nachweislich vielfältige Befindlichkeitsstörungen (schlechtes Schlafverhalten, innere Unruhe, Konzentrationsschwankungen usw.) hervorrufen können (Wienecke, 2020).

Eine unzureichende Jodversorgung kann z. B. zu einem Abfall des Schilddrüsenhormonspiegels im Blut führen. Die Schilddrüse reagiert darauf mit vermehrtem Wachstum und vergrößert sich. Sie versucht, durch eine höhere Produktion den Mangel an Schilddrüsenhormonen auszugleichen. Sichtbares Zeichen ist der Kropf am Hals, auch *Struma* genannt.

Bekannt ist, dass Störungen der Produktion der Schilddrüsenhormone Auswirkungen auf den Organismus haben, die weit über das Organ „Schilddrüse" hinausgehen. Einen Zusammenhang zwischen der Schilddrüsenfunktion und dem Menschen per se herzustellen, ist seit Jahrzehnten Gegenstand diverser Untersuchungen. Latente Symptome sind häufig schon lange vorhanden – häufig allerdings ohne klinische Relevanz.

Die Steuerung der Hormonproduktion ist höchst komplex und erfolgt mithilfe unterschiedlicher Hormone und Steuerungsorgane mit negativen Rückkopplungsmechanismen (Abb. 21).

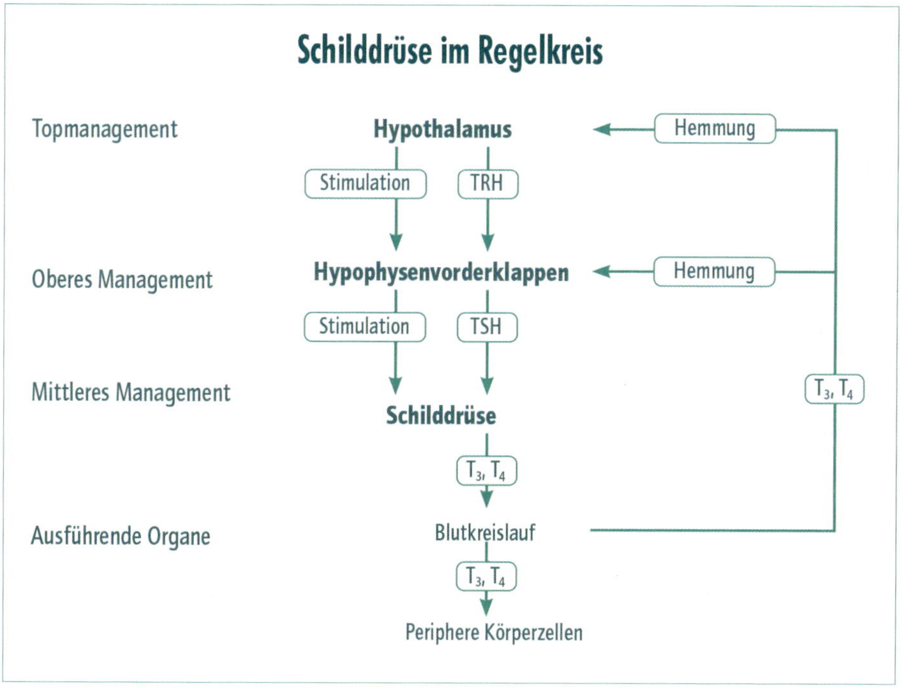

Abb. 21: Steuerungsmechanismen der Produktion der Schilddrüsenhormone T_3 und T_4. Abbildung modifiziert nach Wormer, 2014.

Wir verzichten an dieser Stelle auf physiologische Details der Schilddrüsenhormone und deren Steuerung, die in entsprechenden Fachpublikationen nachgelesen werden kann (z. B. auch im Internet unter http://physiologie.cc/XII.6.htm). Gegenstand dieses Beitrags ist es, den Einfluss der Ernährung und der gezielten Zufuhr fehlender Mikronährstoffe auf die Regulation der Schilddrüsenhormone darzustellen.

Unsere Erfahrungen aus den letzten Jahren zeigen, dass die bisherigen Referenzbereiche kritisch hinterfragt werden sollten. In *Was die Seele essen will* beschreibt die Autorin eine wesentlich differenzierte Betrachtung der bisherigen Schilddrüsenhormone und deren Einfluss auf vielfältige Befindlichkeitsstörungen (Ross, 2017).

3.1.1 Normwerte der Schilddrüsenhormone

Nach medizinischen Erkenntnissen gelten TSH-basal-Werte bei 0,4-2,5 µIU/ml als „schilddrüsengesund" (Gronegger, 2015; Zechmann, 2007). Mit der Antikörperbestimmung (Thyreoperoxidase, Thyreotropin-Rezeptor-Autoantikörper) lassen sich mögliche Autoimmunerkrankungen frühzeitig ausschließen. Genetische bzw. epigenetische Faktoren können neben Defiziten bei bestimmten Mikronährstoffen, wie Jod, Selen, Zink, Omega-3-Fettsäuren, Eisen, Vitamin D und Ubiquinol, nachweislich eine zunehmende Dysregulation der Schilddrüsenhormone hervorrufen.

Unsere langjährigen Erfahrungen zeigen, dass die Auswirkungen der Schilddrüsenhormone schon im „normalen" Bereichen von 0,4-2,5 µIU/ml zwar als „schilddrüsengesund" gelten, aber vielfältige Befindlichkeitsstörungen hervorrufen können.

Latente Symptome schon lange vorhanden – bisher aber ohne klinische Relevanz

Die Auswirkungen der Schilddrüsenhormone auf die psychische und physische Leistungsfähigkeit lassen sich durch die Messung der vielfältigen Parameter des vegetativen Nervensystems (u. a. pNN50, Stressindex, vegetativer Quotient: LF/HF-Ratio; ➡ Kap. 2.2) mittels 24-Stunden-HRV-Messung optimal ermitteln. Hier existieren mittlerweile weltweit über 2.200 wissenschaftliche Publikationen, die die 24-Stunden-HRV-Messungen als ein international anerkanntes Verfahren für die Erfassung der Leistungsbereitschaft, Entspannungsfähigkeit, Schlafarchitektur, Stressbelastung und der Balance zwischen Sympathikus und Parasympathikus eingesetzt haben (Abb. 8 und 22).

Aus den gesamten retrospektiven Studienergebnissen von unseren über 5.500 24-Stunden-HRV-Analysen sind auch die folgenden Bewertungskriterien mit den unterschiedlichen Befindlichkeitsstörungen entstanden – immer unter Berücksichtigung der zusätzlich gemessenen fT_3- und fT_4-Werten.

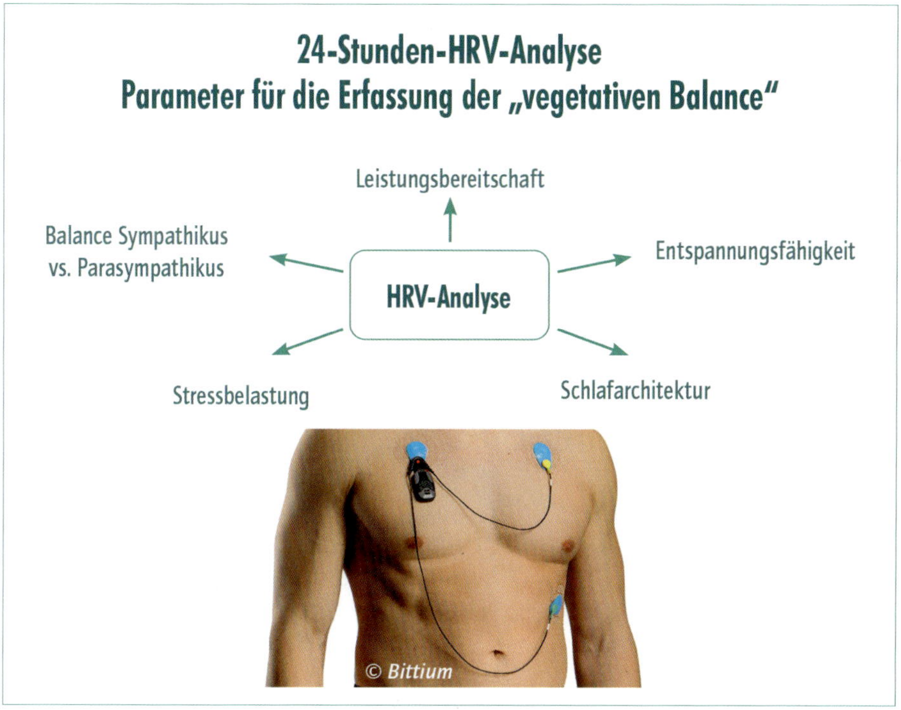

Abb. 22: 24-Stunden-HRV-Analyse – ein Parameter für die Erfassung der „vegetativen Balance", Picture rights © Bittium

Die 24-Stunden-HRV-Messung als der Parameter zur Erfassung der Aktivität des vegetativen Nervensystems

WICHTIG

Die Schilddrüsenhormone können belastungsbedingt bei Leistungs- und Spitzensportlern nach intensiven Trainings- und Wettkampfbelastungen oder extremen psychischen Belastungen erhöht oder auch erniedrigt sein. Aus diesem Grunde sollten physische und/oder psychische extreme Stressbelastungen am Vortag der Messung vermieden werden.

MIKRONÄHRSTOFFE

Evidenzbasierte Untersuchungsergebnisse an 789 Leistungs- und Spitzensportlern zeigen den Einfluss der Schilddrüsenhormone auf die vielfältigen Parameter des vegetativen Nervensystems (pNN50, Stressindex, vegetativer Quotient: LF/HF-Ratio). Die umfangreichen 24-Stunden-HRV-Messungen haben gezeigt, dass optimale Leistungspotenziale primär in einem Bereich von 1,6-2,2 µIU/ml des basalen TSH-Werts erzielt werden können (Abb. 23). Allerdings lagen nur 17 % (N = 457) von den bei 789 Spitzensportlern gemessenen TSH-Werten in diesem Bereich (Wienecke, 2020).

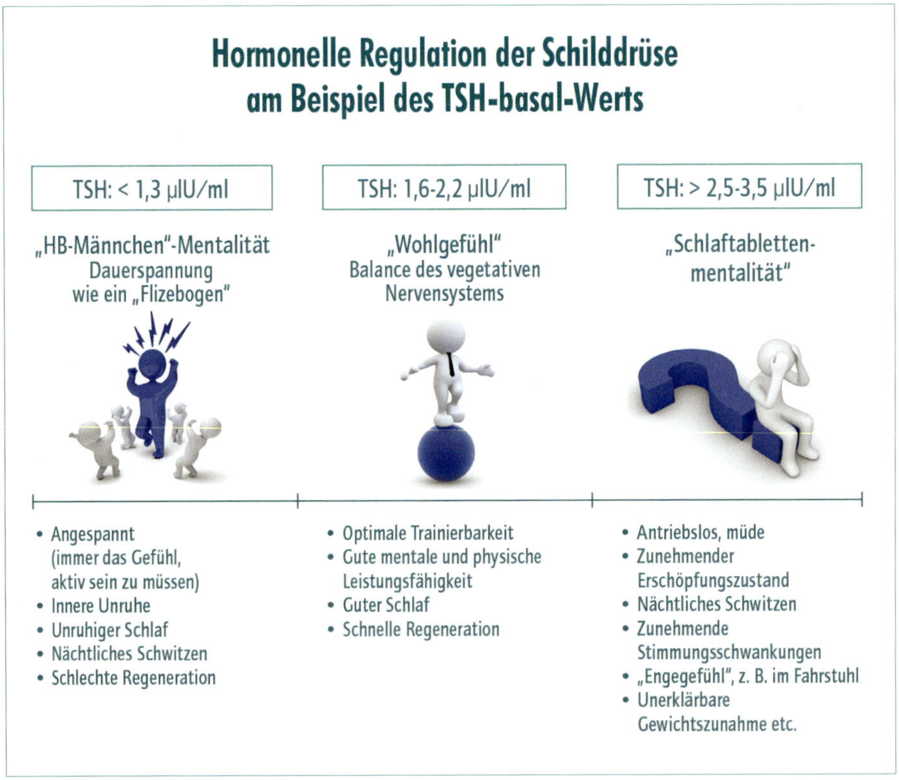

Abb. 23: Hormonelle Regulation der Schilddrüsenhormone am Beispiel des TSH-basal-Werts

Mithilfe der 24-Stunden-HRV-Messung (➡ Kap. 2.2), dem Glykoplan von Dr. Mosetter (➡ Kap. 4.7) und der individualisierten Zufuhr fehlender Mikronährstoffe (➡ Kap. 6.3) lässt sich eine Balance und optimale Regulation der Schilddrüsenhormone herstellen (Abb. 23). 25 % der Spitzensportler zeigen bei einem TSH-basal-Wert < 1,3 µIU/ml die in Abb. 23 aufgeführten Befindlichkeitsstörungen. 58 % der Spitzensportler beschreiben bei TSH-basal-Werten > 2,5 µIU/ml die in Abb. 23 aufgeführten Befindlichkeitsstörungen wie zunehmende Müdigkeit etc.

3.1.2 Schilddrüsenhormone und das vegetative Nervensystem

Nachfolgend wird der Einfluss der Schilddrüsenhormone, hier der TSH-basal-Werte, bei Spitzensportlern, Führungskräften, „Normalbürgern" und auch bei Patienten auf einige Parameter des vegetativen Nervensystems dargestellt, wobei die Resultate mithilfe der 24-Stunden-HRV-Messung erhoben wurden.

Anmerkungen: Gleichzeitig sind auch noch fT_3, fT_4 und die Antikörper der Schilddrüse (Thyreoperoxidase, Thyreotropin-Rezeptor-Autoantikörper) bestimmt worden. Die Blut-, Urin- und HRV-Messungen sind immer nach einem trainingsfreien Tag durchgeführt worden.

Tab. 1: Zusammenhang zwischen Parametern der 24-Stunden-HRV-Analyse bei Spitzensportlern (insgesamt N = 789; Profifußballspielern N = 125, Marathonläufern N = 144, weiteren Sportlern N = 520 wie Handball, Judo, Leichtathletik) und den TSH-basal-Werten

	TSH-basal-Werte N = 134 (Gr. 1) 1,6-2,2 µIU/ml (1,95 ± 0,31)	TSH-basal-Werte N= 197 (Gr. 2) 0,5-1,3 µIU/ml (0,86 ± 0,39)	TSH-basal-Werte N = 457 (Gr. 3) 2,5-3,5 µIU/ml (2,91 ± 0,49)	r`° zw. Gr. 1-Gr. 2	r°` zw. Gr. 1-Gr. 3
Stressindex	168,3 ± 47,4	415,2 ± 61,9	445,9 ± 78,1	0,91 ***	0,86 ***
Vegetativer Quotient LF/HF-Ratio	1,72 ± 0,19	7,31 ± 1,51	6,99 ± 1,73	0,87 ***	0,81 ***
pNN50 %	14,98 ± 1,23	5,31 ± 1,51	8,13 ± 1,42	0,79 ***	0,92 ***
r = hochsignifikanter Korrelationskoeffizient (p < 0,001) bei den Spitzensportlern des TSH-basal-Wertes und den aufgeführten Parametern der 24-Stunden-HRV-Messung.					

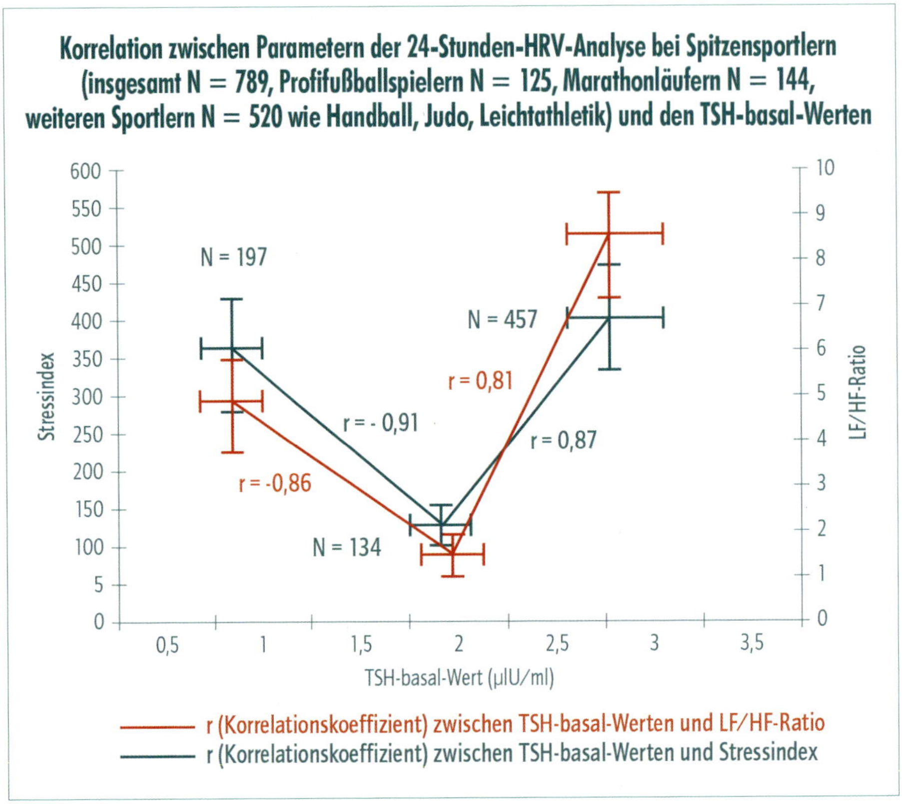

Abb. 24: Korrelation zwischen Parametern der 24-Stunden-HRV-Analyse bei Spitzensportlern (insgesamt N = 789; Profifußballspielern N = 125, Marathonläufern N = 144, weiteren Sportlern N = 520 wie Handball, Judo, Leichtathletik) und den TSH-basal-Werten

Es zeigen sich hohe Korrelationskoeffizienten zwischen den unterschiedlichen TSH-basal-Werten und den Parametern der 24-Stunden-HRV-Messung (Tab. 1 und Abb. 24). Die 197 Spitzensportler, deren TSH-basal-Werte dem arithmetischen Mittel 0,86 ± 0,39 µIU/ml (Tab. 1) entsprachen, wiesen einen hohen Stressindex mit 415 ± 61,9 auf. Vergleicht man diesen Stressindex im arithmetischen Mittel mit dem der 134 Spitzensportler, die im arithmetischen Mittel bei 1,95 ± 0,31 liegen, so ergibt sich eine hochsignifikante Korrelation von r = 0,91 (Abb. 24; ➡ Kap. 6.3.8).

Dies bedeutet, dass Sportler mit einem TSH-basal-Wert < 1,3 µIU/ml einen hohen Stressindex mit den schon beschriebenen Befindlichkeitsstörungen der „HB-Männchen"-Mentalität (Abb. 23) aufweisen. Gleichzeitig zeigen die Ergebnisse einen erhöhten vegetativen Quotienten (LF/HF-Ratio) im arithmetischen Mittel von 5,31 ± 1,51 bei 197 Spitzensportlern mit einem TSH-basal-Wert von 0,86 ± 0,39, während die 134 Spitzensportler mit einem TSH-basal-Wert von 1,95 ± 0,31 einen statistisch hochsignifikant geringen LF-HF-Quotienten (p < 0,001) aufweisen.

Als vegetativer Quotient dokumentiert dieser Parameter primäre Sympathikodominanz und kann bei den Spitzensportlern zu einer nachweislichen schlechteren Regeneration nach intensiven Trainings- und Wettkampfbelastungen führen. Der hochsignifikante Korrelationskoeffizient von r = 0,81 (Tab. 1 und Abb. 24) zeigt diesen Zusammenhang eindrücklich.

Spitzensportler mit TSH-basal-Werten zwischen 2,5 und 3,5 µIU/ml zeigen die aufgeführten Befindlichkeitsstörungen der „Schlaftablettenmentalität" (Abb. 23). Die Spitzensportler, die in diesem Referenzbereich liegen, zeigen ebenfalls einen hohen Stressindex (Tab. 1 und Abb. 24) und mit 6,99 ± 1,73 einen hohen vegetativen Quotienten (LF/HF-Ratio).

Der hochsignifikante Korrelationsquotient zwischen den TSH-basal-Werten liegt beim Stressindex bei r = 0,91 (Tab. 1 und Abb. 24) und bei dem vegetativen Quotienten (LF/HF-Ratio) bei r = 0,87.

Dies sind ganz entscheidende Kriterien für die Trainingssteuerung. Eine Normalisierung der Schilddrüsenhormone dieser Sportler kann u. a. durch die gezielte Gabe von Jod und Selen erreicht werden. Reicht dies nicht aus, dann wird die Gabe von z. B. L-Thyroxin 50 sinnvoll. Anzustrebender Zielbereich des TSH-basal-Werts: 1,6-2,2 µIU/ml.

FAZIT

Von den 789 Spitzensportlern liegen nur 17 % (N = 134) im wünschenswerten (Wienecke, 2020) Referenzbereich von 1,6-2,2 µIU/ml, in der nach unseren Erfahrungen eine optimale Trainierbarkeit gegeben ist, 25 % (N = 197) in einem Referenzbereich 0,5-1,3 µIU/ml mit der beschriebenen „HB-Männchen"-Mentalität und 58 % (N = 457) in einem Referenzbereich von 2,5-3,5 µIU/ml mit der beschriebenen Schlaftablettenmentalität.

Diese Ergebnisse zeigen hier dringenden Handlungsbedarf. Die gezielte Zufuhr fehlender Mikronährstoffen, kann die beschriebenen Befindlichkeitsstörungen nachweislich verbessern, aber auch in Einzelfällen die bestehende „Dysregulation" der Schilddrüsenhormone normalisieren.

Weitere Ergebnisse der evidenzbasierten retrospektiven Studienergebnisse mit der 24-Stunden-HRV-Messung, der individualisierten Mikronährstoffzufuhr und Ernährungsumstellung (Glykoplan nach Dr. Mosetter) zeigen neue, richtungsweisende Therapieansätze bei „Normalbürgern", Leistungssportlern und Patienten im Allgemeinen.

Die individualisierte Mikronährstoffzufuhr bei z. B. 162 ADHS-Patienten (➡ Kap. 6.3.1) konstatiert nach erfolgter Intervention über einen Zeitraum von 24 Wochen, dass der pNN50 als der Indikator für den Parasympathikus im Referenzbereich zwischen 1,5-2,5 µIU/ml einen Mittelwert von 15,1 ± 1,07 aufweist und eine optimale Balance des vegetativen Nervensystems darstellt, während die Probanden mit einem TSH-basal-Wert < 1,5 µIU/ml und > 2,5 µIU/ml einen deutlich erniedrigten pNN50 zeigen.

Analog verhält es sich mit dem Stressindex und dem vegetativen Quotienten (LF/HF-Ratio). Der niedrigste Stressindex zeigt sich im Bereich von 1,5-2,5 µIU/ml mit 181,44 ± 32,85. Auch der vegetative Quotient (LF/HF-Ratio) zeigt im Bereich von 1,5-2,5 µIU/ml mit 1,64 ± 0,44 einen optimalen Wert.

3.1.3 Eine Dysregulation der Schilddrüsenhormone forciert Unwohlsein, Angstzustände und depressive Verstimmungen

Eine Untersuchung von Siegmann et al. konnte 2018 einen Zusammenhang zwischen Schilddrüsenhormonspiegel, Depression und Angst nachweisen. Die Analyse mehrerer Studien mit insgesamt 44.388 Teilnehmern (Patienten mit Autoimmunthyreoiditis, vergleichbaren Schilddrüsenerkrankungen versus gesunden Probanden) zeigte, dass die Patienten mit Autoimmunthyreoiditis ein 3,3-fach erhöhtes Risiko aufwiesen, an Depressionen zu erkranken. Das Risiko für Angstzustände war 2,3-fach erhöht.

Experten schätzen, dass ungefähr 45 % aller Depressionen und 30 % aller Angstzustände mit einer Autoimmunthyreoiditis einhergehen. Diesem Zusammenhang von psychischen Störungen und der Schilddrüsenfunktion wurde eine so hohe Wertigkeit zugesprochen, dass am 04.05.2018 von J. Köppe in *Spiegel online* publiziert wurde, dass Depressionen und Angststörungen häufig seien, Schilddrüsenerkrankungen ebenfalls und Ärzte nun gezeigt hätten, dass beides auffällig häufig zusammentrifft und dass diese Erkenntnis betroffenen Patienten helfen könne.

Wir konnten zeigen, dass eine gezielte Mikronährstoffzufuhr die Schilddrüsenhormone normalisieren bzw. regulieren kann und dadurch die Lebensenergie revitalisiert wird.

Gezielte Mikronährstoffzufuhr kann Schilddrüsenhormone normalisieren bzw. regulieren

Von 250 Personen in einer Altersstruktur: 33,4 ± 5,4

Erste Gruppe: 84 Probanden vor Supplementation:	TSH-basal-Werte: 0,89 ± 0,23 µIU/ml
Zweite Gruppe: 104 Probanden vor Supplementation:	TSH-basal-Werte: 3,41 ± 0,39 µIU/ml
Dritte Gruppe: 62 Probanden vor Supplementation:	TSH-basal-Werte: 1,91 ± 0,29 µIU/ml

Antikörper der Schilddrüse TPO/TRAK zeigen kein Anzeichen einer Autoimmunerkrankung.

Nach individualisierter Mikronährstoffzufuhr zeigen

Probanden in der ersten Gruppe:	TSH-basal-Werte: 1,68 ± 0,19 µIU/ml
Probanden in der zweiten Gruppe:	TSH-basal-Werte: 1,98 ± 0,22 µIU/ml
Probanden in der dritten Gruppe:	TSH-basal-Werte: 1,87 ± 0,18 µIU/ml

Abb. 25: Eine gezielte Mikronährstoffzufuhr normalisiert bzw. reguliert die Schilddrüsenhormone.

Unsere Studien zeigen: Bei 250 Personen in einer Altersstruktur von 33,4 ± 5,4 Jahre, deren Schilddrüsenhormone außerhalb des wünschenswerten Referenzbereichs zwischen 1,6 und 2,2 µIU/ml liegen, konnte durch gezielte Zufuhr fehlender Mikronährstoffe eine nachweisliche Normalisierung erzielt werden (Abb. 25). Die Messungen mithilfe der 24-Stunden-HRV-Messungen zeigen eine deutlich verbesserte Stresstoleranz und eine Aktivierung des Parasympathikus (Entspannung des vegetativen Nervensystems).

FAZIT

Die Normalisierung der Schilddrüsenhormone durch fehlende Mikronährstoffe führt zur ausgewogenen Balance des „inneren Wohlgefühls".

3.2 „Der Darm – das zweite Gehirn"

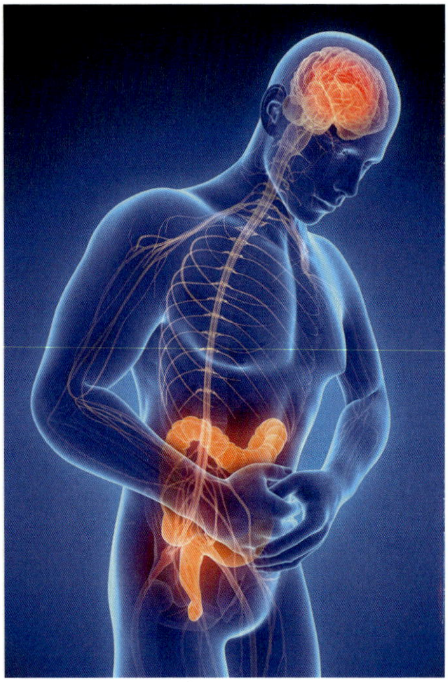

Abb. 26: Der Darm – das zweite Gehirn

Das Mikrobiom des Menschen hat in den letzten Jahren eine immer größere Bedeutung gewonnen. Jeden Menschen besiedeln geschätzt 40-100 Billionen Kleinstlebewesen oder Mikroben, darunter Bakterien, Viren und Pilze. Die meisten leben im Verdauungstrakt, andere auf der Haut, in Hautfalten und auf Schleimhäuten. Die Gesamtheit der Gene dieser Lebewesen wird *Mikrobiom* genannt, alle Organismen zusammen heißen auch *Mikrobiotika*. Jeder Körper beherbergt in etwa so viele Mikroben wie eigene Zellen.

Bakterien kommunizieren mit dem Gehirn

Die genauen Mechanismen, über die sich Darm und Hirn gegenseitig beeinflussen, sind noch unbekannt (Abb. 26). Forscher gehen verschiedenen Hypothesen nach: So produzieren Zellen in der Darmwand den größten Teil des peripher, also außerhalb des Gehirns, verfügbaren Serotonins, einen wichtigen Neurotransmitter. Das periphere Serotonin könnte möglicherweise den Serotoninspiegel und damit die Signalverarbeitung im Gehirn beeinflussen.

Das Mikrobiom interagiert auch mit dem Immunsystem und reguliert beispielsweise die Aktivität von Zytokinen. Diese Proteine sind an Entzündungsprozessen im Gehirn beteiligt – somit könnten Mikroorganismen und Nervenleiden wie beispielsweise multiple Sklerose zusammenhängen. Stoffwechselprodukte der Mikroben, sogenannte *Metaboliten*, scheinen zudem die Struktur der Blut-Hirn-Schranke zu verändern.

Die Darm-Hirn-Achse

1. Die Darmflora beeinflusst Verhalten und Stimmung, indem die Bakterien über die Blutbahn und das Nervensystem mit dem Gehirn kommunizieren.
2. Einige psychische Erkrankungen und Entwicklungsstörungen von Hirnfunktionen könnten mit einer abweichenden Zusammensetzung dieser Mikrobiotika zusammenhängen. Der Verdacht besteht etwa für bestimmte Formen von Autismus, Depression und Angsterkrankungen.
3. Eine Reihe von Studien, bisher meist an Tieren, lässt hoffen, dass manche dieser Krankheiten und Defekte gemildert werden können, wenn man das mikrobielle Gleichgewicht im Darm normalisiert.

Aus diesem Grunde ist das bewusste Ernährungsverhalten im Sinne des von Kurt Mosetter beschriebenen Glykoplans (➡ Kap. 4.7) und die Grundprinzipien des Clean Eatings von elementarer Bedeutung für eine erfolgreiche Mikronährstofftherapie.

Jede Analyse beinhaltet auch die Messung der Intestinal-Fatty Acid Binding Protein (I-FABP)-Werte zur Überprüfung vorliegender Darmbarrierestörungen.

I-FABP-Parameter zur Überprüfung von Darmbarrierestörungen

Das Intestinal-Fatty Acid Binding Protein (I-FABP) ist aktuell der geeignetste Marker für eine gestörte Darmbarriere. I-FABP kommt ausschließlich im Zytoplasma von Darmepithelzellen vor (100 % spezifisch!) und spielt hier eine Rolle im Fettsäurestoffwechsel. Wird das Darmepithel geschädigt, wird I-FABP in die Zirkulation freigesetzt und ist im Serum messbar. Im Vergleich zu Zonulin hat dieser Parameter eine bessere Aussagefähigkeit.

Sind die I-FABP-Werte erhöht, dann ist vor Beginn mit der Mikronährstofftherapie eine Harmonisierung der Darmflora empfehlenswert. Ein „Leaky Gut" (ein löchriger Darm) kann mit dieser Messung ausgeschlossen werden.

„Leaky Gut":

- Zu einem „Leaky Gut" kommt es bei chronischen Entzündungen durch die Störung der Barrierefunktion der Schleimhaut des Dünndarms.
- Dies ermöglicht das Eindringen von Bakterien und Toxinen aus der Darmschleimhaut in den Blutkreislauf und fördert systematisch Entzündungen.
- Eine gesteigerte Durchlässigkeit der Darmschleimhaut ist auch mit anderen Erkrankungen assoziiert (z. B. Diabetes mellitus, rheumatoide Arthritis).
- Charakteristisch für einen „Leaky Gut" ist die erhöhte Durchlässigkeit der in der Darmschleimhaut befindlichen „Tight Junctions" oder eine funktionelle bzw. strukturelle Schädigung der Darmepithelzellen.

3.3 Einfluss von „Elektrosmog" auf das „Wohlgefühl" und das vegetative Nervensystem

Der Einfluss der elektromagnetischen Strahlung auf das „Wohlgefühl", die der Autor an sich selbst analysiert hat, dokumentiert eine stark aktivierende Wirkung auf die Balance des vegetativen Nervensystems und das Schlafverhalten. Mithilfe der 24-Stunden-HRV-Analyse kann aufgezeigt werden, dass die Handynutzung während des Tages mit und ohne Entstörer in Form der Gabriel-Technologie (Chip und Armreif) zu einer nachweislich vermehrten Aktivität des Sympathikus geführt hat.

Mit den Parametern der 24-Stunden-HRV-Analyse kann vor allem auch nachts aufgezeigt werden, wie die Gabriel-Technologie zu einer deutlichen Reduzierung und damit „Dämpfung" des vegetativen Nervensystems geführt hat. Trotz der beim Autor schon sehr guten Ausgangsvoraussetzungen, durch die jahrelang zugeführte individualisierte

Mikronährstoffrezeptur, zeigten sich bei den Parametern der 48-Stunden-HRV-Messung dennoch weitere leichte Verbesserungen.

Der Stressindex hat sich bei der Gesamtbetrachtung von 250 auf 162 reduziert (Abb. 27). Der pNN50 (Abb. 28) als Indikator für den Parasympathikus ist von schon guten 7,83 auf 11,2 angestiegen, der vegetative Quotient LF/HF-Ratio (Abb. 29) hat sich von 3,51 auf 2,12 reduziert und dokumentiert die positiven Auswirkungen auf die Balance des vegetativen Nervensystems.

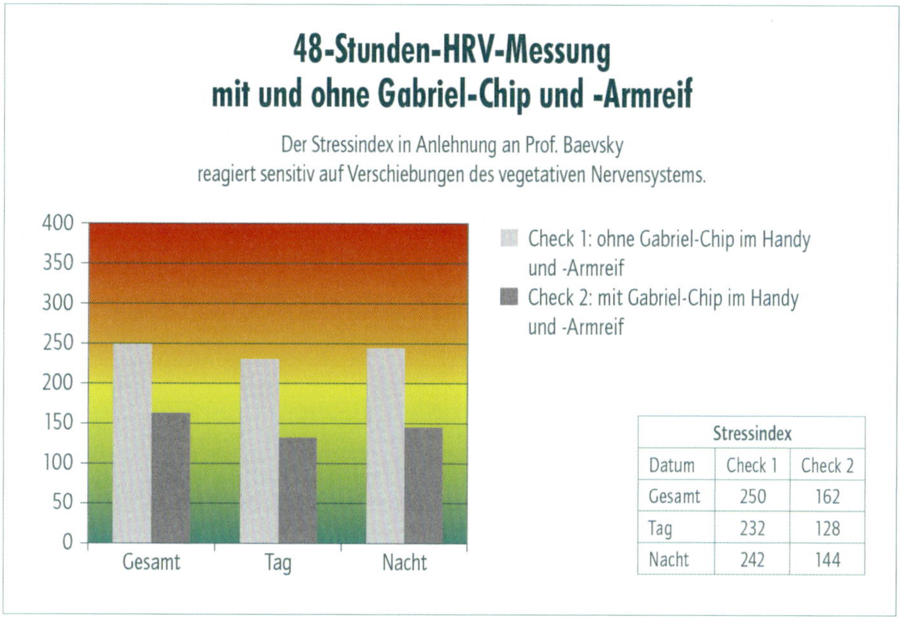

Stressindex		
Datum	Check 1	Check 2
Gesamt	250	162
Tag	232	128
Nacht	242	144

Abb. 27: Stressindex in der 48-Stunden-HRV-Messung mit und ohne Gabriel-Chip und -Armreif

48-Stunden-HRV-Messung mit und ohne Gabriel-Chip und -Armreif

pNN50

Prozentualer Anteil aller RR-Intervalle, die sich um mehr als 50 ms voneinander unterscheiden

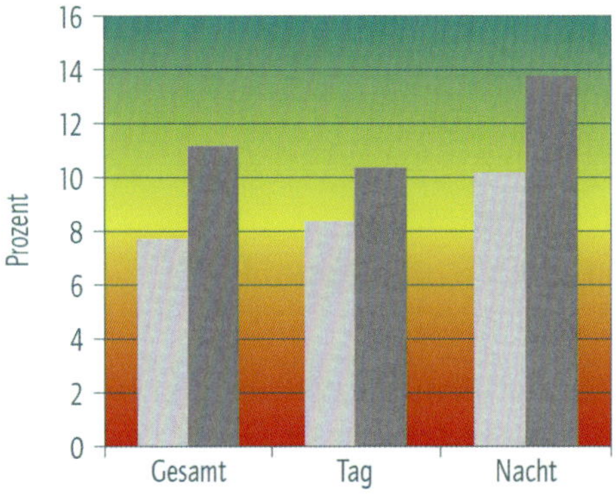

$$\frac{\text{Anzahl benachbarter Intervalle mit Abweichung} > 50\text{ ms}}{\text{Anzahl aller Intervalle}}$$

pNN50		
Datum	Check 1	Check 2
Gesamt	7,83	11,2 %
Tag	8,34	10,3 %
Nacht	10,2	13,8 %

Abb. 28: pNN50 in der 48-Stunden-HRV-Messung mit und ohne Gabriel-Chip und -Armreif

48-Stunden-HRV-Messung mit und ohne Gabriel-Chip und -Armreif

Vegetativer Quotient (LF/HF-Ratio) Ausdruck der Balance zwischen Sympathikus und Parasympathikus.
Je höher der Wert, desto mehr Sympathikusaktivität

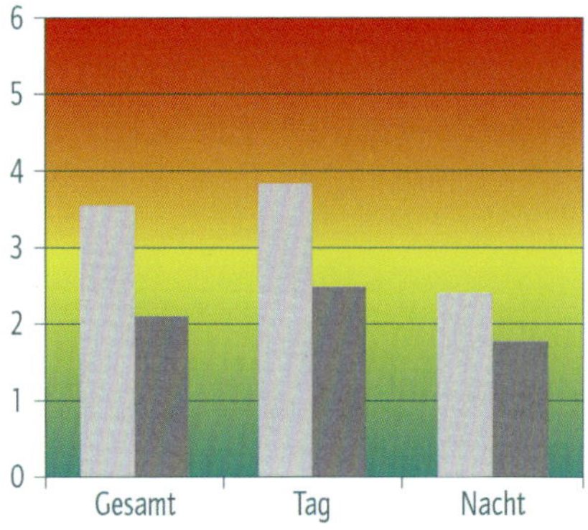

LF/HF-Ratio		
Datum	Check 1	Check 2
Gesamt	3,51	2,12
Tag	3,78	2,52
Nacht	2,45	1,81

Abb. 29: LF/HF-Ratio in der 48-Stunden-HRV-Messung mit und ohne Gabriel-Chip und -Armreif

Das subjektive Wohlgefühl des Autors während seines Selbsttests wird durch Messergebnisse der 48-Stunden-HRV-Analyse bestätigt. Analog zeigen weitere Ergebnisse an 123 Probanden die positiven Auswirkungen der Gabriel-Technologie auf die Balance des vegetativen Nervensystems.

Es gibt aber mittlerweile noch weitere Studien, die die Auswirkungen elektromagnetischer Strahlung auf den Gehirnstoffwechsel untersucht haben. Der Schutz vor Einflüssen durch elektromagnetische Strahlung auf die Aktivität und den Stoffwechsel des Gehirns ist ein wesentlicher Bestandteil wirksamer Regeneration.

Im Auftrag der SfGU (Stiftung für Gesundheit und Umwelt) wurden an der Universität Mainz fünf Handychips verschiedener Hersteller überprüft. Während sich die Stressaktivierung im Gehirn durch Anwendung des Gabriel-Chips signifikant reduzieren lässt, konnte bei allen anderen getesteten Produkten kein Effekt nachgewiesen werden (Abb. 30).

Die gemeinsame Pionierleistung von SfGU und Gabriel-Technologie fand 2018 wissenschaftliche Anerkennung von neutraler Stelle, indem die Wirksamkeit des Gabriel-Chips in dem Fachjournal *Frontiers in Neuroscience* (Lausanne) publiziert wurde (Henz et al., 2018). Es wurde die elektrische Gehirnaktivität über ein sogenanntes *High-Density-Elekroenzephalogramm* (EEG) von 128 Elektroden aufgezeichnet, die nach dem internationalen 12-20-System an der Kopfoberfläche angebracht wurden.

Mithilfe einer 3D-Analyse der Gehirnaktivität konnten damit die Aktivierungsquellen im Gehirn lokalisiert werden. Die EEG-Einzelfalltestungen wurden mit fünf verschiedenen Handychips durchgeführt. Zudem fand bei jedem Probanden auch eine Kontrollmessung ohne Chip-Applikation statt. Abb. 30 zeigt die Strahlenexposition der verschiedenen elektronischen Geräte.

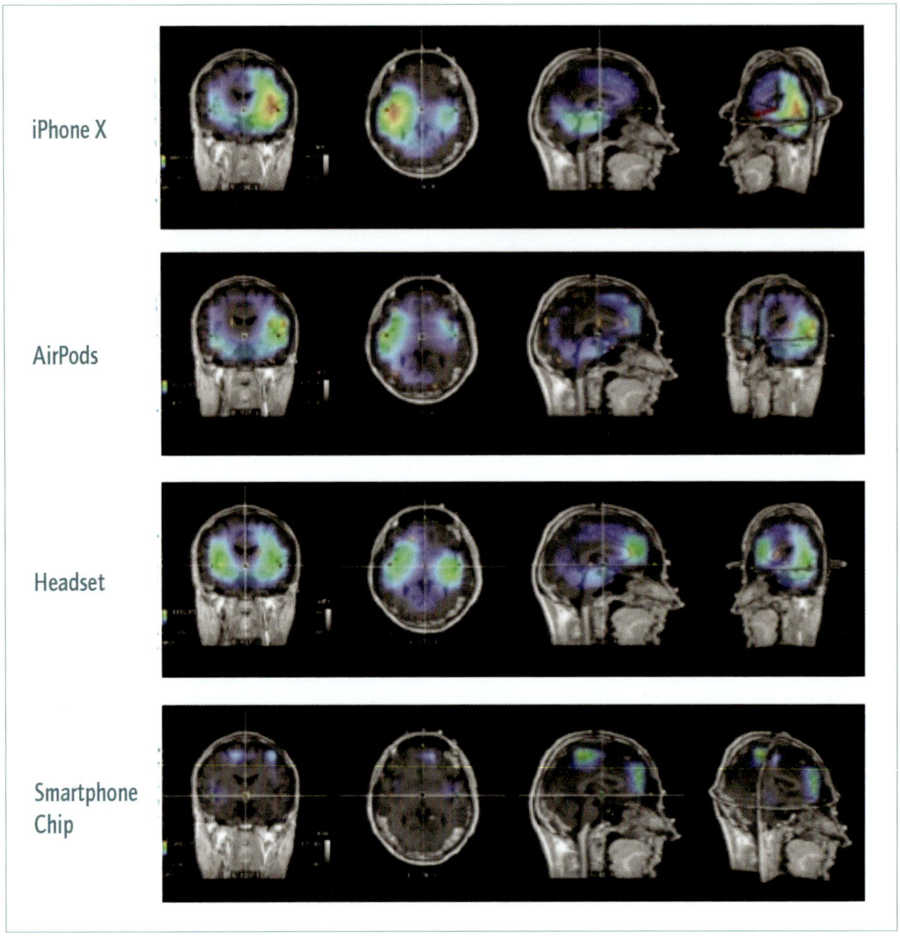

Abb. 30: Auswirkungen einer 10-minütigen Strahlungsexposition durch das iPhone X®, Bluetooth AirPods und Kabel-Headsets auf die Gehirnaktivität

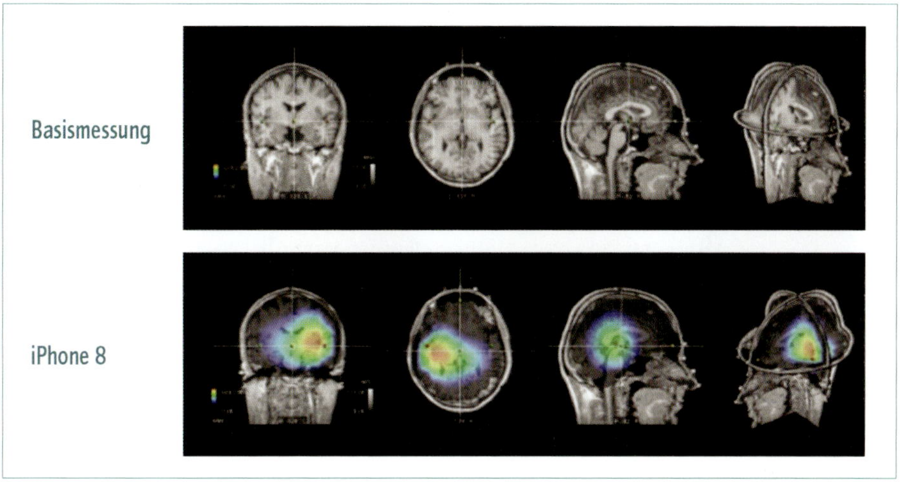

Abb. 31: Wirkungen einer 10-minütigen Strahlungsexposition durch das iPhone X®, Bluetooth AirPods und Kabel-Headsets auf die Gehirnaktivität. Eine starke Aktivierung im Beta- und Gamma-Band ist in den temporalen Gehirnarealen und Anteilen des limbischen Systems, u. a. dem Hippokampus, zu beobachten (Henz, 2019).

Elektromagnetische Strahlung bzw. Aktivität u. a. durch Mobilfunk hat Auswirkungen auf bestimmte Areale des Gehirnstoffwechsels. Durch die Strahlungseinwirkung kommt es zu einer Veränderung der natürlichen Zusammensetzung der Frequenzbänder Theta-, Alpha-, Beta- und Gamma-Aktivität (Abb. 32). Diese Frequenzbänder zeigen grundlegende Funktionszustände des Gehirns an. Durch Mobilfunk werden vor allem die Frequenzbänder Alpha, Beta und Gamma aktiviert.

Dies hat Auswirkungen auf psychische, kognitive Funktionen und kann bei häufiger Anwendung zu vermehrter Sympathikusaktivität führen, dass z. B. auch bei Sportlern regenerative Prozesse verzögert werden, u. a. die Wiederauffüllung der Glykogenspeicher in der Leber und Muskulatur nach vorhergehenden Trainings- und Wettkampfbelastungen.

Erste Untersuchungen zeigen auch die Reduzierungen in der Reaktions- und Konzentrationsfähigkeit (bislang noch unveröffentlicht). Dies wird allerdings in der Wissenschaft immer wieder kontrovers diskutiert. Allein für die Veröffentlichung der durchgeführten Studie der Uni Mainz (Henz et al., 2018) wurden drei Jahre benötigt, um ein entsprechendes Journal zu finden.

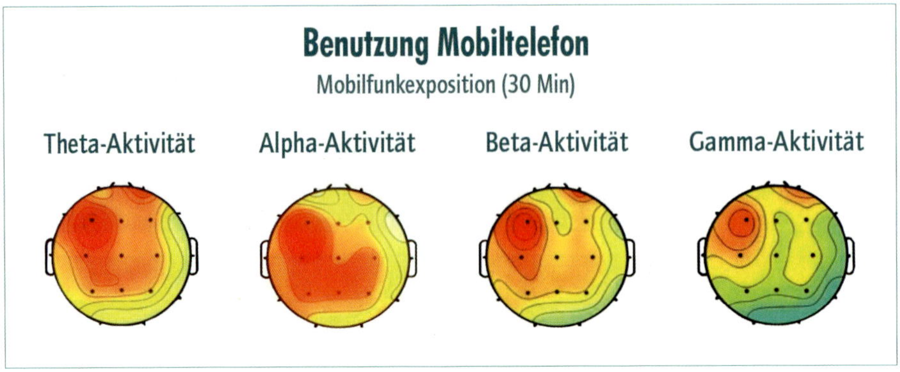

Abb. 32: Auswirkungen einer 30-minütigen Mobilfunkttelefonexposition auf die Hirnaktivität (Henz, 2019)

Zusammenfassung der Studie aus *Frontiers of Neuroscience* (Henz et al., 2018):

„Die Ergebnisse dieser Studie stimmen im Wesentlichen mit denen aus früheren Studien auf dem Gebiet der Neurowissenschaften überein, die die Auswirkungen der EMF-Exposition auf die Gehirnaktivität durch die Nutzung von Mobiltelefonen untersuchen. Die Erhöhungen der EEG-Aktivierungen wurden durch Exposition von elektromagnetischen Feldern der Mobiltelefone in allen getesteten Frequenzbändern erreicht. Eine Verringerung dieser EMF-induzierten Aktivierungen wird beobachtet, wenn ein Handy-Chip angewendet wird, insbesondere in den Bereichen der Hochfrequenz (Beta- und Gammawellen-Frequenzbänder). Dies wird sowohl im Ruhezustand als auch unter Arbeitsbedingungen beobachtet. Eine tiefergehende Analyse der EEG-Signale zeigt, dass bei der Anwendung des Handy-Chips weniger Entstehungsorte der Gehirnaktivierung gefunden werden, wenn das Gehirn emittierten EMFs von Mobiltelefonen ausgesetzt ist, im Vergleich zu den Versuchsbedingungen mit der Anwendung eines Placebo-Chips oder ohne Chip. Die Ergebnisse dieser Studie ermutigen zu weiteren Untersuchungen über die langfristigen Auswirkungen der Verwendung von Handy-Chips in Mobiltelefonen in der Arbeitsumgebung, da sie eine positive Wirkung auf die Gehirnaktivität bei einer kurzfristigen Nutzung von Handy-Chips zeigen."

3.4 Bewegung unterstützt die körpereigene Regulation

3.4.1 Unsere wahre Schatztruhe – mit „Mindful Moving" zur mentalen Stärke und Lebensfreude

Mindful Moving (achtsames Gehen, Walking, Laufen) ist Meditation in Bewegung. Achtsamkeits- und Körperwahrnehmungsübungen werden vor, während und nach dem Laufen miteinander verbunden. Das einzigartige Training fördert die körperliche und mentale Fitness. In der Kombination aus Achtsamkeit und moderater Bewegung unterstützt Mindful Moving die Stressreduktion, verbessert die Leistungsfähigkeit und trägt zu einem glücklichen und erfüllten Leben bei.

Mindful Moving eignet sich für

- alle Menschen, die an moderater Bewegung in Verbindung mit dem Wahrnehmen der Natur Freude haben;
- und langfristig ihre Performance verbessen möchten, ohne große Erschöpfungszustände zu erleiden.

Was bringt Ihnen Mindful Moving?

- Stressabbau, Entspannung von Körper und Geist;
- innere Ruhe und Gelassenheit;
- verbessertes Körperbewusstsein;
- mehr im „Hier und Jetzt" sein, weniger grübeln;
- mehr Freude, Leichtigkeit und Abwechslung beim Laufen;
- Achtsamkeit im Umgang mit eigenen Ressourcen;
- Verletzungsreduktion;
- verbesserte Performance durch Mentalstärke und positives Gedankenmanagement;
- mehr Energie durch Mindful Moving.

MIKRONÄHRSTOFFE

Das allgemeine Interesse an Gesundheitsthemen ist so groß wie nie zuvor. Vor 10 Jahren sind viele dieser Personen ins Fitnessstudio gegangen. Nur allzu oft scheint der Beitritt aber Folge eines heldenhaften Entschlusses gewesen zu sein, der dann wenig Konsequenzen hatte: Sich anzumelden und dann auch regelmäßig zu trainieren, sind eben zwei verschiedene Dinge. So kam es, dass ein Großteil der vermeintlich sportlich Aktiven im Grunde Karteileichen der Studios oder Sportvereine gewesen sind. Warum soll ich mich in meiner Freizeit abkämpfen und dabei eine schlechte Figur machen, um am Ende ausgepumpt und erschöpft zu sein? Muskelkater ist garantiert.

Unsere Erfahrungen in den letzten Jahren zeigen, dass Menschen, die beruflich extrem gefordert werden, einen sportlich grenzwertigen Ausgleich suchen. „Viel hilft viel", ist deren Motto – weit gefehlt. Die wenige Zeit intensiv nutzen, ist ihre Maxime.

Zu viel ist gar nicht gesund

Die Leiter des Erfolgs muss man Stufe für Stufe erklimmen. Wer glaubt, in der wenigen Zeit, die ihm zur Verfügung steht, sportliche Höchstleistungen zu bringen, der irrt gewaltig. Dreimal im Jahr einen Marathon laufen und sich einen optimalen gesundheitlichen Ausgleich zu schaffen, ist nicht möglich. Die Dosis entscheidet auch beim Sport, ob körperliche Bewegung gesundheitsfördernd ist oder eher schwächt und anfällig macht. Wie sehr übertriebener Ehrgeiz schaden kann, ist vielfach belegt.

Wer nach dem Motto „höher, schneller und weiter" seine Bewegung durchführt, der irrt gewaltig. Auch hier gilt es, die Balance zwischen Belastung und Erholung zu wählen. „Energie auf Rezept" ist eine der tragenden Säulen der mentalen und physischen Leistungsfähigkeit.

Besserer Funkverkehr im Immunsystem durch Mindful Moving

Unsere Ergebnisse zeigen, dass diejenigen, die regelmäßig Mindful Moving durchführen, ein deutliches geringes Infektionsrisiko aufweisen. Die Körperabwehr bildet ein äußerst kompliziertes System, das mit einer Vielzahl von Reaktionen auf Einflüsse von außen aufwartet. Sportlich moderate Bewegung führt zu einer qualitativen Verbesserung hochkompetenter Immunzellen, den sogenannten *Killerzellen*.

Aber auch die Aktivierung von Myokinen bei einem gut Trainierten lässt sich an einer hohe Dichte von Bindungsstellen an der Oberfläche dieser Zellen erkennen, die Viren und Krankheitserreger, aber auch Tumorzellen, effektiver an sich ziehen und vernichten können. Dieser Effekt einer erhöhten Sensibilisierung der Immunzellen beruht vor allem auf der Stimulierung durch bestimmte Botenstoffe, die Interleukine, die nach sportiver Betätigung vermehrt gebildet werden.

Die „interne Kommunikation" des Immunsystems wird durch muskuläre Reaktionen angetrieben und unsere Körperabwehr in einen aktiveren und „wachsamen" Zustand versetzt.

Mindful Moving aktiviert Myokine

Myokine sind hormonähnliche, körpereigene Stoffe, die der Muskel bei erhöhter Muskelaktivität direkt ausschüttet. Sie gehören, biochemisch gesehen, zur Gruppe der Interleukine, welche wiederum den Peptidhormonen zuzuordnen sind. Den Begriff prägte die dänische Professorin Bente Klarlund Petersen vom Rigshospitalet an der Universität Kopenhagen im Jahr 2007. Myokine gelten als Botenstoffe mit unterschiedlichstem positiven Einfluss auf den gesamten Organismus.

Mindful Moving macht ruhig und souverän – der beste Stresskiller

Das gilt jedenfalls für maßvolle körperliche Aktivität, denn dass erschöpfender Sport als Stresskiller langfristig nicht taugt, weiß jeder. Belasten Sie sich exzessiv und häufig, so werden bestimmte Stresshormone ausgeschüttet, besonders viel Adrenalin. Sie fühlen sich zwar unter Umständen subjektiv wohl, weil Ihr vegetatives Nervensystem „hochgepusht" wird, aber Sie werden keine echte innere Ruhe und Entspannung finden.

Langfristig hat exzessiver Sport sogar schädigende Auswirkungen auf Ihren Gesundheitszustand. Zustände wie innere Unruhe, aufgestaute Aggressionen und Nervosität lassen sich durch Mindful Moving z. B. mit einem täglichen moderaten Ausdauertraining von 20 Minuten abbauen. Kein Medikament hat einen besseren Einfluss auf Ihre persönliche Verfassung – und das garantiert ohne schädliche Nebenwirkungen.

3.4.2 Das beste Gehirntraining („Life Kinetik®") – Immer neue Bewegungsmuster

Life Kinetik® nutzt Ihren Körper, um die Reserven Ihres Gehirns zu entfalten. Mehr Leistung durch Ausschöpfen von Reserven im strukturellen, biochemischen und geistigen Bereich, um die besten Voraussetzungen für die täglichen Denkprozesse und Aufgaben im Alltag und Sport zu schaffen. Da dieses Training körperlich kaum belastend ist, unterstützt es jeden, einerlei, welchen Alters- und Fitnessgrads bei seiner persönlichen Entwicklung.

Bereits eine Stunde pro Woche genügt, um schon nach kurzer Zeit die ersten Veränderungen zu erkennen. Viele ehemalige und aktive Hochleistungssportler aus den Bereichen Ski alpin, Biathlon, Fußball, Handball, Tennis profitieren heute schon von diesem einmaligen Training in der Woche.

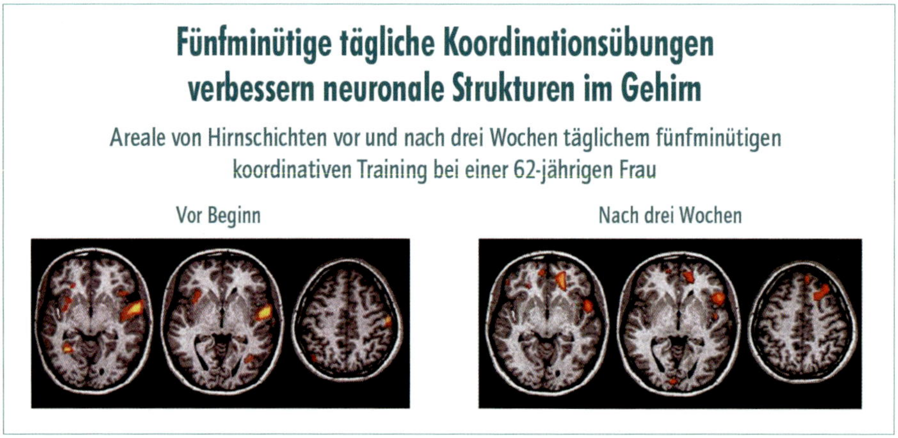

Abb. 33: Areale von Hirnschichten vor und nach drei Wochen täglichem dreiminütigen koordinativen Training bei einer 62-jährigen Frau

Wenn der Mensch geboren wird, hat er 200 Milliarden Neurone. Die beste Möglichkeit der Vernetzung dieser neuronalen Strukturen sind spezielle Bewegungsausführungen, die gleichzeitig unterschiedliche Bereiche des Gehirns aktivieren können. Moderate Bewegung und spezielle, einfache, koordinative Übungen beanspruchen ganz andere Areale im Gehirn. Das Ziel dieser Übungen: Vernetzung und Schaffung von Datenautobahnen, die, einerlei, in welchem Alter, immer noch zu positiven Veränderungen der neuronalen Strukturen führen.

Die Abbildung 33 ist im Rahmen einer Studienarbeit entstanden, die wir in Zusammenarbeit mit einem speziellen bildgebenden Verfahren von Radiologen erstellt haben. Beeindruckend zu sehen ist, dass durch spezielle fünfminütige tägliche koordinative Übungen schon nach dreiwöchiger Anwendung weitere Areale des Gehirns beansprucht werden und so langfristig eine Verbesserung neuronaler Strukturen erreicht werden konnte.

Unsere praktischen Erfahrungen zeigen, dass Menschen, die regelmäßig diese Art des Bewegungstrainings durchführen, im Beruf ihre geistige Weitsichtigkeit durch bewusste Wahrnehmung deutlich verbessern, Zusammenhänge in Besprechungen schneller erkennen und visuelle Dinge besser und aufmerksamer verfolgen.

Aber auch Leistungs- und Spitzensportler profitieren von diesen vielfältigen Bewegungsaufgaben. Sie reduzieren ihren Energie- und Kraftaufwand, erzielen eine elegantere und harmonischere Ausführung von schwierigen Bewegungsabläufen und verbessern die räumliche Wahrnehmung und Orientierung.

FAZIT

Tägliches fünfminütiges koordinatives Training mit Elementen von Life Kinetik® kann schon zu deutlich veränderten Vernetzungen zahlreicher neuronaler Strukturen führen.

3.4.3 Das Maß für die Belastung – Ihre Pulsfrequenz

„Laufen, ohne zu schnaufen", hieß einmal das Motto für gesunde Bewegung. Ganz so einfach ist es aber doch nicht, denn je nach Sportart und Temperaturen können Sie sich überlasten und es gar nicht rechtzeitig bemerken. Die Pulsmessung ist daher unerlässlich, um wohldosiert Sport zu treiben. Optimaler Gesundheitssport erzielt derjenige, der in der Woche ca. 2.000 kcal in Form sportlicher Aktivitäten erreicht. Ein 30-minütiger extensiver Ausdauerlauf bei einem 90 kg schweren Mann entspricht ca. 400 kcal.

So testen Sie Ihre Belastbarkeit

Mit diesem einfachen Test können Sie die optimale Herzfrequenz für Ihr Bewegungstraining bestimmen. Dies ist zwar nicht ganz so genau wie eine professionelle Belastungsanalyse in einem spezialisierten Institut, aber für den Einstieg eine Hilfe. Sie brauchen dazu lediglich einen Herzfrequenzmesser. Und so funktioniert es:

Bestimmung der optimalen Herzfrequenz:

- Legen Sie ein Testprotokoll nach folgendem Schema an:
  Ruheherzfrequenz ...... Schläge/min
  Herzfrequenz beim Viereratemrhythmus ...... Schläge/min
  Herzfrequenz beim Dreieratemrhythmus ...... Schläge/min
- Messen Sie Ihre Ruheherzfrequenz: Setzen Sie sich drei Minuten entspannt hin, ermitteln Sie dann Ihren Puls mithilfe des Herzfrequenzmessers und notieren Sie das Ergebnis im Testprotokoll.
- Gehen Sie vier Schritte und atmen in dieser Zeit einmal ein; gehen Sie weitere vier Schritte und atmen währenddessen einmal aus. Üben Sie diesen Viereratemrhythmus etwa fünf Minuten lang ein.
- Erhöhen Sie jetzt Ihre Geschwindigkeit so lange, wie Sie in der Lage sind, den 4-er-Rhythmus beizubehalten. Messen Sie nach 10 Minuten des Gehens die Herzfrequenz und tragen Sie diese ins Testprotokoll ein. Der so ermittelte Puls ist die Zielfrequenz, die Sie beim Trainieren künftig anstreben sollten.
- Steigern Sie Ihr Geh-/Lauftempo jetzt so, dass Sie innerhalb von jeweils drei Schritten ein- bzw. ausatmen. Bei diesem Dreieratemrhythmus erreichen Sie eine Belastungsintensität, die ein untrainierter Mensch anfangs nicht einmal fünf Minuten durchhalten kann. Notieren Sie nach etwa fünf Minuten Gehen oder Laufen bei dieser Belastungsstufe Ihre Herzfrequenz.
- Belastungen im Zweieratemrhythmus sind zu vermeiden: Diese haben eine zusätzliche Aktivierung des vegetativen Nervensystems zur Folge und erhöhen den Stress für beruflich und privat sowieso schon angespannte Menschen.

So trainieren Sie richtig

Haben Sie die Belastungsanalyse durchgeführt, können Sie jetzt mit Ihrem persönlichen Trainingsprogramm beginnen.

So funktioniert's:

- Wählen Sie beim Gehen den Vireratemrhythmus und peilen Sie die im Rahmen Ihrer Belastungsanalyse ermittelte Zielherzfrequenz an. Werden Sie kurzatmiger, sind Sie zu schnell. Das Motto lautet: ohne Schnaufen zum Erfolg. Auf diese Art und Weise vermeiden Sie Erschöpfungszustände und verbessern innerhalb von nur acht Wochen Ihre Leistungsfähigkeit, Stresstoleranz und Lebensqualität enorm.
- Während bisher Inaktive anfangs gehen werden, müssen sportlich Aktive wahrscheinlich bereits laufen, um ihre Zielfrequenz zu erreichen. Das Tempo und die zurückgelegte Wegstrecke sind jedoch völlig uninteressant – entscheidend ist die Trainingszeit. Bewegen Sie sich zunächst dreimal pro Woche für jeweils 30-40 Minuten (z. B. montags, mittwochs, freitags), später können Sie je nach Laune auch täglich trainieren.
- Die Höhe der für Sie optimalen Herzfrequenz hängt auch von der Sportart ab, deshalb können Sie Ihren nun ermittelten Zielfrequenzwert nicht ohne Weiteres auf andere Bewegungsformen übertragen. Beim Radfahren und Skilanglauf liegen die Herzfrequenzen ca. 8-10 %, beim Schwimmen durch die Wirkung des Tauchreflexes um 6-7 % niedriger als beim Laufen.
- Bereits nach einigen Wochen Training werden Sie Ihre Zielherzfrequenz bei der gleichen Geschwindigkeit nicht mehr erreichen. Sie müssen das Tempo jetzt erhöhen, um Ihren „alten" Puls anzupeilen. Am besten verfolgen Sie Ihre Fortschritte mithilfe des Trainingsprotokolls.
- In dieses Protokoll können Sie auch Ihre Ruheherzfrequenz eintragen, die Sie vor jedem Training messen sollten und die Schwankungen unterliegen kann, z. B. durch einen leichten Infekt, unzureichende Flüssigkeitszufuhr, Zigarettenkonsum, Überhitzung durch sommerliche Temperaturen oder zu warme Bekleidung oder auch Aufenthalt in höheren Lagen im Gebirge.

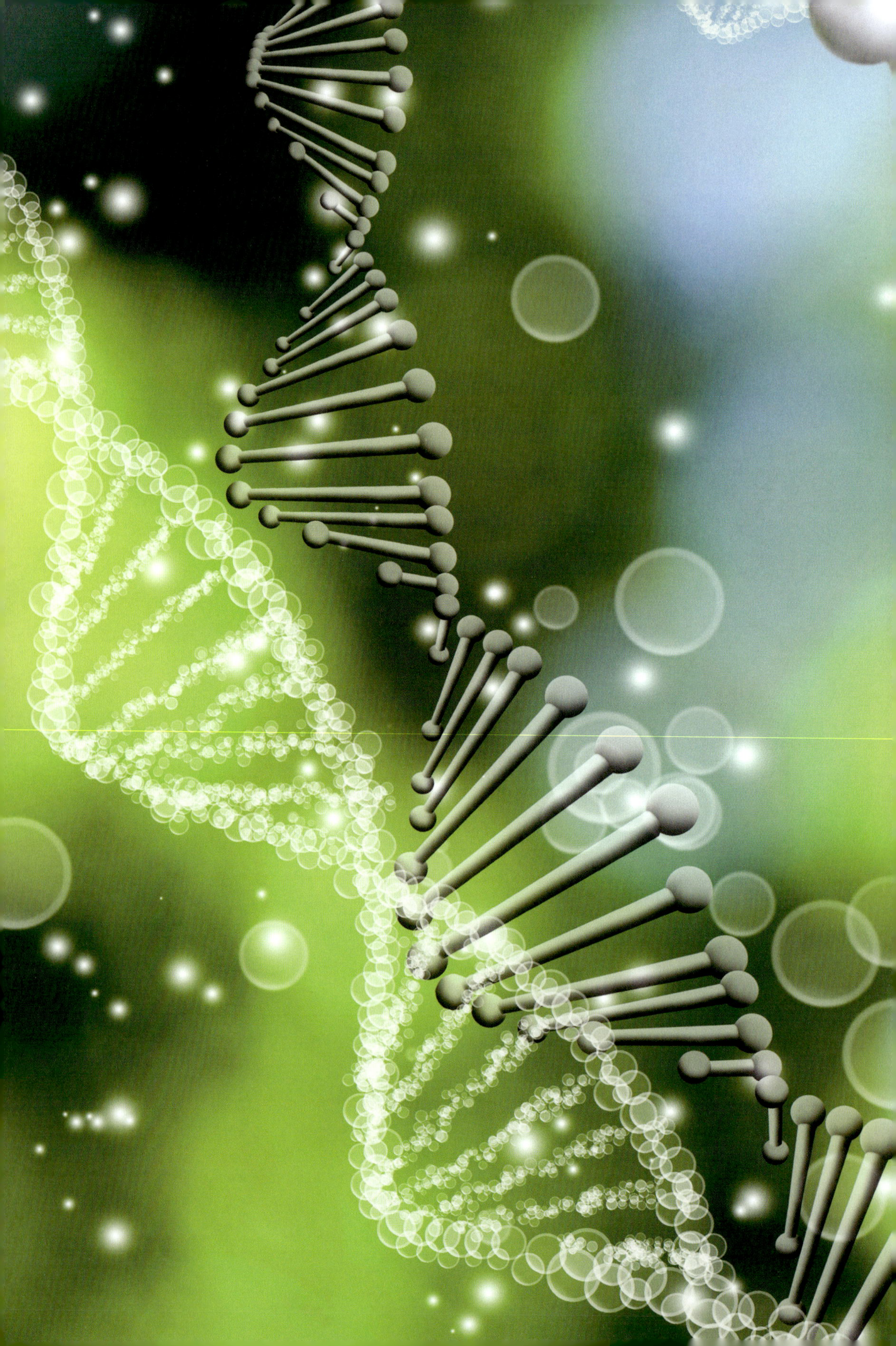

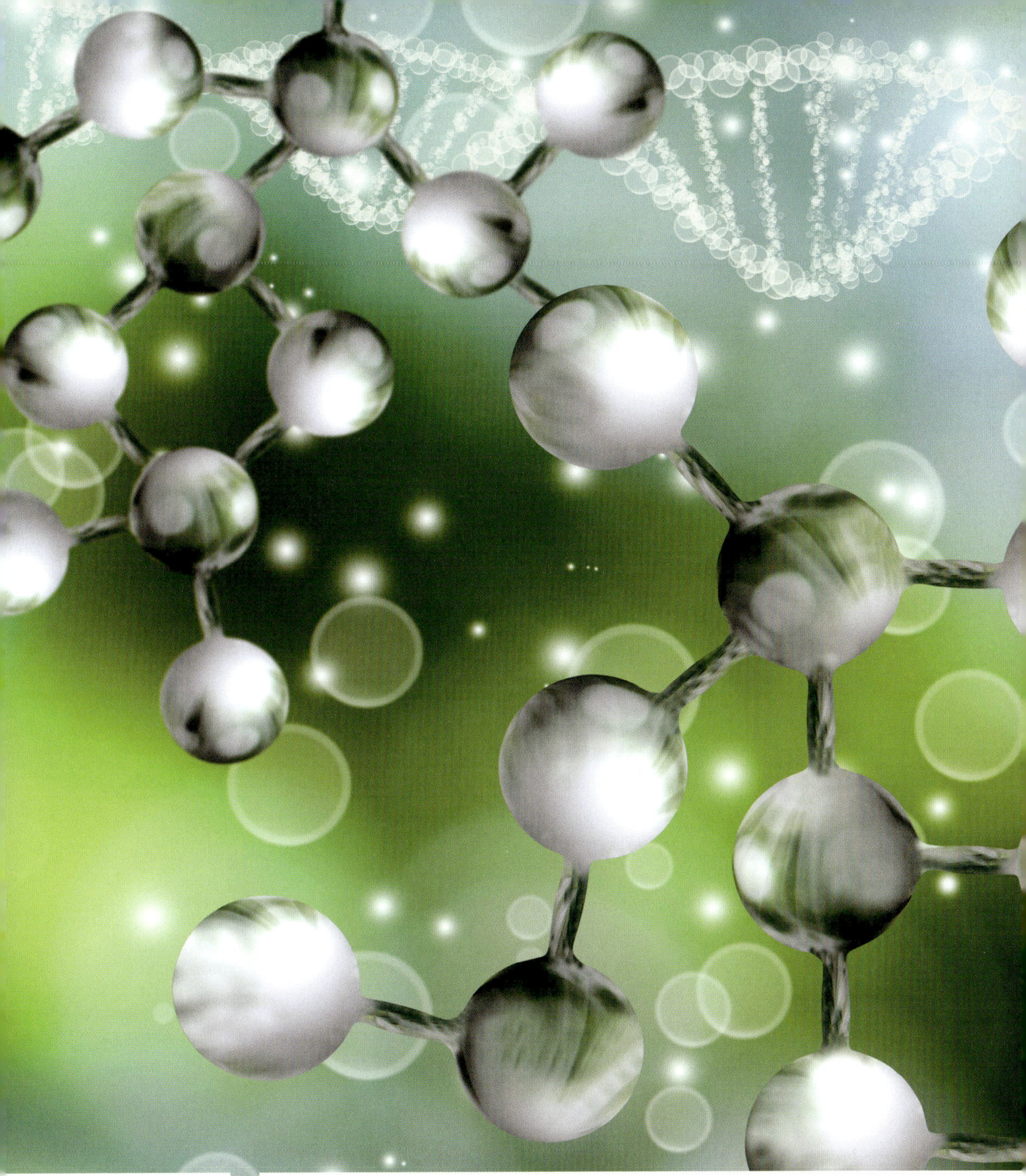

4 ERNÄHRUNGSMEDIZIN

4 ERNÄHRUNGSMEDIZIN

4.1 Das Gehirn ist, was Mensch isst

TIPP

Einen guten Überblick über die Thematik gibt ein auf *Arte* gesendeter Film „Unser Hirn ist, was es isst" (Mediathek: https://www.arte.tv/de/videos/082725-000-A/unser-hirn-ist-was-es-isst/; letzter Zugriff 21.07.2020).

Die Auswirkungen der Ernährung auf das sich entwickelnde Gehirn hat Prof. Felice Jacka, eine anerkannte Wissenschaftlerin und Leiterin des „Food and Mood Centres" in Melbourne (Australien; https://foodandmoodcentre.com.au/2016/07/diet-in-pregnancy/), an über 20.000 schwangeren Frauen untersucht. Kinder, deren Mütter während der Schwangerschaft Fast Food gegessen haben, zeigten ein deutlich erhöhtes „Aggressionspotenzial" bzw. Hyperaktivität.

Dieses Ergebnis konnte von weiteren Studien in Norwegen, Spanien und Kanada verifiziert werden: Diese zeigen eine hohe Korrelation zwischen Fast-Food-Ernährung und Stimmungsschwankungen sowie autistischen Störungen bei Kindern (https://www.arte.tv/de/videos/082725-000-A/unser-hirn-ist-was-es-isst/; Letzter Zugriff 21.07.2020).

Fast-Food-Ernährung schädigt zudem das räumliche Gedächtnis. Prof. Margaret Morris aus Sydney (Australien; https://www.arte.tv/de/videos/082725-000-A/unser-hirn-ist-was-es-isst/; letzter Zugriff 21.07.2020) konnte Veränderungen im Hypokampus bei Probanden zeigen, die vier Tage Fast-Food-Ernährung bekommen hatten. Eine zytokinvermittelte „Silent Inflammation" beeinflusst neuronale Strukturen: Immunzellen fressen Gliazellen auf und zerstören so auch die neuronalen Strukturen (Abb. 34). Diese

Reaktion der Gliazellen konnte in vitro gefilmt werden. Dieses Phänomen steht im Verdacht, die Gehirnfunktion gravierend zu schädigen.

TIPP

Ab Minute 29:05 des auf *Arte* gesendeten Films „Unser Hirn ist, was es isst", sehen Sie, mit welcher Energie diese Zellen zu Werke gehen. Rot markiert sind Fragmente von Neuronen, die sie sich einverleiben. Bei einer fettleibigen Maus steigert sich ihre Aktivität heftig. Dieses Phänomen steht im Verdacht, die Gehirnfunktion gravierend zu schädigen (Mediathek: https://www.arte.tv/de/videos/082725-000-A/unser-hirn-ist-was-es-isst/; letzter Zugriff 21.07.2020).

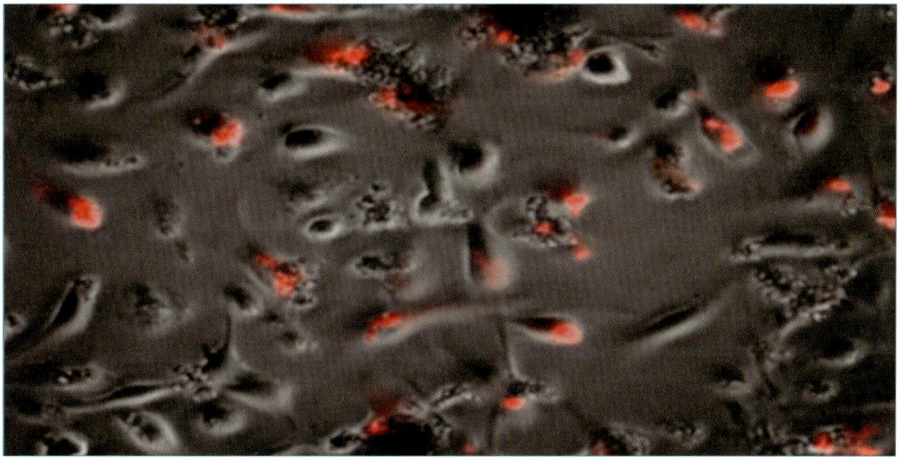

Abb. 34: Immunzellen fressen Gliazellen auf und zerstören neuronale Strukturen bei häufigem Fast-Food-Konsum (Ergebnis aus Mäuseversuchen).

Ursächlich für die Auswirkungen der Ernährung mit Fast Food könnte ein Mangel an Omega-3-Fettsäuren sein, denn ohne diese kann sich das Gehirn nicht entwickeln. 90 % der Gehirnsubstanz besteht aus grauen Zellen, die von den Omega-3-Fettsäuren elementar geprägt werden. Eine gute Versorgung bewirkt nachweislich eine verbesserte Elastizität der Zellmembran und damit eine bessere Zellfunktion.

MIKRONÄHRSTOFFE

Omega-3-Fettsäuren, die ins Gehirn gelangen, verbessern die elektrischen Eigenschaften der Zellmembranen, wenn sie von diesen aufgenommen werden. Neurone, die reich an Omega-3-Fettsäuren sind, leiten das Signal schneller weiter und die Funktionalität ist effizienter.

Bei einem Mangel an Omega-3-Fettsäuren kann die Funktionsweise des Gehirns beeinträchtigt sein (Abb. 35). Unsere Untersuchungen mithilfe der Messung des HS-Omega-3-Indexes zeigen gravierende Mängel auf. Dies gilt beispielsweise für Mütter während der Schwangerschaft oder aber in der Stillphase und deckt sich damit mit den Ergebnissen, die Prof. Jacka erheben konnte. Die kognitive Leistungsfähigkeit des Gehirns wird entscheidend von der guten Versorgung mit Omega-3-Fettsäuren beeinflusst. Änderungen der neuronalen Struktur bei Omega-3-Fettsäurenmangel führen gegebenenfalls auch zu Kommunikationsstörungen.

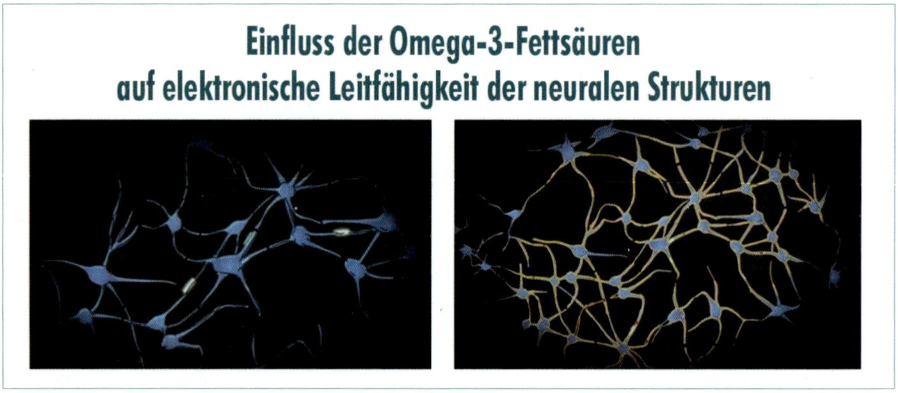

Abb. 35: Einfluss von Omega-3-Fettsäuren auf die elektrische Leitfähigkeit neuronaler Strukturen: vor (links) und nach (rechts) Zufuhr von Omega-3-Fettsäuren (Aus: https://www.arte.tv/de/videos/082725-000-A/unser-hirn-ist-was-es-isst/)

TIPP

Informationen zu den Omega-3-Fettsäuren finden Sie ab Minute 7:35 des auf *Arte* gesendeten Films „Unser Hirn ist, was es isst" (Mediathek: https://www.arte.tv/de/videos/082725-000-A/unser-hirn-ist-was-es-isst/; letzter Zugriff 21.07.2020).

Prof. von Schacky und sein Team haben mit dem HS-Omega-3-Index ein einmaliges Verfahren geschaffen, das es erlaubt, wissenschaftlich valide Daten zu erfassen. Die in Europa etablierte Analyse innerhalb der Erythrozyten zeigt mittlerweile in mehr als 200 Publikationen die vielfältigen positiven Auswirkungen der Zufuhr von Omega-3-Fettsäuren bei der Prävention und Therapie unterschiedlicher Erkrankungen. Für eine therapeutische Wirkung ist vor allem die richtige Dosierung bei der Zufuhr der entscheidende Faktor.

Die kontrollierte retrospektive Studie über die individualisierte Zufuhr von Mikronährstoffen inklusive Omega-3-Fettsäuren (3.400 mg EPA/DHA in flüssiger Form in zwei Einzeldosen morgens und mittags) an 160 ADHS-Patienten (➡ Kap. 6.3.1) hat nachweislich den HS-Omega-3-Index von 3,51 % FS auf 8,72 % FS angehoben, während sich in der Kontrollgruppe, die lediglich eine Ernährungsumstellung durchführte, keine Veränderung des HS-Omega-3-Indexes zeigte.

Die Kinder mit ADHS zwischen 7-12 Jahren zeigten unter der Mikronährstofftherapie eine deutlich bessere Stresstoleranz und Konzentrationsfähigkeit (➡ Kap. 6.3.1).

Aber nicht nur Omega-3-Fettsäuren haben einen Einfluss auf das Gehirn, sondern das Gehirn ist, was wir essen. Der Einfluss von Proteinen auf die Entscheidungsfähigkeit und von Zucker auf die Hirnfunktion im Allgemeinen konnte mehrfach gezeigt werden:

In einer Studie an der Universität Lübeck (Abt. Psychologie, Prof. So Young Park; Strang et al., 2017) haben 24 Probanden identisch aussehende Frühstücke mit unterschiedlichem Proteingehalt erhalten. Computerbasierte Tests zeigten, dass der höhere Proteingehalt zu einer verbesserten Entscheidungsfähigkeit führte. Die Probanden mit hohem Proteingehalt waren „resistenter" bei unfairen Angeboten, während die Probanden mit hohem Kohlenhydratanteil sensibler reagierten. Probanden mit hohen Tyrosinwerten konnten die Dopaminausschüttung über eine verbesserte Biosyntheseleistung erhöhen.

Am Oregan Research Institute in den USA konnte Dr. Eric Stice an 100 Studenten mittels MRT die Auswirkungen von Eiscreme auf das körpereigene Belohnungssystem zeigen: Die Studenten, die kein Eis erhielten, zeigten eine starke Aktivierung des Belohnungssystems. Die Studenten, die eine Woche lang täglich Eiscreme erhalten hatten, zeigten keine Aktivierung des Belohnungssystems – die Dosis war zu gering, ein typischer Gewöhnungseffekt. Dies unterstützt die Theorie, dass Zucker Suchtpotenzial innehat. An der Universität Bordeaux (Frankreich) wurde gezeigt, dass Glukose die Aktionspotenziale erhöht und Strukturen im Gehirn verändert.

TIPP

Informationen zum Zuckerkonsumexperiment finden Sie ab Minute 35:58 des auf *Arte* gesendeten Films „Unser Hirn ist, was es isst", (Mediathek: https://www.arte.tv/de/videos/082725-000-A/unser-hirn-ist-was-es-isst/; letzter Zugriff 21.07.2020).

Der niederländische Psychologe A. P. Zaalberg hat einen Zusammenhang zwischen Impulsivität, Aggressivität und der Häufigkeit von Gesetzesübertretungen untersucht und einen Einfluss der Ernährung auf das Gewaltpotenzial zeigen können. Diesen Zusammenhang zwischen Ernährung und Kriminalität konnte er an einer Studie überprüfen: 221 Häftlinge, die freiwillig an der Studie teilnahmen, erhielten eine Supplementierung der normalen Gefängnisernährung mit Vitaminen, Mineralien und Aminosäuren über drei Monate. Fragebögen, die die teilnehmenden Häftlinge selbst und die Aufsichtspersonen während der Untersuchung ausfüllten, wurden analysiert.

Zaalberg et al. (2010) zeigten, dass das Aggressionsverhalten der Häftlinge durch die Nahrungsoptimierung gesenkt werden konnte. Die Anzahl an Tagen in Isolationshaft konnte um ein Drittel reduziert werden. Die Stresstoleranz verbessert sich auch in diesem Umfeld.

Im Reich der Tiere konnte nachgewiesen werden, dass der Kannibalismus bei Hamstern durch einen Vitamin-B_3-Mangel ausgelöst wird.

4.2 Märchen und Mythen in der Ernährungsmedizin

Richtig ist, dass fast 11 Millionen Menschen jährlich durch ungesunde Ernährung, wie deutlich zu zuckerhaltige Getränke und zu wenig Gemüse, sterben – beinahe jeder fünfte Todesfall. Diese Todesfälle resultieren als langfristige Auswirkungen durch über lange Zeiträume nicht angepasste Ernährung.

In vielen öffentlichen Medien lesen Sie beinah täglich die antiquierten Stellungnahmen der DGE (Deutschen Gesellschaft für Ernährung): In Deutschland sind Unterversorgung mit Vitaminen und Mineralstoffen bei gesunden Menschen und abwechslungsreicher Ernährung sehr selten.

Bei der demografischen Altersstruktur der Bevölkerung sind 2030 mehr als 50 % älter als 50 Jahre. Diese Personen haben alle unterschiedliche Befindlichkeitsstörungen bzw. Erkrankungen und nehmen schon 4-5 Medikamente ein. Weltweit kommen die neuesten Studien zu dem Ergebnis, dass sich nur 20 % der Bevölkerung so ernähren, wie es sich die Ernährungsexperten wünschen. *Clean Eating* ist die Maxime zukünftiger Ernährung. Der Glykoplan nach Dr. Mosetter greift all diese Aspekte mit auf (➡ Kap. 4.7).

Funktionelle Energiestoffwechselstörungen aufgrund von Mikronährstoffdefiziten bei vielfältigen Erkrankungen

Vital, fit und so lange wie möglich leistungsfähig zu bleiben, das wünschen sich die Menschen. Jeder weiß wohl, wie eng der Zusammenhang zwischen Ernährung, Gehirnstoffwechsel, Immunsystem und Leistungsfähigkeit ist. Mancher mag sich wundern, weil er sich trotz ausgewogener Ernährung nicht gut fühlt bzw. nicht leistungsfähig ist.

Laut dem jüngsten Ernährungsbericht der DGE und Aussagen renommierter Ernährungswissenschaftler, Sportwissenschaftler und Sportmediziner sei eine zusätzliche Gabe von Mikrovitalstoffen unnötig und abzulehnen, sofern sich der Mensch ausgewogen ernährt (außer bei Fluor, Jod und Folsäure; hier ist die in Deutschland unzureichende Zufuhr über die normale Ernährung hinreichend bekannt).

MIKRONÄHRSTOFFE

Wir haben bei der Betreuung von insgesamt über 60.000 untersuchten Personen, seien es Führungskräfte, Sportler oder auch Menschen mit unterschiedlichen Vorerkrankungen, andere Erfahrungen gemacht. Erst durch eine umfassende Analyse des funktionellen Energiestoffwechsels, der intrazellulären Mikronährstoffe, der Aminosäuren und einiger anderer elementarer Parameter kann der derzeitige Energie- und Mikronährstoffbedarf des einzelnen Menschen analysiert werden.

4.3 Ohne Benzin läuft der Motor nicht

Eine ausreichende Versorgung mit Mineralstoffen und Spurenelementen ist zur Aufrechterhaltung vitaler Funktionen zwingend notwendig. Gerade Zink, Selen, Magnesium und die gesamten B-Vitamine (u. a. B_1, B_2, B_6, B_9, B_{12}) sind an einer Vielzahl von physiologischen Vorgängen des Zellstoffwechsels, der Zellteilung, der Stabilität, des Energiestoffwechsels und der Immunantwort essenziell beteiligt.

Der Mikronährstoffmangel führt nach unseren neuen Erkenntnissen langfristig bei Menschen mit besonderer beruflicher Verantwortung zu vielfältigen gesundheitlichen Befindlichkeitsstörungen in Form von zunehmenden Erschöpfungssyndromen mit kognitiven Leistungseinschränkungen. Leistungssportler erhöhen deutlich das Verletzungsrisiko durch eine frühzeitige Beanspruchung von körpereigenen Strukturproteinen, das für die Kontinuität des Trainings und Wettkampfs eine wesentliche Basis darstellt.

Viele Befindlichkeitsstörungen bei Menschen mit unterschiedlichen Erkrankungen und Medikation profitieren nachweislich von der gezielten Zufuhr fehlender Mikronährstoffe und angepasster Ernährung. Unsere Ergebnisse zeigen, dass der funktionelle Energiestoffwechsel Aktivitätseinschränkungen bestimmter Enzyme aufzeigt, die auf zelluläre Mikronährstoffdefizite in fast allen Bereichen zurückzuführen sind und vielfältige Befindlichkeitsstörungen hervorgerufen haben. Hier sind vor allem Menschen betroffen, die zunehmenden Stressoren ausgesetzt sind.

Eigene Studien (u. a. klinische Studien) und Projekte in den letzten Jahren dokumentieren, dass selbst bei einer ausgewogenen Ernährung (nach den Kriterien der Deutschen Gesellschaft für Ernährung) ein gravierender Mikronährstoffmangel in der Zelle festzustellen ist, der ohne eine gezielte Zufuhr von Mikronährstoffen nicht ausreichend zu beheben ist. Hier ist besonders auf die spezifische zelluläre Messung und Diagnostik dieser Mängel hinzuweisen. In Europa existieren nur sehr wenige Laborzentren, die diese umfassenden funktionellen Analysen des Energiestoffwechsels und die zellulären Mikronährstoffanalysen durchführen und über eine ausreichende Datenbank verfügen.

4.4 „Gesunde Ernährung" ist für viele Menschen ein nie erreichtes Optimum

Jeder ahnt den engen Zusammenhang zwischen Ernährung und Leistungsfähigkeit. Es gibt mittlerweile unzählige Bücher, die sich mehr oder weniger objektiv damit befassen. Deshalb werden wir hier keine Details darstellen, sondern uns allgemein mit einem guten Ernährungsverhalten (Glykoplan nach Dr. Mosetter) und vor allem mit einer qualitativ und quantitativ gezielten, ergänzenden Zufuhr von Mikronährstoffen befassen, die in den Fachkreisen der Ernährungswissenschaft sehr kontrovers diskutiert wird.

Nur in Kombination sinnvoll

Nach den bisher dargestellten Ergebnissen kann der Eindruck entstehen, Führungskräfte (Unternehmer, Topmanager, leitende Angestellte), aber auch Menschen mit unterschiedlichen Befindlichkeitsstörungen seien auf eine gezielte weitere Zufuhr von Mikronährstoffen angewiesen und ein gutes Ernährungsverhalten habe wesentlich weniger Einfluss auf den Mikrovitalstoffhaushalt, als bisher angenommen.

Weit gefehlt. Richtig ist zwar die dringende Notwendigkeit einer gezielten, individuell ausgerichteten Mikronährstoffrezeptur (nicht nach dem „Gießkannenprinzip" und dem Glauben folgend „viel hilft viel"). Aber unsere langjährigen Untersuchungen zeigen, dass nur die Menschen, die sich zusätzlich auch ausgewogen mit viel Obst und Gemüse (mit darin enthaltenen, zahlreichen, noch unerforschten sekundären Vitalstoffen) ernähren, auch die zusätzlichen Mikronährstoffe aufnehmen können.

MIKRONÄHRSTOFFE

Wer glaubt, sein schlechtes Gewissen durch die regelmäßige Zufuhr von Vitaminen, Mineralien und Spurenelementen beruhigen zu können – frei nach dem Motto „Fast Food essen und Pillen schlucken“ –, hat die Problematik nicht verstanden.

Nach unseren Untersuchungen erreichen nur ca. 30 % der von uns untersuchten Personen die Minimalforderung der DGE, ca. 600-800 g Obst und Gemüse täglich zu essen (Abb. 36). Diese Forderung ließ sich nur sehr selten von den von uns untersuchten Personen realisieren und geht an der realen Arbeitswelt völlig vorbei.

Daher ersetzen wir diese Forderung seit Jahren durch den Glykoplan von Dr. Mosetter (➡ Kap. 4.7).

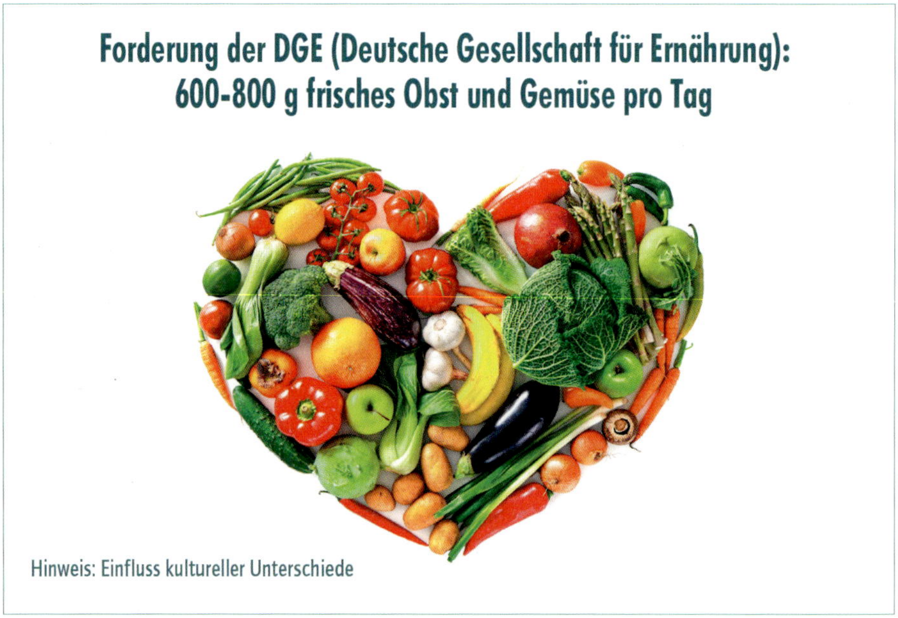

Abb. 36: Forderung der Deutschen Gesellschaft für Ernährung (DGE): 600-800 g frisches Obst und Gemüse pro Tag

Über 70 % der Führungskräfte sind sportlich aktiv und fühlen sich trotzdem mental und physisch ausgepowert. Sie beschreiben allerdings auch die enorme Problematik eines ausgewogenen Ernährungsverhaltens bei vielen Reisen, Verabredungen und geschäftlichen Terminen. Hinzukommt, dass Mahlzeiten zu „ungesunden Zeiten“ gegessen werden, so z. B. ein mehrgängiges Menü beim abendlichen Arbeitsdinner.

Unsere Untersuchungen haben ergeben, dass selbst die vielfältigen Befindlichkeitsstörungen Folge von biochemischen Störungen des funktionellen Energiestoffwechsels sind. Der funktionelle Energiestoffwechsel zeigt selbst bei „gut" ernährten Leistungs- und Spitzensportlern deutliche Einschränkungen. Noch gravierender sind die Auswirkungen bei den älteren Menschen. 70 % der von uns untersuchten Menschen > 50 Jahre nehmen mindestens 3-5 Medikamente ein, die nachweislich die Resorption der Mikronährstoffe negativ beeinflussen.

Biochemie des Glücks: „Energie auf Rezept"

Hierhinter verbirgt sich die Optimierung der Lebensqualität durch die gezielte Zufuhr von Mikronährstoffen.

Die Folgen von biochemischen Störungen sind, wie bereits mehrfach erwähnt, schlechtes Schlafverhalten, mentale und physische Leistungsschwankungen bis hin zu starken Stimmungsschwankungen.

Die umfangreichen und ganzheitlichen Analysen zeigen sowohl bei Führungskräften (Unternehmern, Topmanagern, leitenden Angestellten), aber auch bei Leistungs-/Spitzensportlern und einem großen Teil der von uns untersuchten 60.000 Menschen einen deutlichen Optimierungsbedarf im Bereich der gehirnaktivierenden Aminosäuren und weiteren elementaren Mikronährstoffen.

Die Ergebnisse unserer Analysen zeigen bei 10.270 untersuchten Personen, dass z. B. die Aminosäuren Tryptophan, Phenylalanin und Tyrosin einen negativen Einfluss auf den Gehirnstoffwechsel und das Schlafverhalten haben. Hingegen werden in unterschiedlichsten Medien immer wieder Daten publiziert, die Vitamine und Mikronährstoffe sehr kontrovers beurteilen.

So berichtet das *JAMA* 2011, dass Vitamine und Mineralstoffe die Sterblichkeit bei 38.772 Frauen mit einem Durchschnittsalter von 61,6 Jahren erhöhen würden: bei Multivitaminpräparaten um 2,4 %, bei Vitamin B_6 um 4,1 %, bei Folsäure um 5,9 %, bei Eisen um 3,9 %, bei Magnesium um 3,6 %, bei Zink um 3,0 % und bei Kupfer um 18 %. Ein 3,8%iger Überlebensvorteil konnte lediglich für Kalzium gezeigt werden (Mursu et al., 2011).

MIKRONÄHRSTOFFE

Im *Deutschen Ärzteblatt* wurden 2018 die Ergebnisse einer Metaanalyse in einem Artikel von Nadine Eckert mit dem Titel *Rolle der Omega-3-Fettsäuren ist unklar* veröffentlicht. Die durchschnittlich 64-jährigen Studienteilnehmer aller Studien, die in die Metaanalyse eingingen, nahmen täglich Nahrungsergänzungsmittel mit 220-1.800 mg Eicosapentaensäure (EPA) und 150-1.700 mg Docosahexaensäure (DHA) ein. Hierunter konnte kein Schutz vor kardiovaskulären Ereignissen gezeigt werden. Aber die Autoren der Metaanalyse betonten, dass weitere Forschungsarbeiten notwendig seien:

> *„Unsere Metaanalyse liefert keine Evidenz für eine Supplementierung mit ca. 1 g Omega-3-Fettsäuren am Tag."*

Eine Metaanalyse von Bolland et al. 2018 im *Lancet Diabetes & Endocrinology* hatte das Ziel, den Stellenwert von Vitamin D bei der Frakturprophylaxe, Sturzhäufigkeit und hinsichtlich der Knochendichte zu verifizieren. In die Metaanalyse wurden 81 randomisierte Studien eingeschlossen. In gepoolten Analysen konnte kein Vorteil einer hoch oder niedrig dosierten Vitamin-D-Supplementierung hinsichtlich der Knochendichte, der Sturzhäufigkeit und der Frakturprophylaxe gezeigt werden.

Die Autoren gehen sogar so weit, dass sie aufgrund der Untersuchungsergebnisse keine Indikation für Vitamin-D-Präparate für die Gesundheit des Bewegungsapparats sehen und fordern, dass diese Ergebnisse sich zukünftig in klinischen Leitlinien widerspiegeln sollten.

In all diesen Studien wurden keine individuellen Nährstoffrezepturen analysiert, sondern feste, patientenunabhängige Dosierungen. Dabei ist das „Non-plus-Ultra" in der Mikronährstoffmedizin eine differenzierte Betrachtungs- und individuelle Vorgehensweise!

4.5 Biochemische Individualität: Nährbedarf ist eine individuelle Größe

Die biochemische Individualität ist eine der elementarsten Voraussetzungen beim Mikronährstoffbedarf. Aus diesem Grunde ist bei der Betrachtung und Bewertung der vielfältigen Laborwerte der Vergleich zu anderen Personen in der Altersstruktur, möglichen Befindlichkeitsstörungen, Vorerkrankungen und natürlich dem jeweiligen Ernährungsverhalten elementar.

Der Nährstoffbedarf wird von zahlreichen Faktoren beeinflusst:

- Alter, Gewicht, Körpergröße, Geschlecht;
- Schwangerschaft und Stillzeit;
- Ernährungsgewohnheiten, Nahrungsmittelintoleranzen;
- Arzneimittel;
- Alkohol- und Tabakkonsum;
- Stress;
- Intensität der Leistung: körperliche Aktivität, Sport;
- Verwertungsmöglichkeiten der zur Verfügung stehenden Nährstoffe;
- Gesundheitsstatus: Krankheit, Operationen, Chemotherapie.

Nationale (DGE; DACH) und internationalen Vorgaben (National Research Council, FDA) haben Referenzwerte für die Nährstoffzufuhr entwickelt, die nährstoffspezifische Mangelkrankheiten wie Skorbut, Pellagra (Mangel an Vitamin B_3), Beriberi (verschiedene Krankheitsbilder wie Nervenentzündungen, Ödeme etc. Mangel von Thiamin, Vitamin B_1) vermeiden können. Diese Nährstoffempfehlungen decken nur den Minimalbedarf ab.

Grundlage dieser Empfehlungen bilden Untersuchungen an gesunden Freiwilligen, die nicht rauchen, keinen Alkohol trinken und wenig Umweltbelastungen ausgesetzt sind. Der individuelle Nährstoffbedarf des Einzelnen, die biochemische Individualität, wird mit Ausnahme von Schwangerschaft und Stillzeit trotz „Sicherheitszuschlägen" durch diese Empfehlungen nicht erfasst.

MIKRONÄHRSTOFFE

Paradoxerweise wird bisher der normale Nährstoffbedarf älterer Menschen aus dem Datenmaterial junger Menschen abgeleitet, ungeachtet der Tatsache, dass sich im Alter viele Faktoren addieren, die zu einer mangelhaften Nährstoffversorgung führen können:

- unausgewogene und unzureichende Nahrungsaufnahme durch reduzierten Grundumsatz und verminderte Stoffwechselaktivität;
- Schleimhautveränderungen und dadurch bedingte Resorptionsstörungen;
- erforderliche Dauermedikation aufgrund chronischer Erkrankungen;
- Zahnprobleme;
- körperliche Behinderung;
- psychische Störungen: Depressionen und Demenz;
- Zunahme der oxidativen Belastung im Alter: oxidative Schäden an Enzymen, Zellmembranen und DNA ↑; Belastung des zellulären Stoffwechsels ↑;
- körpereigene Reparaturprozesse und Abwehrfunktion ↓;
- Risiko für Free Radical Diseases (KHK, Krebs, Katarakt) ↑.

Unsere weltweit einmalige Datenbank und Software ermöglicht eine optimale Bewertung der Blut- und Urinanalysen, sodass es möglich ist, mit Anamnesedaten und den Ergebnissen der Blut- und Urinanalysen vergleichbare Personengruppen differenziert zu betrachten, zu bewerten und entsprechende Mikronährstoffrezepturen zu erstellen (➡ Kap. 6.2).

Als Bewertungskriterien für die Abweichungen von Zielreferenzwerten der Mikronährstoffkonzentrationen der vielfältigen Cluster der Datenbank dienen die Ergebnisse von Personen mit vergleichbaren Merkmalen (Alter, Geschlecht, Größe, Gewicht), unterschiedlichen Befindlichkeitsstörungen und/oder Vorerkrankungen, bzw. bei Sportlern der Mikronährstoffstatus in der jeweiligen Sportart. Die Datenbank enthält 10.542 Ziel-/Referenzwerte, unterteilt in 297 Kategorien. Aus der Datenbank können wir die speziellen Durchschnittswerte von Mikronährstoffkonzentrationen der einzelnen Personen in der jeweiligen Gruppe erkennen.

Es ist ein einmaliges, evidenzbasiertes System entstanden, das es ermöglicht, mithilfe prozentualer Abweichungen von diesen Ziel-/Referenzwerten entsprechende Bewertungen des Energiestatus des Einzelnen zu erheben. Mithilfe der so ermittelten individualisierten Mikronährstoffrezepturen, der gezielten Zufuhr und deren prozentualen Veränderungen lässt sich heute sehr gut beurteilen, wo ein gutes zelluläres Niveau erreicht wird.

Bewertungskriterien für die Abweichungen von den 10.542 Ziel-/Referenzwerten, unterteilt in 297 Kategorien:

- Bis zu - 10 % der Ziel-/Referenzwerte: leichtes Defizit.
- Bis zu - 20 % der Ziel-/Referenzwerte: deutliches Defizit.
- Bis zu - 30 % der Ziel-/Referenzwerte: eklatantes Defizit.
- Bis zu + 20 % der Ziel-/Referenzwerte: Optimierungsbedarf.
- Bis zu + 25 % der Ziel-/Referenzwerte: optimale Versorgung.

4.6 Ursachen für zunehmende Defizite

In zahlreichen Forschungsprojekten und einer klinischen Studie ist es SALUTO gelungen, den Nachweis zu erbringen, dass selbst bei ausgewogener Ernährung der funktionelle Energiestoffwechsel biochemische Störungen aufweist, die mit Aktivitätseinschränkungen bestimmter Enzyme verbunden sind und so zu vielfältigen Befindlichkeitsstörungen führen können. Derzeit erreichen nur ca. 30 % der Menschen die Vorgaben der DGE hinsichtlich der Mikronährstoffversorgung, wobei diese, unserer Ansicht nach, deutlich zu niedrig angesiedelt sind. Derzeit nutzen 82 % aller untersuchten Sportler die Hilfe von Ernährungsexperten, um die Defizite ausgleichen zu können. Aber warum ist das so?

Der amerikanische Biologe Irakli Loladze von der Princeton University (2001-2003) in New Jersey hatte bereits 2002 über erste Untersuchungen berichtet und festgestellt, dass der zunehmende CO_2-Ausstoß einen nicht unerheblichen Einfluss auf die Reduzierung der Mikronährstoffkonzentration in unseren heutigen Lebensmitteln habe. Die weltweit angegebenen Inhaltssubstanzen seien überholt.

Trotz ausgewogener Ernährung ließen sich zunehmende Defizite im zellulären Mikronährstoffhaushalt feststellen. Dies passt zu eigenen Ergebnissen an 100 Frauen und 76 Schülern, die sich sehr gesundheitsbewusst ernährt haben und dennoch Mikronährstoffdefizite aufwiesen. Die Untersuchungen bis 2002 von Loladze beschreiben im Wesentlichen zwei Prozesse:

1. Der vermehrte CO_2-Ausstoß fördert das Wachstum der Pflanzen und somit die Ernteerträge, was jedoch zulasten wertvoller Inhaltstoffe (Spurenelemente, andere Mikronährstoffe) geht.
2. Die erhöhten CO_2-Werte schränken die Wasserverdunstung der Pflanzen ein; weil weniger Wasser über die Blätter verdampft, wird auch weniger Wasser aus dem Boden aufgenommen. Dieser verminderte Wasserhaushalt führt zu einer geringeren Verfügbarkeit von Eisen, Magnesium und Zink aus dem Boden.

Heute müsse man von einer deutlichen Reduzierung der Inhaltsstoffe in den Lebensmitteln ausgehen. Wenn in einem Experiment in nur einem halben Jahr Verluste dieser Größenordnung gemessen worden seien, so seien die realen Verluste in den letzten Jahrzehnten noch weitaus größer. Die Vegetation ist heute 30 % mehr Kohlendioxid ausgesetzt als noch vor 200 Jahren (Zhu et al., 2018) und ein Ende der Zunahme des CO_2-Ausstoßes sei noch nicht abzusehen.

Dies sei eine der Hauptursachen, dass gerade sportlich aktive Menschen, selbst bei ausgewogener Ernährung, keine ausreichende Mikronährstoffversorgung erzielen können. Neben den unten aufgezeigten massiven Folgen der Mikronährstoffverluste durch den Treibhauseffekt kommen weitere Störgrößen, wie falsche Zubereitung und Lagerungsverluste, hinzu. All dies ist ein Problem der industrialisierten Lebensmittel, die durch eine deutliche Zunahme von Lebensmittelunverträglichkeiten noch aggraviert wird.

Es liegt die Schlussfolgerung nahe, dass wir heute von einer Reduzierung der Inhaltssubstanzen in den Lebensmitteln ausgehen müssen, was allerdings immer wieder von diversen Wissenschaftlern in unterschiedlicher „Lobbyarbeit" dementiert wird.

In einem Pilotprojekt der TU Braunschweig simulierten Wissenschaftler den Treibhauseffekt im Jahre 2050 (Abb. 37). Die Ergebnisse zeigen eine deutliche Reduzierung von Mikronährstoffen (Zink, Selen etc. und auch der Eiweißkonzentration) in den dort untersuchten Pflanzen, mit Ausnahme von Kalzium. Die Pflanzen werden schneller wachsen, allerdings deutlich weniger Mikronährstoffe enthalten.

Eine Beschreibung des FACE-Experiments finden Sie unter https://www.thuenen.de/de/thema/klima-und-luft/experimentelle-klimawirkungsforschung/wie-das-face-experiment-funktioniert/ (Johann Heinrich von Thünen-Institut, Braunschweig).

CO_2-Anstieg verändert Pflanzenchemie

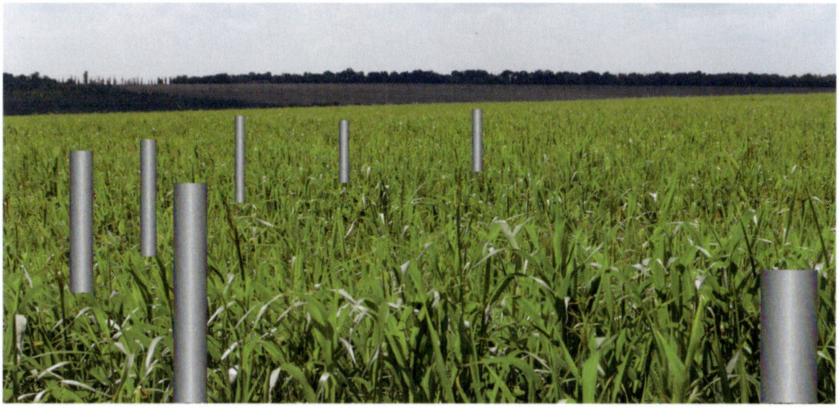

CO_2-Versuchsfeld (nachgestellt): Über die zylindrischen Rohre wird das CO_2 im Feld freigesetzt.

Abb. 37: Der CO_2-Anstieg verändert die Pflanzenchemie.

Die bisher beschriebenen Effekte werden durch weitere Untersuchungen untermauert. So untersuchten Smith und Myers 2018 den Nährstoffgehalt von 225 Pflanzen in 151 Ländern. Derzeit liegt die CO_2-Konzentration bei ca. 440 ppm. Ein Anstieg auf 550 ppm im Jahr 2050 wird prognostiziert. Dies bedeutet, dass Weizen, Reis und Mais bis 2050 nochmals 17 % weniger Eisen, Zink und Eiweiß enthalten werden als heute. Dies ist gerade auch in südostasiatischen Ländern problematisch, da vor allem dort Reis für mehr als zwei Milliarden Menschen die Haupternährungsquelle ist (https://advances.sciencemag.org/content/4/5/eaaq1012, Zhu et al., 2018).

In einer Untersuchung mit dem Titel: *Der Kohlendioxidgehalt in diesem Jahrhundert wird den Protein-, Mikronährstoff- und Vitamingehalt von Reiskörnern verändern und potenzielle gesundheitliche Folgen für die ärmsten reisabhängigen Länder haben* konnten Wissenschaftler aus China, Japan, Australien und den USA mittels eines „In-situ-FACE (free air CO_2-enrichment)-Experiments (Abb. 37) zeigen, dass der Protein-,

Eisen- und Zinkgehalt ebenso wie der Anteil der Vitamine B_1, B_2, B_5 und B_9 unter einem CO_2-Anstieg deutlich sank, während der Vitamin-E-Gehalt anstieg.

4.7 Der modifizierte Glykoplan nach Dr. Mosetter

Der Glykoplan ist ein von Dr. Kurt Mosetter im Laufe der letzten Jahre erfolgreich entwickeltes Ernährungskonzept (Mosetter et al., 2018). Langjährige persönliche Erfahrungen aus vielfältigen unterschiedlichen Kulturen haben dieses Konzept so erfolgreich gemacht. Dr. Kurt Mosetter ist Arzt und Begründer der Myoreflextherapie. Zu seinen therapeutischen Schwerpunkten gehören unter anderem die Schmerz- und neuromuskuläre Therapie sowie die Stoffwechsel- und Ernährungsmedizin. Er ist darüber hinaus Leiter des Zentrums für „Interdisziplinäre Therapien" in den Städten Konstanz, Gutach und Herrenberg.

Ziel des Glykoplans ist eine gesunde Ernährung, um den menschlichen Körper mit ausreichend Nährstoffen zu versorgen, mehr Wohlbefinden zu erreichen und langfristig gesund zu bleiben. Das Hauptaugenmerk liegt einerseits auf der Reduzierung von schlechten Kohlenhydraten, Fetten, Allergenen und sonstigen Schadstoffen und andererseits auf der Aufnahme von wichtigen Nährstoffen wie Vitaminen, Mineralien, Aminosäuren und sekundären Pflanzenstoffen. Die typische Ernährung besteht derzeit häufig aus:

- Zucker und Weißmehlprodukten;
- Transfettsäuren und tierischen Fetten;
- künstlichen Aromen, Konservierungs- und Süßungsmitteln sowie Zusatzstoffen und beinhaltet eine
- Belastung mit Antibiotika und Pestiziden.

Die gezielte Aufnahme dieser Einzelstoffe ist für viele Prozesse und Funktionsabläufe im menschlichen Körper von großer Bedeutung. Insgesamt ist das Ziel, eine ausgewogene Balance zwischen den drei Energieträgern Eiweiß, Fett und Kohlenhydraten zu erreichen. Darüber hinaus wird bei der Auswahl der Kohlenhydrate zwischen sogenannten *guten* und *schlechten* Kohlenhydraten unterschieden. Grundsätzlich ist der Glykoplan universell einsetzbar, wobei es Anpassungen für Menschen mit Adipositas, Allergien, Zöliakie, Glutenunverträglichkeit, Laktoseintoleranz, Aufmerksamkeits-Hyperaktivitäts-Syndrom und Leistungssportler gibt.

Die Ernährungsumstellung erfolgt mithilfe eines leicht zu verstehenden Ampelsystems und eines angepassten Timings der Nahrungsmittelaufnahme. Der Glykoplan ist online verfügbar unter: http://www.myoreflex.de/uebersichtsseite-ernaehrung/glycoplan (letzter Zugriff: 12.07.2020).

4.7.1 Das Ampelsystem des Glykoplans

Die Lebensmittel des Glykoplans werden in folgende drei Kategorien bzw. drei Ampelfarben unterteilt:

- grün bedeutet empfehlenswert;
- gelb umfasst die Lebensmittel, die „gelegentlich in Ordnung" sind und
- rot die Kategorie der Lebensmittel, die weitestgehend zu meiden sind.

Grüne Lebensmittel

Die Gruppe der grünen Lebensmittel umfasst größtenteils vegetarische und vegane Lebensmittel wie Gemüse, Linsen, Hülsenfrüchte, Nüsse, Beerenfrüchte, Kräuter und verschiedene Pilze. Ergänzt werden diese Lebensmittel durch Fisch, besonders Wildlachs, Heilbutt, Hering oder Thunfisch, sowie Hafer-, Mandel- und Kokosmilchprodukte. Darüber hinaus umfasst die grüne Liste in Maßen Ziegen- oder Schafsmilchprodukte wie Käse oder Joghurt sowie Wild und Lamm in Bioqualität. Über die Farbe hinaus gibt es noch weitere Anmerkungen zu den einzelnen Lebensmitteln.

Früchte sollen beispielsweise nur bis 14 Uhr konsumiert werden und in der Regel auch nicht mehr als 50-100 g je nach Obst.

Bei der Ernährungsumstellung hat Galaktose, ein Einfachzucker und ebenso wie die Glukose ein Energieträger, große Bedeutung. Galaktose kommt in Linsen, Beeren und Kichererbsen, vor allem in Milch und Milchprodukten vor. Sie darf in den Speiseplan mit bis zu 25 g/Tag aufgenommen werden.

Vorteil der Galaktose ist die insulinunabhängige Aufnahme in die Zelle. Das bedeutet, dass ein Glukosemangel, z. B. bei beginnender Insulinresistenz, durch die Einnahme von Galaktose ausgeglichen werden kann und dadurch die Zellen in Gehirn, Leber und Muskulatur weiter ausreichend mit Energie versorgt werden können.

Dadurch ist die Galaktose, die als Destillat in Pulverform erhältlich ist, bei der Ernährungsumstellung und der damit einhergehenden Zuckerentwöhnung eine gute Hilfestellung (Mosetter et al., 2018).

Gelbe Lebensmittel

Die Gruppe der gelben Lebensmittel umfasst neben einigen Obstsorten, wie Ananas, Äpfel, Mango, Melone, Pfirsich und Quitte, die nur in Maßen und nur bis 14 Uhr gegessen werden sollten, auch einzelne Sorten Trockenobst mit einer Mengenangabe, die nicht überschritten werden sollte. Beispielsweise sollte die Verzehrmenge von getrockneten Cranberries nicht mehr als 10 g/Tag betragen.

Fleisch und Hühnchen ohne Haut in Bioqualität gehören ebenfalls zu den „gelben" Lebensmitteln. Mehl- und Getreideprodukte wie Kartoffeln, roter und schwarzer Reis, Haferflocken, Dinkel, Einkorn und Emmermehl finden sich ebenfalls auf der „gelben Liste". Getränke, wie Früchtetees oder frische Obstsäfte und gelegentlich ein trockener, qualitativ hochwertiger Wein sind auch Bestandteile dieser Liste. Bei den kohlenhydrathaltigen Lebensmitteln gilt in der Regel, dass der Verzehr vor 14 Uhr stattfinden sollte (Mosetter et al., 2018).

Rote Lebensmittel

Die Gruppe der roten Lebensmittel umfasst Lebensmittel, die idealerweise vermieden werden sollten. Das bedeutet, es handelt sich hierbei um zuckerhaltige, industriell verarbeitete oder den Darm belastende Nahrungsmittel. Aufgeführt werden zum einen Obstsorten wie Pflaumen, Trauben und Zwetschgen, die einen hohen Fruktoseanteil haben und zum anderen sogenanntes *Fast Food* wie Pizza, Burger, Döner, Chips etc.

Darüber hinaus sollte auf Softdrinks, Süßigkeiten, Zucker, alternative Süßungsmittel und Weizenprodukte wie Pasta und weißes Toastbrot verzichtet werden. Süßkartoffeln sollten wegen des hohen „glykämischen Indexes" gemieden werden. Schweinefleisch, Garnelen sowie günstiges Putenfleisch sollten aufgrund der jeweiligen Belastungen durch Schadstoffe, Hormone und Antibiotika ebenfalls weitestgehend vom Speiseplan gestrichen werden.

4.7.2 Zusammenfassende Aspekte der Ernährung

Den Glykoplan haben wir modifiziert und sehr erfolgreich in verschiedenen Studien- und Forschungsprojekten einsetzen können. Dieser Glykoplan hat in Verbindung mit individualisierter Mikronährstoffzufuhr nachweislich zu folgenden Veränderungen geführt:

- Verbesserung der Stoffwechselleistung;
- Steigerung der physischen und mentalen Leistungsfähigkeit;
- Aktivierung des Mikrobioms und somit des Immunsystems;
- Schutz vor (Zivilisations-)krankheiten.

Die Gemeinsamkeit vieler Zivilisationskrankheiten besteht in einer Schieflage der Glukosestoffwechselvorgänge mit konsekutiver Insulinresistenz. Als Folge steigen die Harnsäure- sowie Leberwerte und der Blutdruck. Zucker und freie Fettsäuren induzieren Entzündungsreaktionen und einen „Leaky Gut" (➡ Kap. 3.2). Diese Entzündungsreaktionen schwelen zunächst unentdeckt.

Langfristig führen sie zu Entzündungskrankheiten, wie dem metabolischen Syndrom (Adipositas, Diabetes mellitus Typ 2, Bluthochdruck, Fettstoffwechselstörung), Arteriosklerose, Herzinfarkt, Schlaganfall, Demenz, multipler Sklerose oder Morbus Parkinson. All diesen Krankheiten ist gemeinsam, dass sie häufig durch zunächst „stille", harmlose Entzündungsreaktionen, die primär reversibel sind, eingeleitet werden.

Eine erfolgreiche Ernährungsstrategie mündet in einer Verbesserung der Stoffwechselleistung, steigert die physische und mentale Leistungsfähigkeit, unterstützt das Immunsystem und schützt vor Zivilisationskrankheiten.

MIKRONÄHRSTOFFE

In einem funktionierenden Stoffwechsel sinkt nachts der Insulinspiegel: Fettverbrennung, Hormonbildung (Serotonin, Melatonin), Wachstums- und Reparaturprozesse können ablaufen. Daher ist das Timing bei der Nahrungsaufnahme entscheidend: Wird Zucker am Abend konsumiert, schüttet das Pankreas Insulin aus. Infolgedessen funktioniert die nächtliche Fettverbrennung nicht und die Hormonsynthese von Wachstums- und Regenerationshormonen wird gehemmt. Diese Faktoren münden dann in einem schlechten Schlaf.

Wichtig an dieser Stelle ist die Herangehensweise einer ganzheitlichen Betrachtung des Menschen. Vergleichbar ist dies mit einem Orchester, dem Zusammenspiel vieler einzelner Teilsysteme. Dies muss sowohl auf

- **Mikroebene:** Mineralstoffe und Vitamine, alle Organe und der Gesamtstoffwechsel als auch auf
- **Makroebene:** Lebensstil samt einzelner Komponenten, wie Schlaf, Stress, Bewegung, soziale Kontakte, betrachtet und optimiert werden.

WICHTIG

Lebensstilveränderungen, eine gesunde Ernährungsstrategie (Glykoplan) und eine gezielte, individuell dosierte Mikronährstoffsupplementierung sollten zusammen das Wohlbefinden steigern können.

Superfoods

In aller Munde sind heutzutage die *Superfoods* – allerdings verstehen wir, der Autor und sein Team, nicht nur exotisch anmutende Früchte darunter, sondern Superfoods aus unterschiedlichen Gründen sind:

- Beeren,
- frische Gewürze,
- Hülsenfrüchte,
- Keimlinge und Sprossen,
- Kokosnuss,
- Omega-3-Fettsäure,
- sekundäre Pflanzenstoffe,
- Wildkräuter.

Naturbelassen und pflanzenbasiert ist eine Vielzahl an Gemüsesorten, fruktosearmen Früchten und frischen Kräutern. Wertvolle Fette und Eiweiße finden sich in Nüssen, Kernen und Samen, in Avocado, Hülsenfrüchten, Fisch, Bioeiern und Hafermilch. Wertvolle Kohlenhydrate stammen aus möglichst glutenfreien Vollkornprodukten wie Quinoa und Urgetreide wie Hirse und Buchweizen.

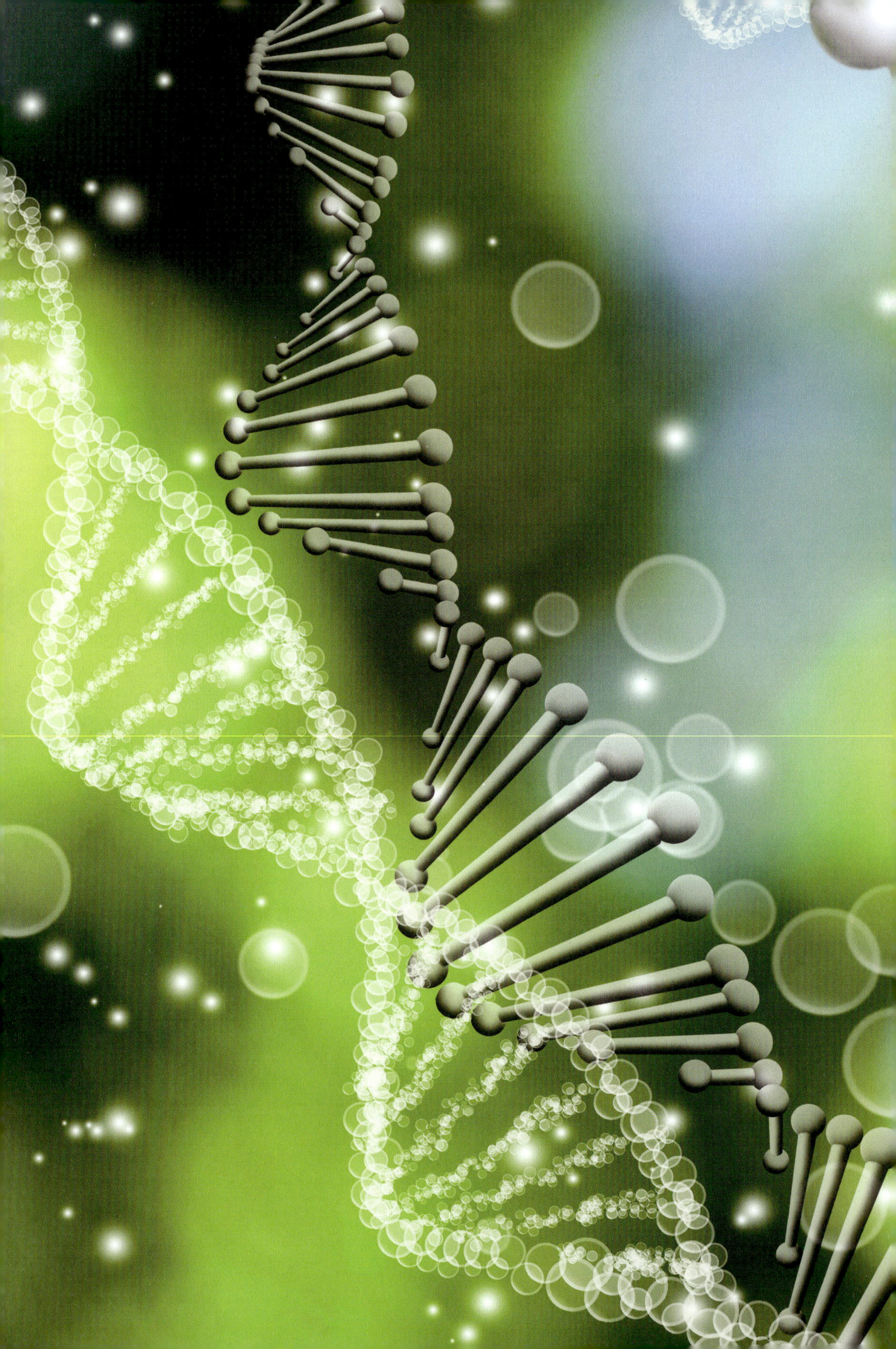

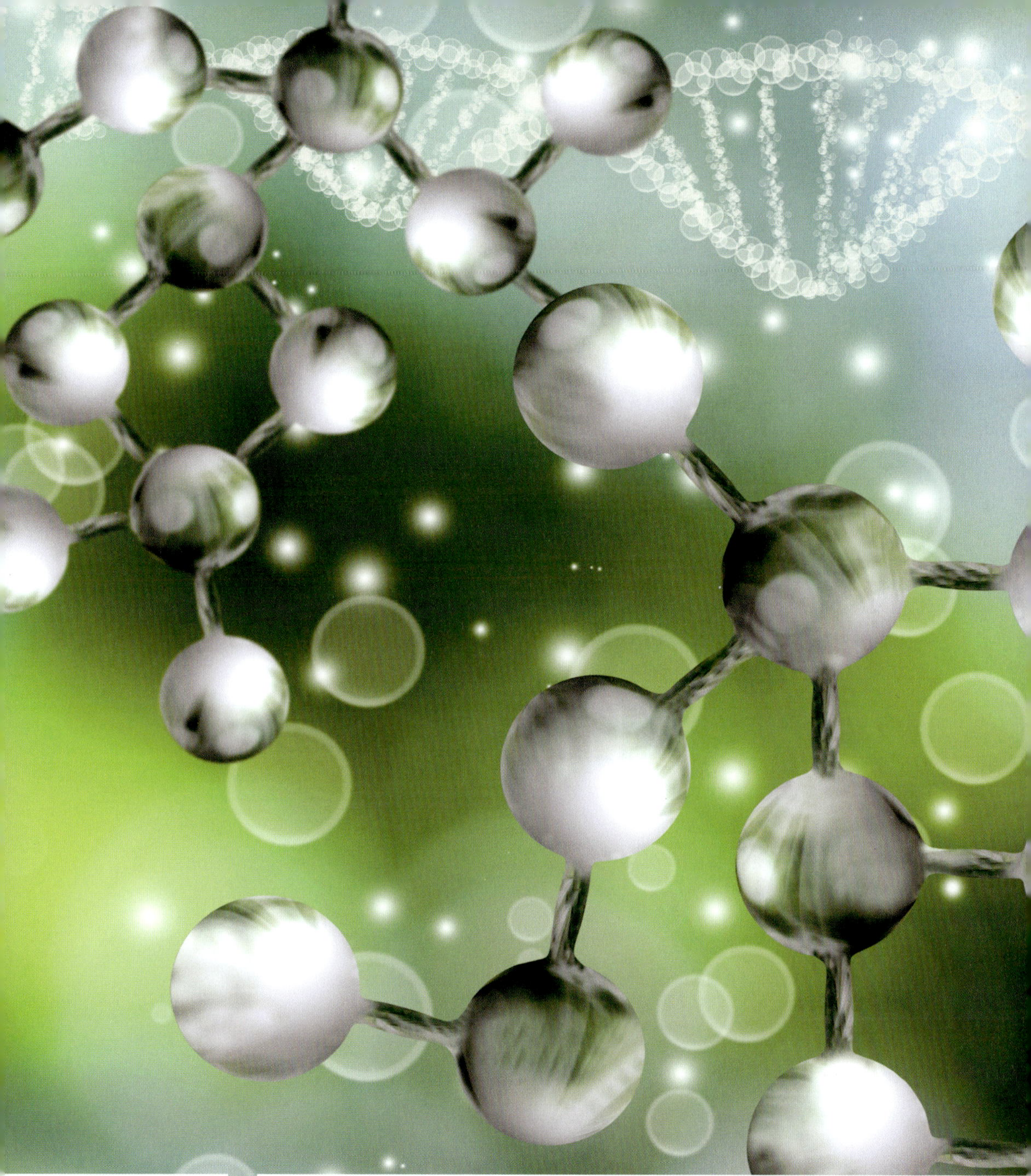

5 DIE ROLLE VON EINZELNEN MIKRONÄHRSTOFFEN: WIE MIKRONÄHRSTOFFE WIRKLICH HELFEN

5 DIE ROLLE VON EINZELNEN MIKRONÄHRSTOFFEN: WIE MIKRONÄHRSTOFFE WIRKLICH HELFEN

Wir greifen hier nur einige Mikronährstoffe exemplarisch heraus und verzichten auf nähere biochemische Erläuterungen. Eine Übersicht über die einzelnen Mikronährstoffe hinsichtlich der Dosierung und Wirkung sind in Tab. 37, 38 und 39 im Anhang dargestellt.

5.1 Aminosäuren: Bausteine unseres Lebens

Eiweiße sind Grundbausteine aller Körperzellen und steuern alle biochemischen Prozesse im Körper. Sie sind die wichtigsten Strukturelemente des Körpers als Grundbaustein der Muskelfasern und als Gerüsteiweiß und Schutzeiweiß der Knorpelsubstanz, der Knochen, Sehnen und der Haut. Im Organismus findet ein ständiger Aufbau und Abbau von Eiweißen statt. Grundbausteine der Eiweiße sind die Aminosäuren.

Wir haben nur einen kleinen Aminosäurenspeicher von ca. 120 g, der sich im Blutplasma und zum überwiegenden Teil in der Muskulatur und in zellulären Strukturen befindet. Eine tägliche, hochwertige Eiweißversorgung durch Nahrung ist angezeigt, da der Organismus Aminosäuren nur unzureichend speichern kann (Tab. 2).

Die strukturelle und funktionelle Vielfalt der Aminosäuren verdeutlicht ihre hohe Relevanz für diverse somatische und psychische Prozesse des menschlichen Organismus. Wir verzichten an dieser Stelle auf die vielfältigen Funktionen und Aufgaben der einzelnen Aminosäuren. Dies gilt gerade für die wichtigen Aminosäuren Phenylalanin, Tryptophan, Tyrosin, Taurin, die für den Gehirnstoffwechsel und für die Emotionen der Sportler von besonderer Bedeutung sind.

Die Aminosäuren, wie Arginin, Prolin, Methionin, Glycin, die speziell für die Elastizität und die Funktionserhaltung des myofaszialen Systems von elementarer Bedeutung sind, unterstützen die Fibroblasten bei der Synthese der Kollagenfasern in der extrazellulären Matrix. Die extrazelluläre Matrix besteht aus Fasern, wie Kollagenfasern, retikulären und elastischen Fasern, und der Grundsubstanz, bestehend aus Glykosaminoglykan, Proteoglykan, Glykoprotein und Wasser.

Die Faszien setzen sich aus den Fibroblasten und der umgebenden Matrix zusammen. Die Fibroblasten sind die Zellen des Bindegewebes. Sie stellen unter anderem die Kollagenfasern her, aus der die Matrix zum großen Teil besteht. Man kann sagen: Mit dem Kollagen bauen sie ihr eigenes Zuhause (Abb. 38).

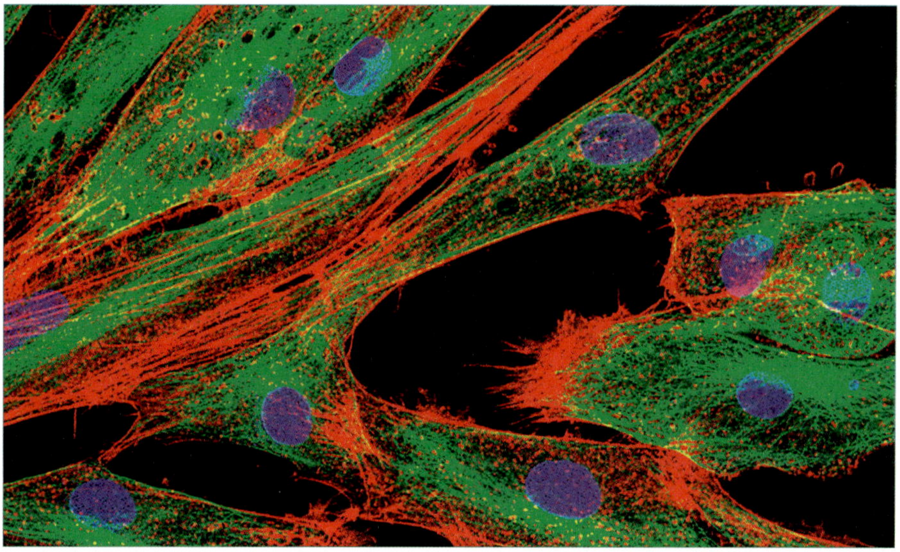

Abb. 38: Fibroblasten

Die mentale und physische Leistungsfähigkeit und das myofasziale System werden entscheidend beeinflusst durch die vielfältig beanspruchten Bindegewebsstrukturen. Eine gute Versorgung mit qualitativ guten Kollagenpeptiden ist der Garant für einen gut funktionierenden Gehirnstoffwechsel, die Sehnen-, Muskel-, Knorpel- und Knochenstrukturen, das komplexe Immunsystem und die Elastizität des gesamten myofaszialen Systems. Eine optimale Versorgung mit Aminosäuren garantiert daher Leistungsfähigkeit und Schutz vor Verletzungen.

5.1.1 Essenzielle und nicht essenzielle Aminosäuren

Von den insgesamt 20 Aminosäuren kann der menschliche Körper acht nicht selbst herstellen. Diese essenziellen Aminosäuren müssen über die Nahrung zugeführt werden. Mittlerweile wurden einige semiessenzielle Aminosäuren erkannt, deren regelmäßige Zufuhr notwendig ist, um wichtige Stoffwechselaufgaben zu übernehmen.

Inwieweit die klassische Einteilung in essenzielle und nicht essenzielle Aminosäuren in Zukunft beibehalten wird, ist fraglich, da einige Forschungsarbeiten gezeigt haben, dass die Grenzen zwischen diesen beiden Gruppen mitunter fließend sind. Wir haben aufzeigen können, dass sogar nicht essenzielle Aminosäuren in bestimmten Situationen essenziell sein können. Für den Menschen sind nach derzeitiger Definition acht der 20 Aminosäuren unersetzbar (essenziell):

- Zu den **essenziellen Aminosäuren** gehören: Isoleucin, Leucin, Lysin, Methionin, Phenylalanin, Threonin, Trytophan, Valin.
- Zu den **bedingt essenziellen Aminosäuren** zählen je nach Lebensphase (Neugeborene, Wachstum, Rekonvaleszenz) oder aber, weil aus essenziellen Aminosäuren synthetisiert: Arginin, Cystein, Histidin, Tyrosin.
- Als **nicht essenziell, aber dennoch wichtige Aminosäuren** gelten: Alanin, Asparagin, Asparaginsäure, Glutamin, Glutaminsäure, Glycin, Prolin, Serin.

5.1.2 Aufgaben und Funktionen von einigen Aminosäuren

Aminosäuren in natürlichen Proteinen liegen stets in der L-Form vor. Das L bezeichnet die räumliche Struktur des Moleküls. Von wenigen Ausnahmen abgesehen, können nur L-Aminosäuren vom Körper verwertet werden. Wenn wir hier von Aminosäuren sprechen, so sind stets die L-Aminosäuren (z. B. Glutamin = L-Glutamin) gemeint.

Hochwertige Aminosäuren nehmen im Organismus wichtige Aufgaben wahr, unter anderem beim

- Energiestoffwechsel: Synthese von Kreatinphosphat; Aufbau der Glykogenspeicher;
- Unterstützung der Verbrennung der Fettsäuren;
- Verbesserung der mentalen und muskulären Regeneration;
- optimaler Schutz vor Verletzungen und Immunstabilisierung;
- Aufbau von bradytrophen Gewebsstrukturen.

WICHTIG

Aminosäuren sind der Garant für mentale und kognitive Leistungsfähigkeit.

Die psychische und physische Leistungsfähigkeit ist kein Zufall. Gute Stimmungslage, Leistungshoch, Kreativität sind abhängig von der ausreichenden Versorgung mit Aminosäuren, die den funktionellen Energiestoffwechsel beeinflussen. Psychischer und physischer Stress kann den Bedarf erheblich erhöhen.

Aminosäuren haben als Nährstoffe direkten Einfluss auf Ihr persönliches Wohlbefinden. Sie können mit der richtigen Auswahl unserer Nahrung Ihren Status selbst beeinflussen und „gute Laune" erzielen.

Euphorie und Optimismus sind Spiegelbild Ihrer Aminosäuren. Eine optimale Versorgung mit den aufgeführten elementaren Aminosäuren lässt Kummer und Missstimmung schnell verblassen.

Phenylalanin

Dies ist die Vorstufe der Katecholamine Dopamin, Adrenalin und Noradrenalin. Störungen des Katecholaminstoffwechsels sind an der Entstehung von zunehmenden Erschöpfungszuständen beteiligt. L-Phenylalanin hat eine stimmungs- und aufmerksamkeitsbeeinflussende Eigenschaft. Alle untersuchten Personen, die über zunehmende Erschöpfungszustände klagen, zeigen deutliche Defizite bei dieser Aminosäure.

MIKRONÄHRSTOFFE

Tryptophan: Die Aminosäure, die uns schlafen lässt

Tryptophan ist die Vorstufe des Neurotransmitters Serotonin und des Hormons Melatonin. Ein Defizit an Serotonin wird als ein wesentlicher Faktor für Schlafstörungen und depressive Verstimmungen diskutiert. Ein Ausgleich des Serotonindefizits kann über die zusätzliche Zufuhr von Tryptophan erfolgen.

Im Gegensatz zu Serotonin ist Tryptophan in der Lage, die Blut-Hirn-Schranke zu überwinden und ins Gehirn zu gelangen. Dort wird es in Serotonin umgewandelt.

Es ist äußert schwierig, den Typtophangehalt über eine ausgewogene Ernährung zu decken. Typtophandefizite nehmen mit der Zeit langsam zu und der Einzelne fühlt sich zunehmend erschöpft, schläft schlecht und hat Stimmungsschwankungen. Auf die willkürliche Einnahme von Tryptophan abends vor dem Schlafen ist absolut zu verzichten. Diese sollte erst bei richtiger Diagnostik erfolgen. Bei Einnahme von bestimmten Medikamenten z. B. Antidepressiva oder chronischen Erkrankungen ist eine Gabe von Tryptophan kontraproduktiv, da dieses biochemisch zu toxischen Substanzen verstoffwechselt wird. Bei Entzündungsreaktionen wird dann 5-HTP gegeben, eine Aminosäure, die, unter Umgehung der Blut-Hirn-Schranke, keine negativen Auswirkungen hat.

Tryptophan haben wir regelmäßig und erfolgreich bei Schlafstörungen und zunehmenden Stimmungsschwankungen eingesetzt. Für seine therapeutische Wirkung spielt offensichtlich sowohl eine Erhöhung des Serotonin- als auch des Melantoninspiegels im Gehirn eine Rolle. Bei Schlafstörungen werden Dosierungen von 100-400 mg/5-HTP empfohlen, je nach den Ergebnissen der Blutwerte.

Hinweis: Tryptophan wird nur langsam resorbiert. Es sollte ca. zwei Stunden vor dem Schlafengehen eingenommen werden. Die Wirkung merken Sie erst nach ca. 4-5 Tagen mit zunehmender Therapiedauer. Es eignet sich auch für chronische Schlafstörungen und kann zum Entzug bei Schlafmittelabhängigkeit genutzt werden.

Bei der Diagnostik des Status der Aminosäure Tryptophan sind in einigen Fällen zusätzliche Blutuntersuchungen notwendig, um eine bessere Aussagefähigkeit für den Einzelnen zu erlangen.

Tab. 2: Die allgemeine Ernährungsbedeutung der einzelnen Aminosäuren

Aminosäure (essenziell, bedingt essenziell nicht essenziell)	Spezielle Eigenschaft	Besonders reich enthalten in
ISOLEUCIN (essenziell)	• Fördert die Proteinsynthese.Not-Energieträger für Muskelzellen • Wirkt übermäßiger Serotoninbildung entgegen.	• Lactalbumin • Casein • Fleischprotein • Eiprotein • Haselnussprotein
LEUCIN (essenziell)	• Fördert Proteinsynthese in Muskel und Leber (Proteinanabolie). • Hemmt den Abbau von Muskelprotein (Katabolie). • Not-Energieträger für Muskelzellen • Wirkt übermäßiger Serotoninbildung entgegen (weniger Ermüdung in besonderen Belastungssituationen). **Vorsicht:** Leucin darf nur zusammen mit Isoleucin und Valin als Nahrungsergänzung verwendet werden, da ansonsten die Proteinsynthese gemindert werden kann.	• Molkenprotein • Haferprotein • Maisprotein • Hirseprotein • Eiprotein • Casein frei im Kakao • Haselnussprotein
LYSIN (essenziell)	• Bei vegetarischen Lebensmitteln meist wertlimitierende Aminosäure • Bildet bei starkem Erhitzen unverdauliche Produkte, sodass z. B. Backwaren meist lysinarm sind. • Ausgangsstoff für körpereigenes Carnitin • Der Lysingehalt und damit der Wert von Weizenprotein nimmt bei intensiver Düngung ab! • Der extrem niedrige Lysingehalt von Cornflakes macht diese für die Ernährung praktisch wertlos. • Verstärkt die Wirkung von Arginin.	• Lactalbumin, Casein • Eiprotein • Fleischprotein • Sojaprotein • Kartoffelprotein • Amaranthprotein • Weizenprotein • Linsenprotein frei im Kartoffelwasser
METHIONIN (essenziell)	• Liefert Schwefel für zahlreiche Synthesen körpereigener Stoffe. • Liefert Methylgruppen für Synthesen. • Besonders hoher Bedarf in anabolen Phasen • Verbessert Wundheilung. • Ermöglicht die Bildung von Cystein und Taurin im Körper. • Bei der Beurteilung von Proteinen ist die Summe von Methionin und Cystein entscheidend. • Beim Abbau von Methionin entsteht letztlich „Schwefelsäure", um eine Übersäurung durch methioninreiche Ernährung zu vermeiden, sollten vermehrt basisch wirkende Lebensmittel berücksichtigt werden (Gemüse, Obst, Magnesiumzitrat).	Gilt für Summe Methionin und Cystein: • Eiklarprotein • Volleiprotein • Fischprotein • Leberprotein • Haferprotein • Paranusprotein • Vollmaisprotein

MIKRONÄHRSTOFFE

Aminosäure (essenziell, bedingt essenziell nicht essenziell)	Spezielle Eigenschaft	Besonders reich enthalten in
PHENYLALANIN (essenziell)	• Vorläufersubstanz für den aktivierenden Neurotransmitter Dopamin • Kann bei gezielter Gabe die Bildung des ermüdenden Neurotransmitters Serotonin vermindern. • Da Dopamin über die Zwischenstufe Tyrosin gebildet wird, ist für die Beurteilung eines Proteins die Summe beider Aminosäuren zugrunde zu legen.	Gilt für Phenylalanin und Tyrosin: • Casein • Haselnussprotein • Vollreisprotein • Erdnussprotein • Eiklarprotein
THREONIN (essenziell)	• Wird bei hoher körperlicher Belastung leicht zur Energiegewinnung genutzt. • Besonders hoher Threoninbedarf in anabolen Phasen	• Molkenprotein • Eigelbprotein • Erbsenprotein • Weizenkeimprotein • Rindfleisch
TRYPTOPHAN (essenziell)	• Vorläufer des beruhigenden Neurotransmitters Serotonin • Gezielte Zufuhr fördert die Schlafbereitschaft. • Wichtig zur Vitaminsynthese im Körper (Niacin) • Tryptophan wird bei der technischen Eiweißhydrolyse zerstört und fehlt deshalb in Gelatinehydrolysaten.	• Lactalbumin (als Teil des Molkenproteins) • Cashewprotein • Molkenprotein • Eiklarprotein
VALIN (essentiell)	• Not-Energieträger für Muskelzellen • Wirkt übermäßiger Serotoninbildung entgegen.	• Lactalbumin, Casein • Haferprotein • Fleischprotein • Eiprotein • Haselnussprotein • Vollreisprotein

Aminosäure (essenziell, bedingt essenziell nicht essenziell)	Spezielle Eigenschaft	Besonders reich enthalten in
ARGININ (bedingt essenziell)	• Wichtig für den Leberstoffwechsel (Harnstoffbildung, Ammoniakabbau) • Besonders wichtig in der frühen Regenerationsphase nach intensiven körperlichen Belastungen • Verbessert die anabole Verwertung von Milcheiweiß (arm an Arginin) für 100 g Casein mind. 4 g für 100 g Molkenprotein 5 g und für 1 l Milch 1,5 g Arginin. • Im Körper wird Arginin schnell in Ornithin umgewandelt und umgekehrt. Daher kann Arginin weitgehend durch Ornithin ersetzt werden. Ernährungsphysiologisch ist die Summe von Arginin und Ornithin entscheidend. • In höheren Mengen auch über vermehrte Ausschüttung von Wachstumshormonen verbesserte Proteinsynthese (Anabolie). Wenn Zufuhr auf leeren Magen erfolgt, können bereits 3 g wirksam sein. • Fördert insbesondere bei lokaler Anwendung nachlassenden Haarwuchs. • Unterstützt das Immunsystem, z. B. bei überlasteten Sportlern – hierbei ist eine Aktivierung „schlafender" Herpesnester möglich und u. U. lästig. • Verbessert den Fettstoffwechsel und kann die Cholesterinkonzentration im Blut senken. • Höhere Mengen können entwässernd wirken (dann Zufuhr auf kleinere Portionen aufteilen). • Vorstufe für Stickoxid (NO), das eine antioxidative Funktion hat und über die Weitung pheripherer Gefäße die Durchblutung fördert.	• Mandel 14,8 g • Walnuss 14,6 g • Erdnuss 13,8 g • Kokosnuss 12,6 g • Fleisch-/Fisch- und Sojaprotein 7-8 g/100 g • Vollreisprotein 8,3 g/100 g • Haferprotein 7,3 g/100 g

Aminosäure (essenziell, bedingt essenziell nicht essenziell)	Spezielle Eigenschaft	Besonders reich enthalten in
CYSTEIN (bedingt essenziell)	• Wichtig für die Sekundärstruktur vieler Proteine durch Ausbildung von Schwefelbrücken • Ein erblich bedingter hoher Cysteingehalt ist die Ursache lockiger oder krauser Haare. • Supplementierung mit Cystein soll Haarwuchs fördern. • Ernährungsphysiologisch kommt es auf die Summe von Methionin und Cystein an, da der Methioninbedarf zu etwa 2/3 in Form von Cystein zugeführt werden kann (siehe auch unter Methionin!). • Im Blut liegt Cystein überwiegend in Form des Doppelmoleküls Cystein vor. • Cystein ist sehr schlecht wasserlöslich und daher in Flüssigkeitspäparaten kaum verwendbar. • Cystein wird zur Synthese von Glutathion benötigt, das für den Zellschutz gegen Radikale (z. B. unter sportlicher Aktivität) wichtig ist.	• Eiklarprotein • Haferprotein • Vollmaisprotein
HISTIDIN (bedingt essenziell)	• Wichtig für die Bildung des Blutfarbstoffs Häme • Wird von allen Aminosäuren am leichtesten mit dem Urin ausgeschieden. Da hierbei an Histidin gebundenes Zink verloren geht, sollten hohe Histidinzufuhren vermieden werden. • Soll als Supplement die Blutgerinnung fördern. • Wird im Gegensatz zu anderen Aminosäuren im Darm nur zu etwa 60 % resorbiert. • Kann Zellschutz fördern.	• Bananenprotein (8 %) • Thunfischprotein • Makrelenprotein • Rindfleischprotein
TYROSIN (bedingt essenziell)	• Vorstufe des Aktivität steigernden Neurotransmitters Dopamin • Gezielte Zufuhr kann anregende Wirkung haben. • Ernährungsphysiologisch kommt es auf die Summe von Phenylalanin und Tyrosin an, da Tyrosin aus Phenylalanin gebildet wird. • Bei Nierenkranken kann die körpereigene Bildung von Tyrosin so gering werden, dass eine Supplementierung mit Tyrosin wichtig ist. • Tyrosin ist sehr schlecht wasserlöslich und daher in Flüssigkeitspräparaten kaum verwendbar.	• Casein • Gesamtmilchprotein • Erbsenprotein • Eigelbprotein • Erdnussprotein • Bohnenprotein

Aminosäure (essenziell, bedingt essenziell nicht essenziell)	Spezielle Eigenschaft	Besonders reich enthalten in
ALANIN (nicht essenziell)	• Dient in katabolen Situationen zum Abtransport von Aminogruppen aus dem Muskel zur Leber (Harnstoffsynthese). • Dient bei Glukosemangel oder Stressstoffwechsel zur Bildung von Glukose in der Leber (Glukoneogenese). • Bei intensiven Ausdauerbelastungen werden ab der 2. Stunde erhebliche Mengen an Alanin verbraucht. • Der Ersatz von Alanin ist nach Belastungen von mehr als 1 Stunde sinnvoll. • Alanin kann auch die Proteinsysthese in der Leber fördern.	• Gelatine (9,8 %) • Vollmaisprotein • Rindfleischprotein • Eiklarprotein • Schweineprotein • Reisprotein • Sojaprotein • Haferprotein
ASPARAGIN (nicht essenziell)	• Steht in enger Stoffwechselbeziehung zur Asparaginsäure. • Im menschlichen Organismus im Gegensatz zur Asparaginsäure offenbar von relativ geringer Bedeutung • Als freie Aminosäure in vielen Obst-, Beeren- und Gemüsesäften, Apfelsaft kann ca. 1 g/l enthalten.	
ASPARGINSÄURE (nicht essenziell)	• Zentrale Funktion im Energiestoffwechsel u. a. der Leber • Unterstützt die Ammoniakentgiftung durch den Harnstoffzyklus in der Leber. • Besonders wichtig ist eine Zufuhr in der frühen Regenerationsphase zur Normalisierung der Ammoniakkonzentration. • Entsteht im Körper u. a. durch den Abbau von Aspargin. • Kommt frei in zahlreichen Fruchtsäften und Gemüse (zusammen mit Asparagin) vor: Passionsfrucht 1,6 g/l. • In Lebensmitteltabellen ist Asparaginsäure plus Asparagin angegeben.	• Als Asparaginsäure und Asparagin: • Kartoffelprotein (20,7 %) • Kokosprotein (17,1 %) • Alfalfa (12,3 %) • Erdnussprotein • Eiklarprotein • Fleischprotein

Aminosäure (essenziell, bedingt essenziell nicht essenziell)	Spezielle Eigenschaft	Besonders reich enthalten in
GLUTAMIN (nicht essenziell)	• Ist mengenmäßig die bedeutendste freie Aminosäure im Körper. • Entsteht aus Glutaminsäure durch Aufnahme von Ammoniak. • Wichtigster Energieträger für einige Zellen, so z. B. Mukosazellen (im Dünndarm) und für Zellen des Immunsystems • Stimuliert die Glykogensynthese (als Bestandteil des Weizenmehls wesentlich für den Nutzen der „Nudelmast" vor einem Wettkampf). • Verbessert die Proteinsynthese in katabolen Stoffwechselsituationen. • Reguliert die Muskelproteinsynthese (wahrscheinlich durch Stabilisierung des Wasserhaushalts in der Zelle). • Essenziell in katabolen Stoffwechselsituationen • Einige wichtige Lebensmittel enthalten auch sehr viel Glutamin (mehr als Glutaminsäure). Der in Lebensmitteln deklarierte Glutaminsäuregehalt von Milcheiweiß von 20-24 % beruht in Wirklichkeit zu 2/3 auf Glutamin, das erst beim Analysevorgang zu Glutaminsäure wurde. • Einige Lebensmittel enthalten auch erhebliche Mengen an freiem Glutamin: Tomaten (0,65 %), Kartoffelwasser und andere Gemüse. • Bei intensiver sportlicher Belastung können große Mengen an Glutamin verloren gehen. Ein schneller Ersatz dient der Regeneration und der Sicherung des anabolen Trainingseffekts. • Glutamin wird zur Bildung von Glutathion benötigt, das für den Zellschutz gegen freie Radikale (z. B. sportliche Aktivität) wichtig ist.	• Weizenprotein (bis 30 %) • Haferprotein • Casein • Molkenprotein

Aminosäure (essenziell, bedingt essenziell nicht essenziell)	Spezielle Eigenschaft	Besonders reich enthalten in
GLUTAMINSÄURE (nicht essenziell)	• Wichtiger Umschlagplatz für Aminostickstoff im Stoffwechsel • Entsteht beim Abbau einiger Aminosäuren als Zwischenstufe, insbesondere bei Prolin, Histidin, Arginin und Ornithin. • Bei intensiver Ausdauerbelastung geht trotz Neubildung ein großer Teil des Bestandes an freier Glutaminsäure verloren. Daher ist nach Ausdauerbelastungen eine Zufuhr dieser Aminosäure sinnvoll. • Kann Ammoniak unter Bildung von Glutamin binden und in die Leber transportieren, die daraus Harnstoff und Glukose macht, unterstützt Arginin in der ammoniaksenkenden Wirkung. • Fördert Eiweißaufbau – daher wahrscheinlich so großer Glutaminsäuregehalt in der Milch. • In Form des Natriumsalzes („Glutamat") meistgebrauchtes Würzmittel der Welt • Die früher angenommene Steigerung der Gehirnleistungsfähigkeit ist sehr umstritten. • Schon 1953 beschrieb Prof. Nöcker einen günstigen Einfluss auf die körperliche Leistungsfähigkeit. • Überhöhte Einzelgaben können bei besonders empfindlichen Personen wahrscheinlich wegen Vitamin-B_6-Mangel Übelkeit auslösen (China-Restaurant-Syndrom). • Aus analysentechnischen Gründen ist bei den meisten Lebensmitteln nur die Summe von Glutaminsäure und Glutamin bekannt. • in einigen Lebensmitteln liegt überwiegend die wasserärmere Form, die Pyroglutaminsäure, vor (Kartoffel).	• Weißmehlprotein • Vollweizenprotein • Casein • Kartoffelprotein • Haselnussprotein • Schweineprotein • Vollroggenprotein • Molkenprotein • Rindprotein • Sojaprotein

Aminosäure (essenziell, bedingt essenziell nicht essenziell)	Spezielle Eigenschaft	Besonders reich enthalten in
GLYCIN (nicht essenziell)	• Als einfachste aller Aminosäuren universeller Lieferant von Aminogruppen für die Synthese anderer Stoffe, z. B. Blutfarbstoff Hämoglobin • Wichtig für die Synthese von Bindegewebseiweiß • Hoher Glycinbedarf in anabolen Phasen • Bei unzureichender Zufuhr droht Abbau von Bindegewebseiweiß. • Hohe Glycinzufuhr hemmt das eiweißabbauende Enzym Cathepsin D und mindert in katabolen Situationen den Abbau von Bindegewebe (das erhält die Barrierefunktion des Bindegewebes gegen eingedrungene Keime). • Glycin hat zellschützende Eigenschaften, wenn vorübergehend nicht genügend Sauerstoff vorhanden ist.	• Gelatine (23,8 %) • Rindfleischprotein • Leberprotein • Erdnussprotein • Haferprotein
PROLIN (nicht essenziell)	• Prolin ist besonders zum Aufbau von Bindegewebseiweiß wichtig: Das aus Bindegewebsabbau freigesetzte Hydroxyprolin kann nicht zum Aufbau wieder verwendet werden und muss mit dem Urin ausgeschieden werden. • Prolin wird bei Energiemangel im großen Umfang zur Energiegewinnung verbraucht, so z. B. bei längerem Fasten oder bei sportlichen Ausdauerleistungen. • Freies Prolin kommt in Fruchtsäften in beachtlichen Mengen vor, z. B. bis zu 2,5 g pro Liter Orangensaft.	• Casein • Gesamtmilchprotein • Weizenkeimprotein
SERIN (nicht essenziell – außer bei Nierenversagen)	• Kann normalerweise leicht aus Glycin gebildet werden (vorwiegend in der Niere) unter Verbrauch von Methyl, z. B. aus Methionin und umgekehrt. • Wegen der engen Verknüpfung von Serin und Glycin ist ernährungsphysiologisch die Summe beider Aminosäuren von Bedeutung.	• Eigelbprotein • Eiklarprotein • Casein • Molkenprotein • Haferprotein • Maisprotein

Aminosäure (essenziell, bedingt essenziell nicht essenziell)	Spezielle Eigenschaft	Besonders reich enthalten in
TAURIN (aminosäuren-ähnlich)	• Stabiles Endprodukt des Stoffwechsels der schwefelhaltigen Aminosäuren • Wichtig für die Stabilisierung des Wasserhaushalts der Zellen und damit für die Proteinsynthese • Lebenswichtig für die Entwicklung des Säuglingshirns • Hat zellmembranschützende Eigenschaften, daher bei intensiver sportlicher Belastung nützlich. • Wirkt als Radikalfänger und schützt die Zelle bei besonderen Belastungen vor Schäden. • Hat regulierende Funktion im Herzmuskel und gilt daher in Japan als Stressschutz für das Herz (wird dort in großen Mengen als Herzschutzlimonade konsumiert). • Fördert die Bildung und Wirksamkeit von Gallensaft (Taurocholsäure) als Emulgator bei der Fettverdauung. • Verhindert eine Übererregung der Nerven durch Coffein – erhöht daher die Anwendungssicherheit von coffeinreichen Getränken (auch im Sport). • Kann eine anregende Wirkung haben! • Kann die Transportierbarkeit fettlöslicher Fremdstoffe im Körper erhöhen und fördert deren Ausscheidung.	• Fleischextrakt • Fleisch • Muscheln

5.1.3 Der Einfluss von Aminosäuren auf die Schmerzsymptomatik und das allgemeine Wohlbefinden

Erste Interventionsstudien zeigen nachweisliche positive Effekte auf das myofasziale System durch die gezielte Zufuhr von Aminosäuren. Die Forschung bietet hinsichtlich präventiver und therapeutischer Aspekte im Zusammenhang mit Aminosäuren großes Potenzial: Im Rahmen einer Masterarbeit im Bereich Mikronährstofftherapie und Regulationsmedizin an der FHM Bielefeld wurde beispielsweise eine Masterarbeit zum Stellenwert von Aminosäuren auf die Schmerzsymptomatik durchgeführt.

Das Ziel dieser Masterarbeit ist es gewesen, den Einfluss von Aminosäuren auf die Schmerzsymptomatik und das allgemeine Wohlbefinden empirisch anhand einer experimentellen Doppelblindstudie zu untersuchen. Die Intervention wurde für einen Zeitraum von acht Wochen durchgeführt. Während dieser Periode wurden die Probanden instruiert, täglich 16 Presslinge eines hydrolysierten Erbsenproteins des Aminosäurenkomplexes respektive des Placebos einzunehmen. Als Präparat für die Kontrollgruppe ist mikrokristalline Cellulose in Tablettenform verwendet worden. Die Einnahme ist in drei Einzeldosen über den Tag verteilt erfolgt (Dosierung der Aminosäuren, Tab. 3). Vorzugsweise sollten je 2 × 6 Presslinge morgens und mittags sowie am Abend 1 × 4 Presslinge jeweils vor der Hauptmahlzeit eingenommen werden.

Tab. 3: Gegenüberstellung der Dosierung des Aminosäurenstudienpräparats und des entsprechenden Anteils am Tagesbedarf nach DGE

Aminosäure	Menge pro Pressling	Menge pro Tagesdosis (16 Presslinge)	Prozentanteil am Tagesbedarf einer 70 kg schweren Person
L-Leu	92 mg	1.472 mg	54,5 %
L-Val	82 mg	1.312 mg	72,9 %
L-Ile	69 mg	1.104 mg	78,9 %
L-Lys	69 mg	1.104 mg	52,6 %
L-Phe	63 mg	1.008 mg	96,0 %
L-Thr	56 mg	896 mg	81,5 %
L-Met	35 mg	560 mg	80,0 %
L-Arg	22 mg	352 mg	–
L-Trp	15 mg	240 mg	21,7 %
Σ	**503 mg**	**8.048 mg**	**62,5 %**

Alle Probanden trainieren seit vielen Jahren unter medizinischer und sportwissenschaftlicher Kontrolle 3-4 Stunden in der Woche. Eine Kombination aus funktionellem Training, apparativem Kraft- und Ausdauertraining mit individualisierter Herzfrequenzvorgabe. Alle Probanden haben seit Jahren leichte Beschwerden im aktiven und passiven Bewegungsapparat, die sich im Laufe der Jahre durch das Training verbessert haben.

Die Ergebnisse dieser Masterarbeit konterkarieren bisherige postulierte Aussagen von Experten, dass die gezielte Zufuhr von Aminosäuren abzulehnen ist und zu keiner nachweislichen Verbesserung der Lebensqualität führen kann. Zur Prüfung auf Strukturgleichheit der Untersuchungsgruppen wurden die Probandenkollektive hinsichtlich ihrer zentralen Tendenz analysiert. Verglichen wurden die arithmetischen Gruppenmittel der in der Eingangsuntersuchung erhobenen Basisdaten.

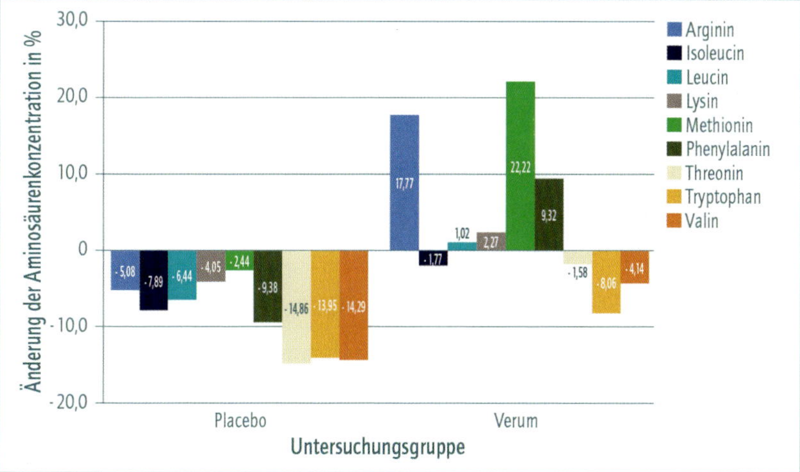

Abb. 39: Prozentuale Änderung der AS-Konzentration von T_1 zu T_2 in der Placebo- und Verumgruppe

Außerdem wurde der Parameter Ernährungsverhalten zusätzlich innerhalb der Gruppen auf das Vorliegen signifikanter Unterschiede von T_1 zu T_2 geprüft. In Abb. 39 werden relevante deskriptive Maßzahlen für beide Probandenkollektive sowie die Auswertungsergebnisse der statistischen Tests veranschaulicht und beschrieben (Herbst 2020).

Nach der achtwöchigen Interventionszeit zeigte sich ein signifikant positiver Effekt auf das Schmerzempfinden der Probanden der Verumgruppe, verglichen mit der Placebogruppe ($p < 0,05$). Das allgemeine Wohlbefinden der Verumgruppe konnte im Vergleich zur Placebogruppe zwischen den beiden Messzeitpunkten zwar deskriptiv sichtbar gesteigert werden, allerdings ohne den Nachweis durch statistische Signifikanz ($p > 0,05$), was nicht bedeutet, dass den Beobachtungen keine Relevanz beigemessen werden kann.

Im Laufe der Masterarbeit wird eingangs dazu bereits der Dualismus von klinischer und statistischer Relevanz verdeutlicht. Gestützt werden die subjektiv erhobenen Daten durch die objektiven Variablen der Aminosäuremesswerte: Die Einnahme des Aminosäurepräparats spiegelte sich messbar in der Veränderung der Aminosäureserumspiegel der Verumgruppe im Vergleich zur Placebogruppe wider, insbesondere für die Aminosäuren Methionin, Phenylalanin, Tryptophan und Valin ($p < 0,05$; Abb. 39).

Zusammenfassend wird mit dieser Arbeit herausgestellt, dass Aminosäuren einen positiven Einfluss auf die Schmerzsymptomatik haben können. Zudem werden im Rahmen der Intervention Tendenzen aufgezeigt, die auf eine Verbesserung des allgemeinen Wohlbefindens hindeuten. Damit die erzielten Ergebnisse abgesichert werden können, wird Forschungsbedarf für die Zukunft ausgesprochen. Insbesondere sollte die Fallzahl in künftigen Studien größer und der Interventionszeitraum länger gestaltet werden. Darüber hinaus sind In-vitro-Studien notwendig, die sich mit den biochemischen Wirkmechanismen befassen, die den beobachteten Ergebnissen zugrunde liegen und sich mit der Frage der Kausalität befassen. Weitere Details der Masterarbeit können Sie in der Schriftenreihe der FHM, Bielefeld Heft 12 Meilensteine in der Gesundheitsmedizin erhalten (https://www.fh-mittelstand.de/fileadmin/pdf/Schriftenreihe/Schriftenreihe_12_web.pdf; letzter Zugriff 25.07.2020).

5.2 Besondere Bedeutung der Omega-3-Fettsäuren

Der HS-Omega-3-Index ist der Maßstab für gute Laune, da er die Aktivität des Serotoninstoffwechsels misst.

Die biochemische Bedeutung der Omega-3-Fettsäuren für die Aufrechterhaltung elementarer Funktionsabläufe in unserem Stoffwechsel ist heute unbestritten. Omega-3-Fettsäuren sind Zellmembranbestandteil und damit für die Membranpermeabilität verantwortlich. Abb. 40 aus der Vorlesung von Prof. von Schacky an der FHM Bielefeld verdeutlicht die Komplexität der vielfältigen Aufgaben der Zellmembran, welche durch eine gute Versorgung mit Omega-3-Fettsäuren nachweislich verbessert werden kann.

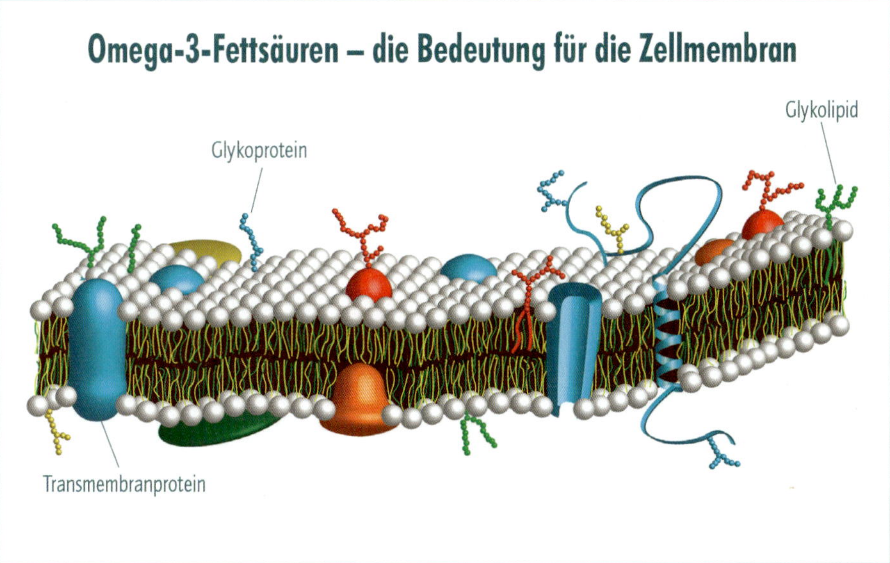

Abb. 40: Omega-3-Fettsäuren – die Bedeutung für die Zellmembran

Omega-3-Fettsäuren sind Vorläufer von Prostaglandinen und Leukotrienen mit antientzündlicher, antithrombotischer, vasodilatativer, antiarrhythmischer Wirkung, senken die LDL- und erhöhen die HDL-Werte. Daher haben Omega-3-Fettsäuren kardioprotektive Wirkung (die vaskuläre Entzündung verringert sich, die Plaquebildung nimmt ab), die Immunkompetenz steigt, sodass das Tumorrisiko sinkt, die Wundheilung verbessert sich ebenso wie Seh- oder Sensibilitätsstörungen. Zudem haben Omega-3-Fettsäuren Auswirkungen auf die Gehirn- und Nervenentwicklung, die Serotonin-/Dopaminrezeptorsynthese sowie die Retinaentwicklung.

Zu den wichtigsten Omega-3-Fettsäuren gehören α-Linolensäure, Eicosapensäure (EPA) und Docosahexaensäure (DHA). α-Linolensäure ist die „Ausgangsfettsäure" im Stoffwechsel der Omega-3-Fettsäuren und findet sich in Farnen, Moosen und einigen pflanzlichen Ölen wie Leinsamen- und Rapsöl. Der menschliche Organismus kann kürzerkettige α-Linolensäure kaum (etwa 5-10 %) in EPA und DHA umwandeln. Aus diesem Grunde können die gesundheitsfördernden Effekte von EPA und DHA nicht durch die Gabe pflanzlicher α-Linolensäure erreicht werden.

In folgenden Nahrungsmitteln sind Omega-3-Fettsäuren enthalten: fettreichen Kaltwasserfischen (Lachs, Makrele, Hering, Sardine, Thunfisch), Mikroalgen, Leinöl, Rapsöl, Nussöl, Sesamöl sowie Sojaöl.

Die EPA und DHA sind unentbehrliche Bestandteile jeder Zellmembran (Abb. 40) und daher maßgeblich für die Gesundheit verantwortlich. Sie stärken:

- das Immunsystem;
- wirken antientzündlich;
- unterstützen die Sauerstoffversorgung der Organe;
- senken erhöhte Blutfette;
- steigern die Konzentrations- und mentale Leistungsfähigkeit.

Mittlerweile existiert ein sogenannter *HS-Omega-3-Index*, der unter anderem ein Indikator für die Serotoninbildung im Gehirnstoffwechsel darstellt (Informationen zum HS-Omega-3-Index: https://www.omegametrix.eu/index_patienten.php). Ist der prozentuale Anteil dieser beiden Omega-3-Fettsäuren (EPA, DHA) in den Erythrozyten zu niedrig und der Omega-3-Index $<$ 8 %, dann ist die Wahrscheinlichkeit, dass vermehrte Stimmungsschwankungen auftreten, deutlich erhöht.

Bei Leistungs- und Spitzensportlern kann ein HS-Omega-3-Index $>$ 12 % nachweislich entzündungshemmende Wirkungen nach intensiven Trainings- und Wettkampfphasen haben, die einen guten Schutz vor muskulären Verletzungen darstellen. Ein therapeutischer Effekt bei zunehmenden Erschöpfungszuständen lässt sich bei Konzentrationen von mindestens 840 mg EPA und 560 mg DHA erreichen.

Therapeutische Effekte zeigen sich in der evidenzbasierten, retrospektiven Studie an 160 Kindern mit Aufmerksamkeits-Hyperaktivitäts-Syndrom (➡ Kap. 6.3.1). Aber auch bei anderen Erkrankungen, wie z. B. der rheumatoiden Arthritis, ist ein HS-Omega-3-Index von > 14,5 % empfehlenswert. Dies haben unsere langjährigen Untersuchungen gezeigt.

Eine aktuelle Masterarbeit im Bereich Mikronährstofftherapie und Regulationsmedizin untersuchte den Zusammenhang zwischen HS-Omega-3-Index und der Aufnahme von Mikronährstoffen im Rahmen einer retrospektiven Interventionsstudie. Es geht primär um eine mögliche Verbesserung der Elastizität der Zellmembran bei guter Versorgung mit Omega-3-Fettsäuren. Ziel der Arbeit war es, zu verifizieren, dass die gezielte Zufuhr von Omega-3-Fettsäuren (gemessen am HS-Omega-3-Index) und die Aufnahme von Mikronährstoffen, am Beispiel von Ferritin, Zink, Selen, Arginin, Folsäure, auch die Aufnahme von Mikronährstoffen und dementsprechend den Versorgungsstatus verbessern kann.

Aus der SALUTO-Datenbank wurde insgesamt 99 Probanden selektiert, deren anthropometrische Daten in Tab. 4 aufgeführt sind und die in drei Gruppen aufgeteilt wurden.

Tab. 4: Anthropometrische Daten von 99 Probanden im Rahmen einer retrospektiven, evidenzbasierten Interventionsstudie

Gruppe	N	Alter in Jahren (∅, sd)	Größe in m (∅, sd)	Gewicht in kg (∅, sd)	BMI (∅, sd)
A	34	54,2 ± 5,8	1,73 ± 0,1	80,41 ± 11,3	26,75 ± 2,4
B	29	50,5 ± 3,4	1,74 ± 0,1	80,59 ± 12,7	26,40 ± 2,6
C	36	52,5 ± 4,9	1,75 ± 0,1	81,81 ± 11,4	26,52 ± 2,2

A. Gruppe A umfasst Probanden, die die Grundprinzipien des Glykoplans von Dr. Mosetter praktizieren und eine individualisierte Mikronährstoffrezeptur nach Baukastensystem von HCK erhalten haben.

B. Gruppe B umfasst die Probanden, die auch das Ernährungsverhalten nach dem Glykoplan veränderten, gleichzeitig aber 1.700 mg EPA/DHA in Form eines Fischöls aus Norwegen (Firma Norsan) erhalten haben.

C. Als Kontrollgruppe (Gruppe C) haben wir Probanden ausgewählt, die keine Mikronährstoffe erhalten und das Ernährungsverhalten nicht verändert haben.

Im Rahmen der Varianzanalyse (ANOVA) konnte dargestellt werden, dass die Gruppen homogen aufgeteilt waren, dies beinhalten auch die einzelnen Mikronährstoffe. Die Interventionsphase betrug 24 Wochen und es wurden folgende Parameter erfasst: Mikronährstoffstatus, HbA_{1c}, Befindlichkeiten, 24-Stunden-HRV-Messung (Stressindex, LF/HF-Ratio, pNN50).

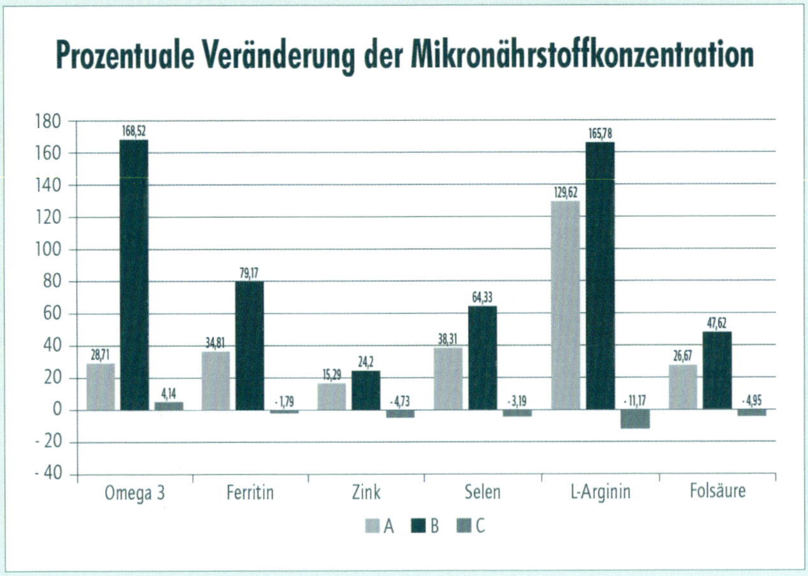

Abb. 41: Prozentuale Veränderung der Mikronährstoffkonzentration

Gruppe B zeigt die größten Veränderungen des Mikronährstoffstatus (Abb. 41), des HbA_{1c} (Langzeitzuckerwerts) sowie der Befindlichkeitsstörungen. Mithilfe der 24-Stunden-HRV-Messungen (Abb. 42) gelang der Nachweis, dass die gleichzeitige Zufuhr der Omega-3-Fettsäuren in der beschriebenen Dosierung zu einer signifikant größeren Reduzierung des Stressindexes, des vegetativen Quotienten (LF/HF-Ratio) und zu einem Anstieg des pNN50 führt. Dies bedeutet eine wesentlich bessere Balance des vegetativen Nervensystems.

Die gezielte Zufuhr der Omega-3-Fettsäuren verbessert nachweislich die Aufnahme der individualisierten Mikronährstoffrezepturen. Diese Wirkung ist aber nur mit den bisherigen Dosierungen von Omega-3-Fettsäuren > 1.700 mg EPA/DHA möglich. Weitere Details sind der Masterarbeit zu entnehmen (Müller, 2020).

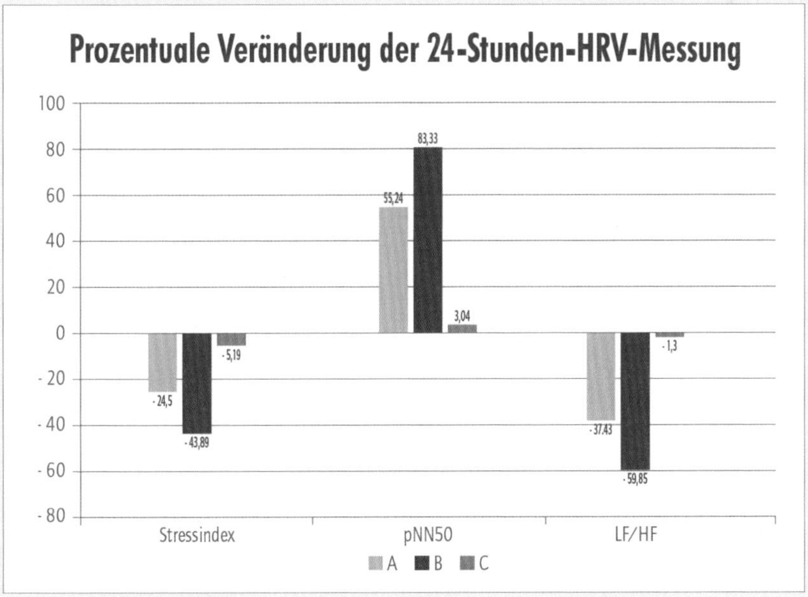

Abb. 42: Prozentuale Veränderung der 24h-HRV-Messung

In der Literatur gibt es bisher keine vergleichbaren Untersuchungen. Welche biochemischen Auswirkungen die Omega-3-Fettsäuren auf die wirkliche Veränderung der Membranelastizität haben, können wir an dieser Stelle allerdings noch nicht im Detail beantworten. Hierzu sind zukünftig weitere Forschungsprojekte zu empfehlen.

5.3 Magnesium: Das Multitalent unter den Mineralstoffen

Magnesium ist an mehr als 300 enzymatischen Prozessen beteiligt. Diese stehen in direkter Verbindung zur Energiespeichersubstanz ATP (Adenosintriphosphat). Magnesium spielt eine zentrale Rolle bei der Muskelkontraktion, der Erregungsleitung in Nerven- und Muskelzellen, bei der Stabilisierung von Zellmembranen und bei der Regulation der Herzmuskelfunktion. Eine ausreichende Versorgung erhöht die Stressresistenz und beugt einer zu schnellen Erschöpfung der zellulären Energiedepots und der Elektrolyte vor.

Ein Magnesiummangel erhöht die Durchlässigkeit von Kalium, was die zelluläre Kaliumauffüllung stört und negative Auswirkungen auf die körperliche Leistungsfähigkeit und die Schlagfrequenz des Herzmuskels hat. Seine antagonistische Wirkung gegenüber Kalzium schützt die Herzmuskelzelle vor Kalziumüberladung. So ökonomisiert Magnesium die Bioenergetik des Herzmuskels, insbesondere bei hohen Belastungen, und beugt Herzrhythmusstörungen vor.

Typische Symptome eines Magnesiummangels können sein:

- Problem bei Stress, die Contenance zu wahren;
- Muskelschwäche;
- innere Unruhe;
- Neigung zu schmerzhaften Muskel- und Wadenkrämpfen;
- schlechtes Schlafverhalten und nachweislich verschlechterte Regeneration;
- Trainingsanpassung.

Die Ergebnisse unserer klinischen Studie zeigen, dass die Magnesiumserumkonzentration statisch signifikant zunimmt, während die zelluläre Konzentration abnimmt. Daher lässt sich nur mithilfe spezieller zellulärer Blutuntersuchungen, die den „Status quo" des Magnesiumhaushalts richtig erfassen, eine valide Aussage über den Magnesiumhaushalt treffen. Über 85 % der untersuchten Personen zeigen deutliche Defizite in der zellulären Magnesiumkonzentration und schlafen nachts sehr unruhig.

Bessere Stresstoleranz

Psychische Belastungen und Stress stellen eine immer größer werdende gesellschaftspolitische Herausforderung dar. Menschen, die zelluläre Magnesiumdefizite aufweisen, zeigen deutlich höhere Kortisolwerte in Stressphasen und können nach Arbeitstagen kaum abschalten und schlecht schlafen. Die gezielte Zufuhr von Magnesium führte zu einer deutlich verbesserten Stresstoleranz und zu verbessertem Schlafverhalten. Bei Menschen mit grenzwertigen Schilddrüsenhormonspiegeln kann durch eine gezielte Zufuhr eine vermehrte Anspannung des vegetativen Nervensystems (Sympathikotonie) deutlich reduziert werden.

Wir haben eine randomisierte, kontrollierte, zweiarmige Parallelstudie mit 100 Probanden und einem Studienzeitraum von 90 Tagen durchgeführt (Stiftung für Mikronährstoffe, Prävention, Gesundheit, Lebensqualität, 2015). Hauptuntersuchungsgegenstand war, inwieweit der Mineralstoff Magnesium, der als natürlicher Kalziumantagonist ebenfalls einen hohen Stellenwert in der Kardiologie hat, in Kombination mit einem Kraftausdauertraining die sympathovagale Balance beeinflussen kann. Als zusätzlicher Parameter wurde der Effekt auf die intrazelluläre Magnesiumkonzentration untersucht.

Wir konnten zeigen, dass sich in der Gruppe, die täglich abends 400 mg Magnesium eine Stunde vor dem Schlafen supplementierte, die HRV-Parameter deutlich verbesserten: Der pNN50 – ein Indikator für die Höhe der Parasympathikusaktivität – stieg an. Die LF/HF-Ratio (vegetativer Quotient) sowie der Stressindex – niedrige Werte bedeuten jeweils eine gute Balance des vegetativen Nervensystems – sanken (Abb. 43).

Die Probanden der Kontrollgruppe zeigten keine positiven Veränderungen der HRV-Parameter. Die Vagusaktivität und damit die Anpassungs- und Regenerationsfähigkeit des Körpers nahm nachweisbar durch die Magnesiumsubstitution zu. Eine Wirkung auf die intrazelluläre Magnesiumkonzentration konnte in der Studie nicht gezeigt werden.

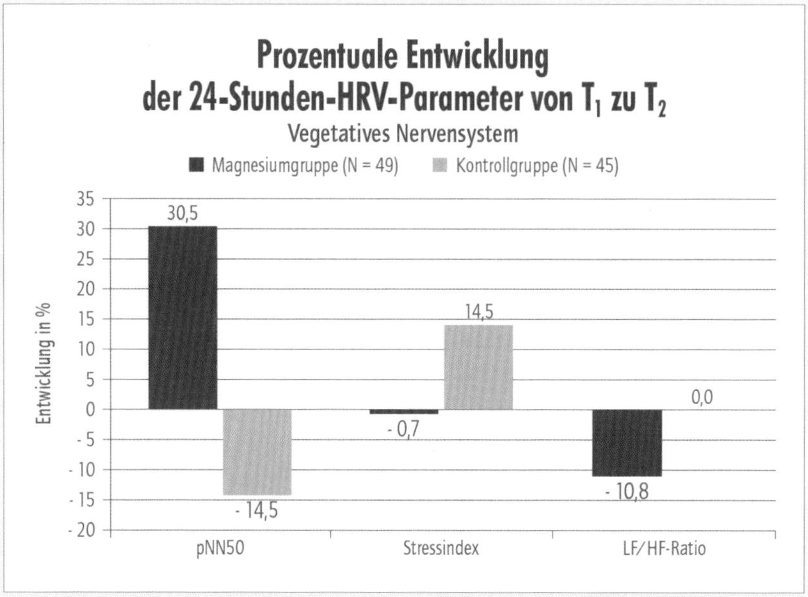

Abb. 43: Prozentuale Entwicklung der HRV-Parameter

Die Ergebnisse dieser Studie weisen darauf hin, dass Menschen mit psychischen und körperlichen Stressbelastungen von einer täglichen Magnesiumzufuhr profitieren können. Diese führt nicht nur zu einer verbesserten physiologischen Regulation der sympathischen und parasympathischen Efferenzen, sondern kann einem Magnesiummangel und damit weiteren Folgeerscheinungen und -erkrankungen, wie beispielsweise Unruhezuständen, Reizbarkeit, Konzentrationsschwäche, Schlafstörungen oder Depressionen, vorbeugen.

Unsere ersten Voruntersuchungen zeigen, dass die verteilte Zufuhr z. B. von Magnesiumbisglycinat mit jeweils 200 mg morgens, mittags und abends eine noch effektivere Wirkung auf die Balance des vegetativen Nervensystems haben kann. Die nächste Masterarbeit wird dies mithilfe einer Crossover-Doppelblindstudie untersuchen.

Ohne Magnesium keine optimale Ausdauerentwicklung

Gerade intrazelluläre Magnesiumverluste können zu Leistungseinbußen führen. Etwa 80 % des zellulären ATP sind komplex an Magnesium gebunden. Bei belastungsbedingtem ATP-Verbrauch verliert Magnesium seinen Bindungspartner. Es kommt zu einer intrazellulären Freisetzung von Magnesium und zu Verlusten im Gewebe. Durch die Verschiebung vom Intra- in den Extrazellularraum können die Magnesiumserumspiegel vorübergehend trügerisch hoch sein, obwohl ein Defizit besteht. Die Niere reagiert auf die hohen Magnesiumspiegel mit einer vermehrten Ausscheidung und fördert so die Magnesiumverarmung. Eine optimale zelluläre Magnesiumkonzentration liegt 25 % oberhalb der Medianwerte (55 mg/l Ery.), die aktuelle intrazelluläre Konzentration kann allerdings nur mit spezieller Diagnostik bestimmt werden. Bei zellulären Defiziten ist eine langfristige Einnahme von Magnesium notwendig. Eine kurzfristige Einnahme über 4-6 Wochen kann die zellulären Speicher nicht auffüllen.

Aus vielen eigens durchgeführten Untersuchungen haben wir einen direkten Bezug zu einer optimalen zellulären Magnesiumkonzentration erkennen können. In einer dreimonatigen Trainingsphase erhielten 48 Sportler keine Magnesiumpräparate, während die andere Gruppe von 52 Sportlern 32 mg Magnesium Orotat morgens, mittags und abends zum Essen einnahm (Dosierung je nach gemessener Magnesiumkonzentration). Bei den hier untersuchten Sportlern zeigten die Ferritinwerte in beiden Gruppen mit 80,9 ± 8,9 eine ausreichende Versorgung mit Eisen.

Die Sportler mit einer zellulären Magnesiumkonzentration < 44 mg/l Ery. entwickelten ihre Ausdauerleistungsfähigkeit, gemessen mit der fixen Schwelle bei 4 mmol/l, nur um 9,1 % (von 3,70 ± 0,30 auf 4,07 ± 0,12), während die Sportler mit einer Magnesiumkonzentration von > 55 mg/l Ery. die fixe Schwelle um 14,7 % (von 3,81 ± 0,19 auf 4,47 ± 0,11) entwickeln konnten.

Der Trainingsumfang war bei beiden Gruppen gleich. Die Bedeutung dieses Parameters für die Entwicklung der Ausdauerleistungsfähigkeit wird hier besonders deutlich.

5.4 Stellenwert von Vitamin D

Vitamin D ist ein fettlösliches Vitamin, das in die Regulation des Kalzium-Phosphat-Haushalts eingebunden ist (Abb. 44). Es ist wichtig für Kallusbildung, Chondrozytenreifung und Knochenmineralisation. Vitamin D wirkt über die Aktivierung von Thrombomodulin antithrombotisch. Es senkt den Blutdruck, wirkt phagozytoseaktivierend und antikanzerogen, da die Tumorangiogenese gesenkt wird. Außerdem fördert es die β-Zellfunktion im Pankreas, sodass die Insulinsekretion steigt!

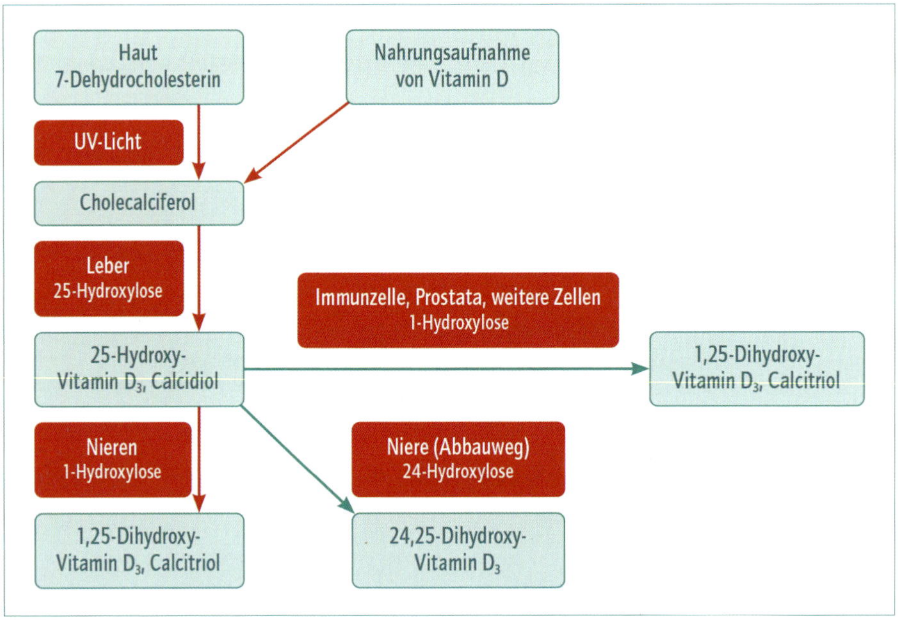

Abb. 44: Vitamin-D-Stoffwechsel

Welche Vitamin-D-Konzentrationen sind optimal?

Eine große Zahl publizierter Studien (z. B. Bischoff-Ferrari et al., 2006; Raman et al., 2011) zeigt, dass Vitamin-D-Konzentrationen in einem Bereich von ca. 75-125 nmol/l (30-50 µg/l) bezüglich 25-OH-D_3 mit einer höheren Knochendichte, einer verminderten Frakturrate und einer verminderten Inzidenz des Kolonkarzinoms einhergehen. Weitere Studien (z. B. Publikationen zur LURIC-Studie; Murr et al., 2012) zeigen, dass

Vitamin-D-Konzentrationen in diesem Bereich auch mit einer verminderten Inzidenz von koronaren Herzerkrankungen einhergehen.

Das Kompetenzzentrum für komplementärmedizinische Diagnostik, Labor Dr. Bayerim synlab MVZ, konnte zeigen, dass der Anstieg des 25-OH-D_3 unter Einnahme von 5.000 I.E. Cholecalciferol/Tag für 12 Wochen individuell sehr unterschiedlich stark ausgeprägt war (Abb. 45).

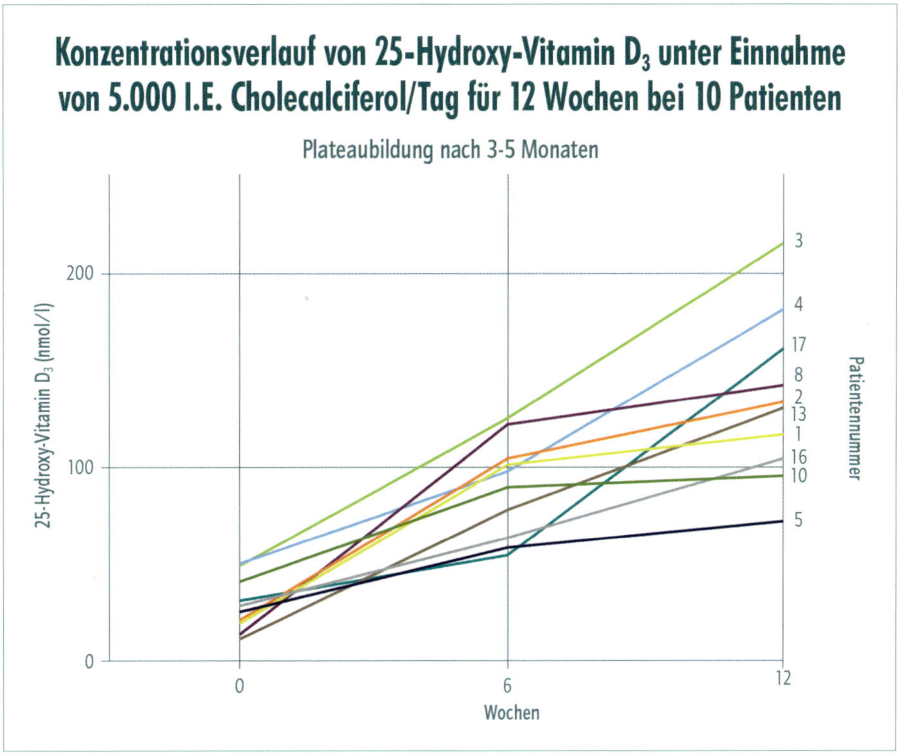

Abb. 45: Anstieg des 25-OH-D_3 unter Einnahme von 5.000 I.E. Cholecalciferol/Tag für 12 Wochen bei 10 Patienten

Daher kann keine Einheitsdosis für Vitamin D zur Erreichung optimaler Serumkonzentrationen definiert werden. Es gilt daher:

Messen, substituieren, kontrollieren!

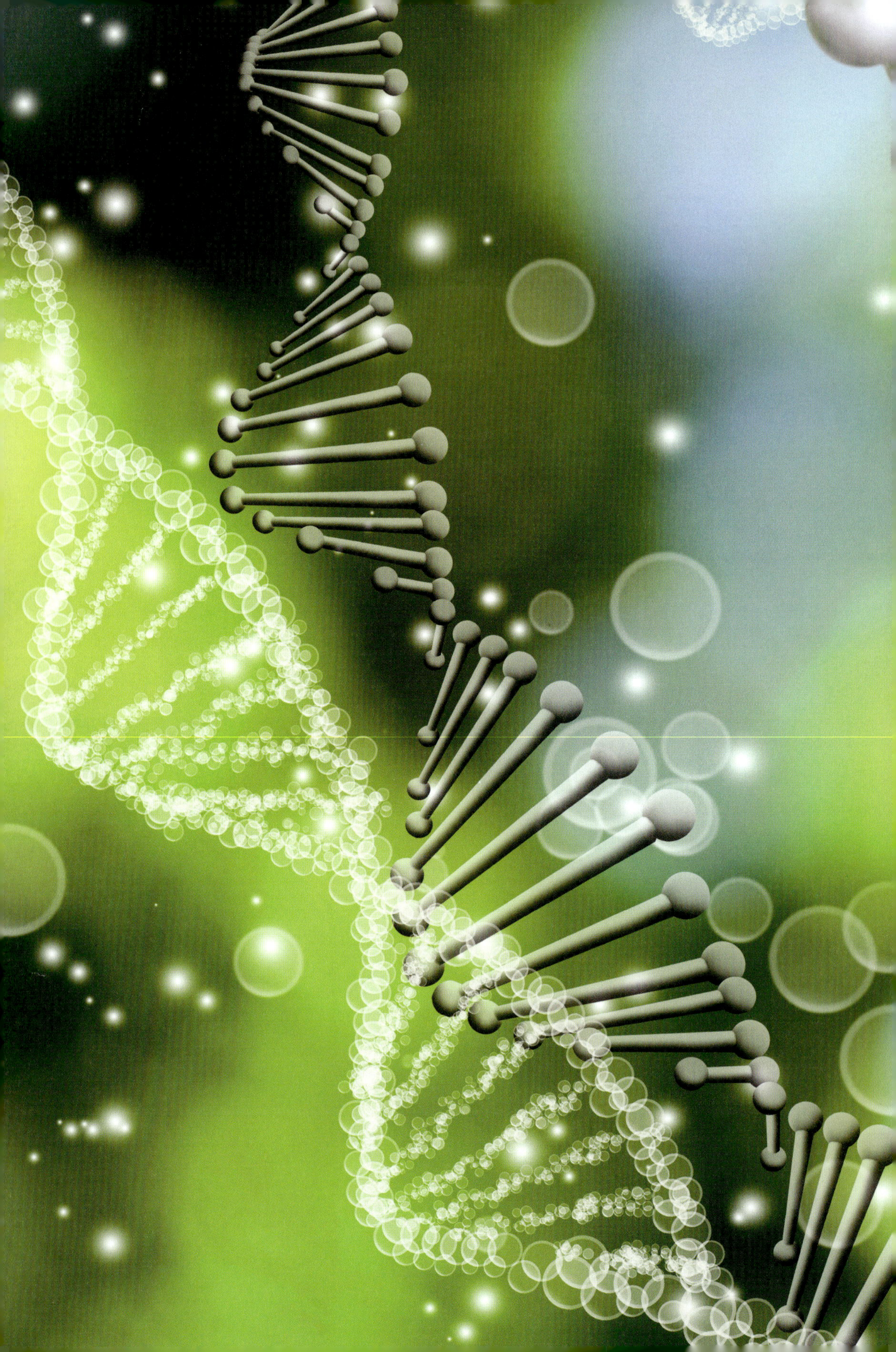

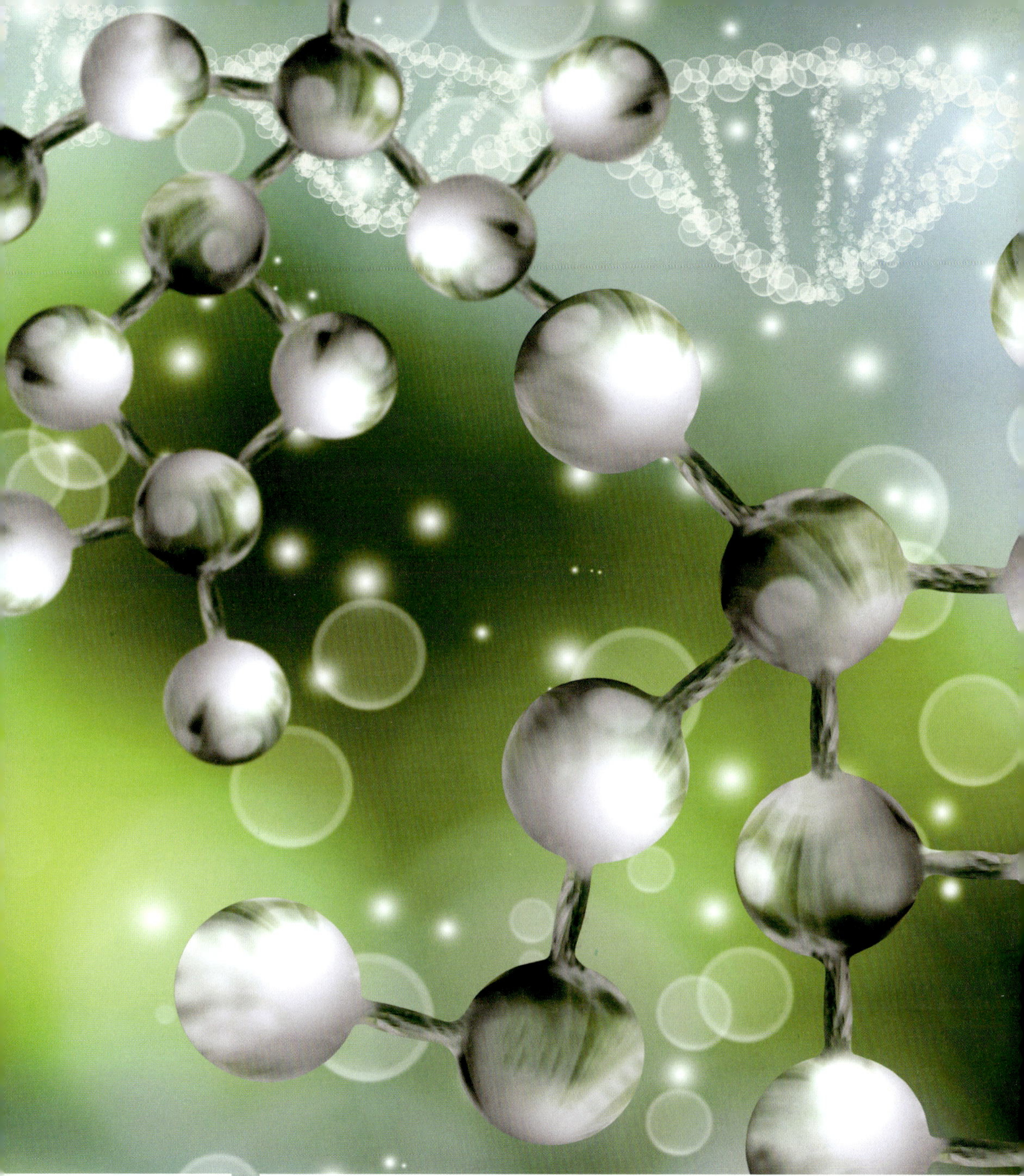

6 MEILENSTEINE IN DER GESUNDHEITSMEDIZIN

6 MEILENSTEINE IN DER GESUNDHEITSMEDIZIN

6.1 Hydro-Cell-Key®-System

Das *Hydro-Cell-Key®-System* (HCK®-System) ist die Basis für individualisierte Mikronährstoffrezepturen und stützt sich auf den Grundsatz (https://hepart.ch/fileadmin/user_upload/hepart/PDFs/pdf_Produktinformationen_HCK/Hydro_Cell_key_A4_deutsch.pdf):

> *„Alles, was wächst und dem Menschen als Nahrung dient, befindet sich in kolloidalem Zustand. Das ganze Leben auf dieser Erde basiert auf kolloidalen Zuständen."*

Galaktomannane und Polysaccharide sind Träger von Mikronährstoffen, die im Gelzustand als Biomatrix die Bioverfügbarkeit von Mikronährstoffen optimieren. Zur Mikronährstoffwissenschaft gehört auch das Wissen um die Resorption. Es muss dafür gesorgt werden, dass die Mikronährstoffe mit der Nahrung oder in den Mikrostoffsupplementen optimal resorbiert werden.

Ein weiterer wichtiger Punkt ist die gegenseitige negative Beeinflussung (Antagonismus) vieler Mikronährstoffe untereinander, welche die Wirksamkeit vieler Mikronährstoffsupplemente, vor allem im Vitamin- und Mineralstoffbereich, wesentlich beeinträchtigt, möglicherweise sogar überschaubare und deshalb unerwünschte Interaktionen auslöst.

Eine völlig neue Art der Einbettung von Mikronährstoffen in pflanzliche Zellverbände ermöglicht jetzt die Herstellung optimal resorbierbarer Mikronährstoffsupplemente: Das Verfahren wird als *HCK®-Verfahren*, das in jahrelanger Forschungs- und Entwicklungsarbeit entstanden ist, bezeichnet.

Wir nutzen seit über 15 Jahren diese wirklich hervorragende Möglichkeit, um die Mikronährstoffrezepturen nach den Ergebnissen unserer weltweit einmaligen Datenbank zu erstellen. Die HCK®-Trägersubstanz ist die ideale Biomatrix: das Kolloidalsystem von Galaktmannanen mit pseudoplastischem Fließverhalten.

Das Galaktomannanemolekül bildet zusammen mit den molekularen Wasserstoffbindungskräften eine innere, fest gebundene Wasserhülle und zwischen den einzelnen Galaktomannanemolkülen eine lose sogenannte *äußere Wasserhülle*. Die Galaktomannanemoleküle untereinander, auch zusammen mit eingebauten Mikronährstoffen, gehen lose Verbindungskomplexe ein (Abb. 46).

Die wasserlöslichen Galaktomannane können je nach Feuchtigkeitsaufnahme in Form eines kompakten Gels (Wassergehalt bis 97 %) oder bis zu filmbildenden Medien (Wassergehalt ab 99 %) ausgebildet werden. Die dabei resultierenden unterschiedlichen Austauschflächen werden zur Steuerung von Austausch- und Resorptionsvorgängen herangezogen.

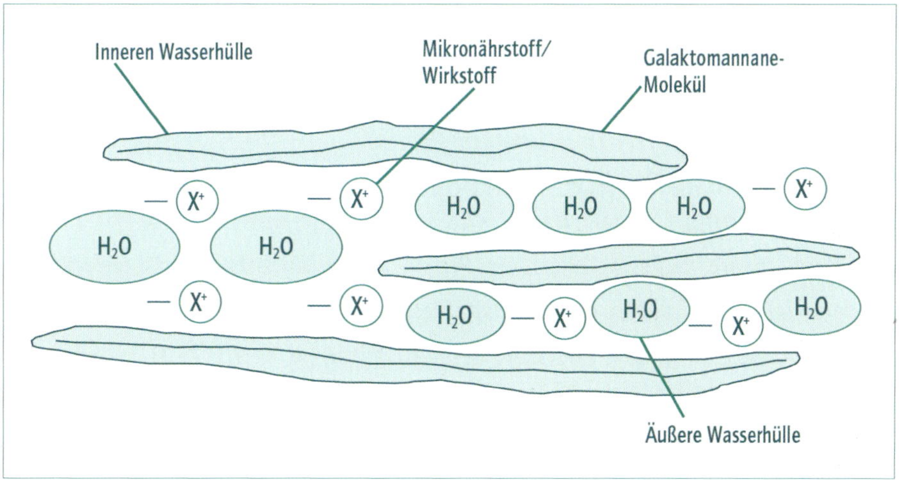

Abb. 46: Hydro-Cell-Key®-Verfahren

Eine der wichtigsten Anforderungen an Trägersubstanzen von Mikronährstoffen ist, dass sie negative Einflüsse von Mikronährstoffen untereinander (Antagonismus) verhindern. Bei Feuchtigkeitsaufnahme haben die Mikronährstoffe im gequollenen HCK®-System ihr eigenes pH-neutrales und nicht ionogenes Milieu. Für den Mikronährstoffabruf/für die Mikronährstoffabgabe stehen große Austauschflächen zur Verfügung.

Die bestehenden, sich gegenseitig behindernden Wechselwirkungen von Mineralstoffen werden dadurch im HCK®-System verhindert. Individuelle Bedürfnisse an Mikronährstoffen können somit gemischt und bilanziert werden.

6.2 Energie auf Rezept

Oder: Wie entstehen die individualisierten Mikronährstoffrezepturen?

Die Erstellung der Mikronährstoffrezepturen aus der weltweit einmaligen Datenbank haben wir in Kap. 2.3.2 beschrieben.

Für die Erstellung der individualisierten Mikronährstoffrezepturen existieren zwei Möglichkeiten: Die intravenöse Blutabnahme erfolgt durch autorisiertes medizinisches Personal mit einer umfangreichen Diagnostik und als Zweites der Selbsttest (➡ Kap. 6.2.1.3), der es dem Einzelnen ermöglicht, einen „Status quo" seines Energiehaushalts zu erhalten, ohne dass er Hilfe bei der Blutabnahme braucht.

Die Blut-Urinwerte werden dann mit dem Anamnesebogen in die Datenbank (10.542 Ziel-/Referenzwerte, unterteilt in 297 Kategorien) eingegeben. Mithilfe der entsprechenden Software werden vergleichbare Personen mit identischem Profil gesucht und mit deren durchschnittlichen Mikronährstoffkonzentrationen verglichen. Aus deren prozentualer Abweichung von diesen Ziel-/Referenzwerten (➡ Kap. 6.2.1.1) und unter Berücksichtigung der anderen Blutwerte wird mithilfe der Software ein Vorschlag für eine individuelle Mikronährstoffrezeptur (Magistralrezeptur) erstellt, die dann vom Kompetenzteam (u. a. Ärzte, Ernährungswissenschaftler) überprüft und endgültig festgelegt wird. Der Kunde/Patient entscheidet selbst, in welcher Form er diese Mikronährstoffrezeptur für sich einsetzt.

WICHTIG

Die speziellen Laboreinrichtungen messen sehr genau. Diese Ergebnisse werden in die Software unserer umfassenden Datenbank eingegeben und ermöglichen so die individualisierte Erstellung der Mikronährstoffrezepturen.

6.2.1 Grundlage für die Erstellung einer individuellen Mikronährstoffempfehlung und -rezeptur

Als Grundlage für die Erstellung einer individuellen Mikronährstoffempfehlung und -rezeptur benötigen wir:

- Alter, Geschlecht;
- einen umfassenden Anamnesebogen;
- Blut- und/oder Urinanalysen;
- die Berechnung der Abweichungen von den Zielwerten der Datenbank.

Blutdiagnostik

- **Serumanalyse:**
  - Diese Blutanalyse wird routinemäßig durchgeführt. Es können schon lange intrazelluläre Defizite bestehen, ohne dass der Serumwert sich verändert (z. B. im Blutserum sind 1-2 % des gesamten Zinkpools, 85 % sind in den Erythrozyten, den roten Blutkörperchen, enthalten).
  - **Nachteil:** Keine realistische Aussagefähigkeit über Mikronährstoffdefizite.

- **Vollblutanalyse:**
  - Die Vollblutanalyse hat eine bessere Aussagefähigkeit, da das Blut nach der Blutabnahme nicht zentrifugiert wird und sowohl intrazelluläre Anteile wie auch Plasmaanteile beinhaltet.
  - **Nachteil:** Die Blutwerte unterliegen kurzfristigen Ernährungseinflüssen.

MIKRONÄHRSTOFFE

- **Intrazelluläre Analyse:**
  - Die intrazelluläre Analyse (in den Erythrozyten) wird nur in wenigen Laboren durchgeführt. Diese Labore haben leider häufig keine ausreichenden Zielreferenzwerte für Menschen mit unterschiedlichen Befindlichkeiten, Erkrankungen etc.
  - Die intrazelluläre Analyse unterliegt nicht den kurzfristigen Ernährungseinflüssen und ist für die Erfassung der Mikronährstoffdefizite von entscheidender Bedeutung.

Für eine möglichst erfolgreiche Mikronährstofftherapie ist eine fundierte IST-Analyse unabdingbar. Führungskräfte, Leistungs-/Spitzensportler und Menschen mit erheblichen Vorerkrankungen bedürfen einer umfassenderen Analyse, die für die Erstellung der Mikronährstoffrezepturen erforderlich ist (www.saluto.de), die eine intensivere Beratung impliziert.

Mit der Intention, unsere Ergebnisse einer größeren Bevölkerungsgruppe zur Verfügung zu stellen, haben der Autor und sein Team *Energy for Health* gegründet. Hier werden verschiedene Analysemodule in unterschiedlichem Umfang und entsprechender Preisgestaltung zur Auswahl gestellt.

Je nach persönlicher, körperlicher Befindlichkeit sind einfache oder umfangreiche Tests ratsam. Die Ergebnisse werden in die weltweit einmalige Datenbank mit entsprechender Software gegeben und ermöglichen so die Erstellung der individualisierten Mikronährstoffrezepturen (www.energyforhealth.de).

Die Ermittlung des individuellen Energie-/Mikronährstoffbedarfs basiert auf folgenden Analysen, die je nach Anforderungsprofil und vorliegender Anamnese zusammengestellt werden:

- Der umfassende Anamnesebogen ermöglicht die Zuordnung in das Cluster der 10.542 Ziel-/Referenzwerte, unterteilt in 297 Kategorien.
- Großes Blutbild (u. a. Schilddrüsenhormone, Leber-/Nierenwerte, HbA_{1C}-Wert, CRP-Wert).
- I-FABP-Parameter zum Ausschluss vorliegender Darmbarrierestörungen;

- spezielle zelluläre Mikronährstoffanalysen;
- funktioneller Energiestoffwechsel;
- Konzentration der vielfältigen Aminosäuren;
- Beanspruchung körpereigener Strukturproteine am Energiestoffwechsel (Pyridinium-Crosslinks).
- 24-/48-Stunden-HRV-Messung;
- Kortisoltagesprofil (Speichel).

6.2.1.1 Kurzcharakteristika der einzelnen Blut-, Urin- und Speichelanalysen

Funktioneller Energiestoffwechsel

Der Zitronensäurezyklus (Zitratzyklus) bildet die zentrale Schaltstelle des gesamten Stoffwechsels (➡ Kap. 2.3). Die Messung erfolgt mit der Analyse des ersten Morgenurins. Der Autor und sein Team haben in den letzten Jahren mehr als 7.500 Analysen durchführen lassen und eine gruppenspezifische Zuordnung der Ergebnisse in bestimmte Cluster vornehmen können.

Im Zitratzyklus werden sieben verschiedene Säuren und Metabolite gemessen, die nach unseren Ergebnissen auf Aktivitätseinschränkungen wichtiger Enzyme im Energiestoffwechsel hinweisen:

- Zitronensäure,
- Cis-Aconitsäure,
- Alpha-Ketoglutarsäure,
- Bernsteinsäure,
- Fumarsäure,
- Apfelsäure,
- Pyruvat.

Die gezielte Zufuhr individualisierter Mikronährstoffrezepturen führt zu einer Ökonomisierung des Energiestoffwechsels. An dem dargestellten Beispiel (Abb. 47) können Sie erkennen, dass vor der Mikronährstofftherapie einige Säuren und Metabolite im roten

Bereich liegen und aufzeigen, dass der funktionelle Energiestoffwechsel deutlich eingeschränkt ist (blaue Säulen). Nach 12 Wochen individualisierter Mikronährstoffzufuhr hat sich der Energiestoffwechsel ökonomisiert und dokumentiert jetzt einen optimalen Energiestoffwechsel.

Funktioneller Energiestoffwechsel vor und nach Mikronährstofftherapie

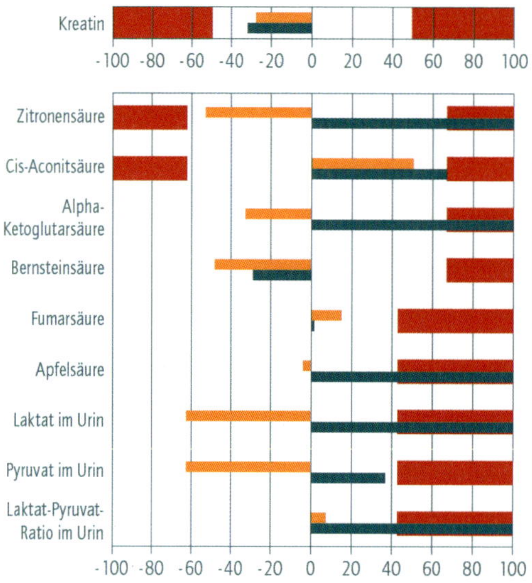

Dauer der Mikronährstofftherapie: 3 Monate

Datum	Referenzbereich	Einheit: mg/g Kreatin 1. U.	2. U.
Kreatin (Urin)	0,8-2,0	0,39	0,47
Zitronensäure	19,7-435,2	411,90	87,42
Cis-Aconitsäure	10,9-104,4	123,67	63,37
Alpha-Ketoglutarsäure	< 8,4	17,46	3,6
Bernsteinsäure	1,2-16,1	5,97	4,4
Fumarsäure	< 1,5	1,51	1,47
Apfelsäure	< 1,0	3,38	0,96
Laktat im Urin	6,3-40,7	94,26	8,36
Pyruvat im Urin	0,9-6,6	3,74	0,98
Laktat-Pyruvat-Ratio im Urin	2,0-17,8	25,2	8,51

Abb. 47: Funktioneller Energiestoffwechsel vor und nach Mikronährstofftherapie

Indikator für den Knorpel- und Knochenstoffwechsel (Pyridinium-Crosslinks)

Der Knochen, aber auch der Knorpel, besteht aus Kollagenmolekülen, die durch Querverbindungen stabilisiert werden. Diese Querverbindungen sind im

- Knochen hauptsächlich das Deoxypyridinolin (DPD) und im
- Knorpel das Pyridinolin (PD).

Bei verstärkten Abbauvorgängen werden diese Produkte der Quervernetzung (Crosslinks) in das Blut abgegeben und danach über den Urin ausgeschieden. Die

Menge der ausgeschiedenen Pyridinium-Crosslinks ist vom Ausmaß der Abbauprozesse abhängig. Da die Ausscheidungen weder durch die Neusynthese von Knochensubstanz noch durch kollagenhaltige Nahrungsbestandteile beeinflusst werden, gilt Deoxypyridinolin momentan als bester Marker, um selektiv die Knochenresorption zu beurteilen.

Nach unseren Erfahrungen bei der Messung der Pyridinium-Crosslinks von 14.400 Spitzensportlern und 6.350 Freizeitsportlern ist dieser Parameter ein guter Indikator dafür, inwieweit der Energiestoffwechsel des Sportlers körpereigene Strukturproteine bzw. den Knorpel- und Knochenstoffwechsel beansprucht hat, die von elementarer Bedeutung für die Funktionserhaltung der vielfältigen Bindegewebsstrukturen (Bänder, Sehnen, Knorpel) sind. Bei zahlreichen Sportlern lassen sich deutliche Mikronährstoffdefizite erkennen, die nachweislich Enzyme bei der Energiegewinnung blockieren und so kurzfristig den Organismus veranlassen, auf körpereigene Strukturproteine zurückzugreifen.

Deutlich über dem Normbereich liegende PD- und/oder DPD-Werte zeigen, dass die Energiegewinnung des Sportlers kurzfristig über körpereigene Strukturproteine erfolgt. Hier ist dringender Optimierungsbedarf im Mikronährstoffhaushalt erforderlich. Eine langfristig bestehende Erhöhung dieser Werte kann nachweislich das Verletzungsrisiko erhöhen.

Die Pyridinium-Crosslinks (bestimmt im zweiten Morgenurin) können aufzeigen, wie stark eine Beanspruchung körpereigener Strukturproteine durch den Energiestoffwechsel ist. PD-Wert > 85 nmol/mmol Kreatinin und DPD-Werte > 15 nmol/mmol Kreatinin können die mentale und physische Leistungsfähigkeit negativ beeinflussen und das Verletzungsrisiko erhöhen.

Abb. 48 zeigt am Beispiel von 144 Marathonläufern (Altersstruktur: 27,1 ± 3,1 Jahre) mit einem Leistungsniveau von 2:30 bis 2:50 h/42,195 km über einen Zeitraum von acht Monaten eine deutliche Reduzierung der Pyridinium-Crosslinks durch die gezielte Mikronährstoffzufuhr. Dies dokumentiert die nachweislich geringere Beanspruchung körpereigener Strukturproteine für den Energiestoffwechsel.

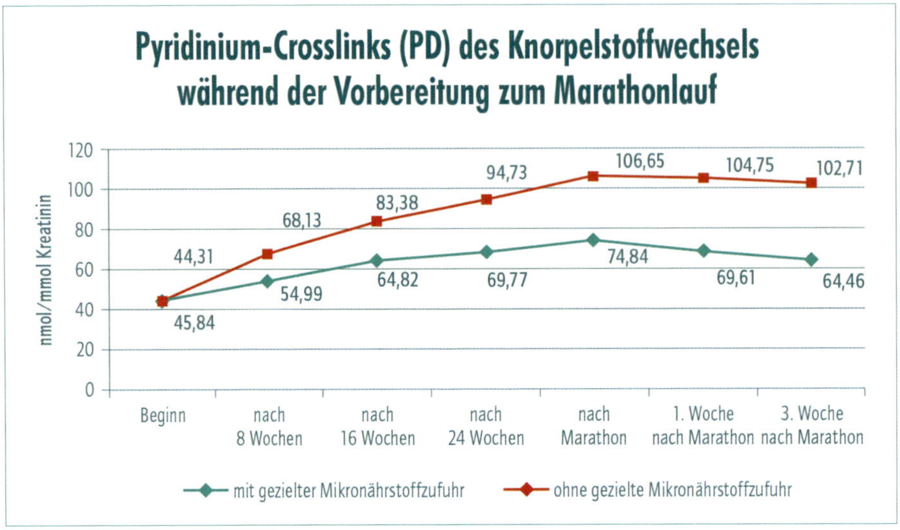

Abb. 48: Pyridinium-Crosslinks des Knorpelstoffwechsels während der Vorbereitung zum Marathonlauf

I-FABP-Messung zur Überprüfung vorliegender Darmbarrierestörungen

I-FABP (➡ Kap. 3.2) wird bei Schädigung des Darmepithels in die Zirkulation freigesetzt und ist im Serum messbar. Im Vergleich zu Zonulin hat dieser Parameter eine bessere Aussagefähigkeit.

Analysen der unterschiedlichen Aminosäurenkonzentrationen

Psychischer und physischer Stress kann den Bedarf erheblich erhöhen. Aminosäuren als Nährstoffe haben einen direkten Einfluss auf Ihr persönliches Wohlbefinden (➡ Kap. 5.1). Sie können mit der richtigen Auswahl unserer Nahrung Ihren Status selbst beeinflussen und „gute Laune" erzielen.

Euphorie und Optimismus sind Spiegelbild Ihrer Aminosäuren. Eine optimale Versorgung mit den im Anhang aufgeführten elementaren Aminosäuren lässt Kummer und Missstimmung schnell verblassen. Aber auch eine immunstabilisierende und funktionserhaltende Wirkung der beanspruchten Bindegewebsstrukturen lässt sich oberhalb von 20 % der jeweiligen 10.542 Ziel-/Referenzwerte, eingeteilt in 297 Kategorien, erkennen.

Analysen der unterschiedlichen Mikronährstoffkonzentrationen

Die Datenbank enthält die Ergebnisse von 32.500 Vollblutanalysen und intraerythrozytären Analysen der einzelnen Mikronährstoffe, sodass eine Bewertung der einzelnen Mikronährstoffkonzentrationen in Bezug auf Alter, Geschlecht, Befindlichkeit, Vorerkrankung, sportliche Aktivität in der jeweiligen Personengruppe erfolgen kann. Die Analysen der intraerythrozytären Mikronährstoffkonzentration umfassen bei der intravenösen Blutabnahme folgende Parameter: Magnesium, Zink, Selen, Vitamin B_1, B_2, B_6, B_9; HS-Omega-3-Index sowie im Serum: Holo-TC (aktives Vitamin B_{12}) und Vitamin D.

Der Selbsttest mit TAP®-Device (ohne intravenöse Blutabnahme; ➡ Kap. 6.2.1.3) umfasst TSH-basal-Wert, HbA_{1C}-Wert, Ferritin, Vitamin D.

Oberhalb von 20 % des jeweiligen Zielwerts dieser Mikronährstoffe zeigen sich keine Aktivitätseinschränkungen im gesamten Stoffwechsel.

Kortisoltagesprofil

Für Menschen mit Herzrhythmusstörungen ist das Kortisoltagesprofil eine sehr gute Alternative zur 24-/48-Stunden-HRV-Messung (➡ Kap. 2.2.1).

6.2.1.2 Beispielanalyse einer Probandin

Analysen und Bewertung der Aminosäurenkonzentrationen

Wie die Analyse im Einzelnen funktioniert, zeigt das folgende Beispiel. Die Probandin ist eine 42-jährige Frau mit vielfältigen Befindlichkeitsstörungen.

Die Software der Datenbank sucht über Algorithmen Personen heraus, die hinsichtlich von Geschlecht, Alter, Befindlichkeitsstörungen, Vorerkrankungen, sportlicher Aktivität etc. ein ähnliches Profil haben und stellt die prozentualen Abweichungen der Medianwerte der Probandin zu diesen Personen her (Nullwert in der Grafik).

Die Tab. 5-8 zeigen die allgemeinen Referenzbereiche und die Messergebnisse der einzelnen Aminosäuren des Labors. Aus der Datenbank und der Software werden dann die

Abweichungen dieser Messergebnisse von den jeweiligen Medianwerten vergleichbarer Personengruppe (hier: 450 Frauen) in Bezug auf Geschlecht, Alter, Vorerkrankungen, Befindlichkeiten, sportliche Aktivität errechnet. Diese Ergebnisse sind grafisch in den Abb. 49-52 als Abweichung der Messwerte der Probandin vom Median der Kontrollgruppe aufbereitet worden.

Tab. 5: Allgemeine Referenzbereiche und die Messergebnisse der einzelnen Aminosäuren. Funktionserhaltende Aufgaben der beanspruchten Bindegewebsstrukturen des aktiven/passiven Bewegungsapparats und Stabilisierung des Immunsystems

	Referenzbereiche des Labors (in mg/dl)	Gemessener Wert der 42-jährigen Probandin (in mg/dl)	Medianwert von 450 vergleichbaren Frauen hinsichtlich Alter, Befindlichkeiten, Vorerkrankungen, sportlicher Aktivität
Arginin	0,697-2,939	1,536	2,145
Glutamin	5,188-11,692	7,267	9,015
Glutaminsäure	0,147-4,725	0,195	3,812
Glycin	1,239-3,566	2,721	2,613
Methionin	0,149-0,797	0,280	0,621
Prolin	0,978-5,742	1,478	4,123

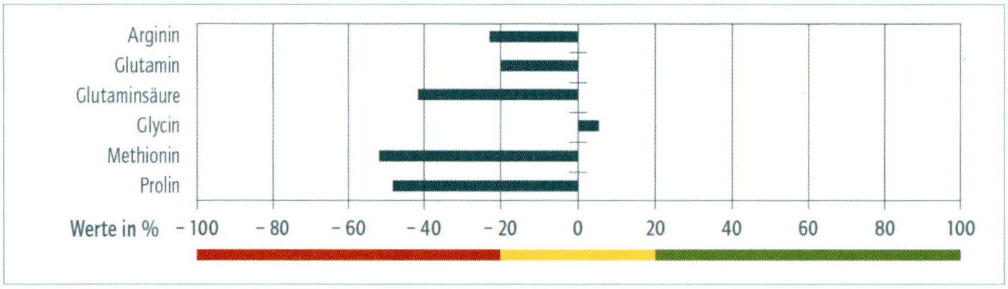

Abb. 49: Abweichung einzelner Aminosäuren. Funktionserhaltende Aufgaben der beanspruchten Bindegewebsstrukturen des aktiven und passiven Bewegungsapparats sowie Stabilisierung des Immunsystems der Probandin von der Nulllinie zum Median der Vergleichsgruppe

Tab. 6: Allgemeine Referenzbereiche und die Messergebnisse der einzelnen Aminosäuren des Energiestoffwechsels und zur Transmitteraktivierung

	Referenzbereiche des Labors (in mg/dl)	Gemessener Wert der 42-jährigen Probandin (in mg/dl)	Medianwert von 450 vergleichbaren Frauen hinsichtlich Alter, Befindlichkeiten, Vorerkrankungen, sportlicher Aktivität
Alanin	2,317-5,479	3,849	4,213
Asparaginsäure	< 0,333	0,002	0,297
Histidin	0,76-1,707	1,161	1,421
Lysin	1,827-4,385	1,974	3,213
Ornithin	0,595-2,049	0,912	1,421
Taurin	0,501-3,379	0,724	3,012
Tyrosin	0,698-1,828	0,887	1,523

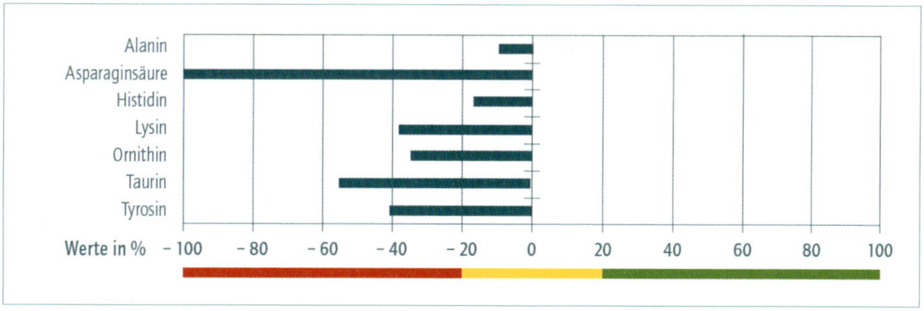

Abb. 50: Abweichung einzelner Aminosäuren des Energiestoffwechsels und zur Transmitteraktivierung der Probandin von der Nulllinie zum Median der Vergleichsgruppe

Tab. 7: Allgemeine Referenzbereiche und die Messergebnisse der einzelnen Aminosäuren des Energie- und Zuckerhaushalts

	Referenzbereiche des Labors (in mg/dl)	Gemessener Wert der 42-jährigen Probandin (in mg/dl)	Medianwert von 450 vergleichbaren Frauen hinsichtlich Alter, Befindlichkeiten, Vorerkrankungen, sportlicher Aktivität
Leucin	1,115-3,624	1,254	3,122
Isoleucin	0,525–2,143	0,671	1,624
Valin	1,640-4,517	1,890	3,816

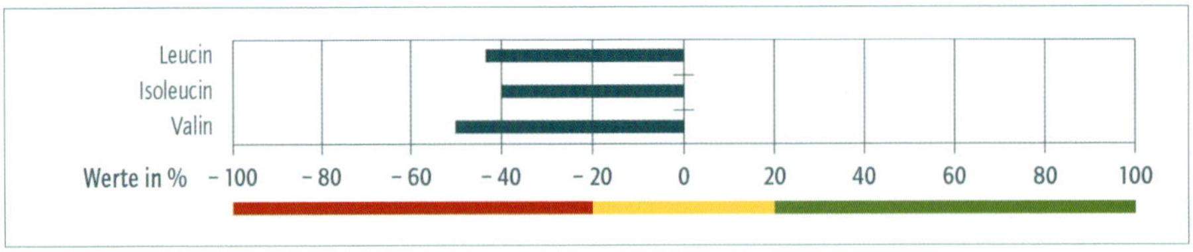

Abb. 51: Abweichung einzelner Aminosäuren des Energie- und Zuckerhaushalts der Probandin von der Nulllinie zum Median der Vergleichsgruppe

Tab. 8: Allgemeine Referenzbereiche und die Messergebnisse von Phenylalanin und Tryptophan, Vorläufersubstanzen für beruhigende und aktivierende Neurotransmitter im Hirnstoffwechsel

	Referenzbereiche des Labors (in mg/dl)	Gemessener Wert der 42-jährigen Probandin (in mg/dl)	Medianwert von 450 vergleichbaren Frauen hinsichtlich Alter, Befindlichkeiten, Vorerkrankungen, sportlicher Aktivität
Phenylalanin	0,743-2,387	0,690	2,156
Tryptophan	0,715-1,829	1,175	1,721

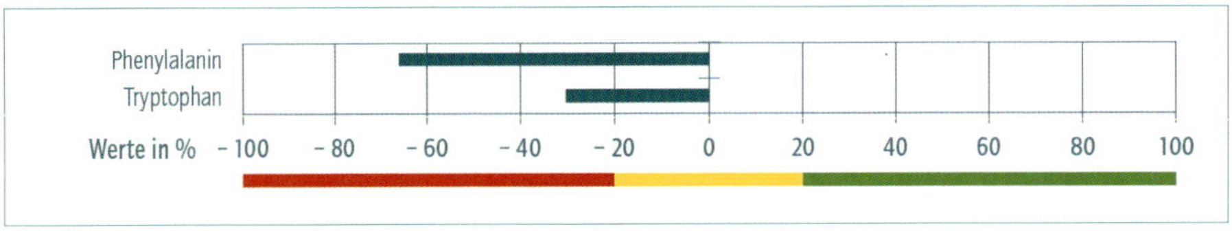

Abb. 52: Abweichung von Phenylalanin und Tryptophan, Vorläufersubstanzen für beruhigende und aktivierende Neurotransmitter im Hirnstoffwechsel der Probandin von der Nulllinie zum Median der Vergleichsgruppe

Analysen der unterschiedlichen Mikronährstoffkonzentrationen in unterschiedlichen Blutkompartimenten

Tab. 9 zeigt die allgemeinen Referenzbereiche und die Messergebnisse der Probandin bezüglich einzelner Mikronährstoffe. Aus der Datenbank und der Software werden dann die Abweichungen dieser Messergebnisse von den jeweiligen Medianwerten vergleichbarer Personengruppen (hier: 450 Frauen) in Bezug auf Geschlecht, Alter, Vorerkrankungen, Befindlichkeiten, sportliche Aktivität errechnet. Diese Ergebnisse sind grafisch in Abb. 53 als Abweichung der Messwerte der Probandin vom Median der Kontrollgruppe aufbereitet worden.

Tab. 9: Allgemeine Referenzbereiche und die Messergebnisse der Mikronährstoffkonzentrationen

	Referenzbereiche des Labors	Einheit	Gemessener Wert der 42-jährigen Probandin	Medianwert von 450 vergleichbaren Frauen hinsichtlich Alter, Befindlichkeiten, Vorerkrankungen, sportlicher Aktivität
Magnesium Ery.	40,1-64,4	mg/l	36,1	46,3
Zink Ery.	8,8-16,0	mg/l	9,8	9,8
Selen Ery.	116-356	µg/l	112	197,0
Ferritin, Frauen	13-150	ng/ml	40,1	48,1
Vitamin B_1 Ery.	28-85	µg/l	54,0	74,3
Vitamin B_2 Ery.	90-350	µg/l	291,0	349,1
Vitamin B_6 Ery.	8,7-27,2	µg/l	41,2	257,6
Folsäure (B_9) Ery.	212-534	µg/l	226	257,4
Holo-TC (aktives B_{12})[a]	> 75	pmol/l	72,0	110
Vitamin D[b]	75-125 > 30-50	nmol/l µg/l	61,00	112
HS-Omega-3-Index (Ery)	8-11	%	5,83	8,0
Gesamteiweiß	6,6-8,7	g/dl	6,9	7,5

[a] Zielbereich: >130 pmol/l [b] Zielbereich: > 130 und < 180 nmol/l

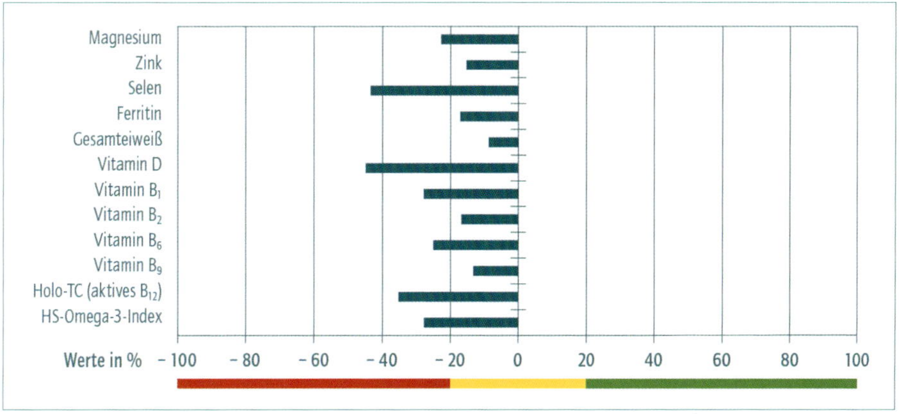

Abb. 53: Abweichung einzelner Mikronährstoffkonzentrationen der Probandin von der Nulllinie zum Median der Vergleichsgruppe

Analyse des Wohlgefühls mit der 24-/48-Stunden-HRV-Messung

Mithilfe der 24- oder auch 48-Stunden-HRV-Messung lässt sich sehr einfach und unkompliziert die psychische Verfassung des Einzelnen erfassen (➡ Kap. 2.2.1).

Am Beispiel der 42-jährigen Frau mit vielfältigen Befindlichkeitsstörungen lassen sich die Veränderungen des vegetativen Nervensystems durch die individualisierte Mikronährstoffrezeptur erkennen.

Der Stressindex (Abb. 54) hat sich durch die individualisierte Mikronährstoffzufuhr deutlich zur ersten Untersuchung reduziert bzw. normalisiert.

24-Stunden-HRV-Messung
vor und nach 12 Wochen Mikronährstofftherapie

Stressindex

Der Stressindex in Anlehnung an Prof. Baevsky
reagiert sensitiv auf Verschiebungen des vegetativen Nervensystems.

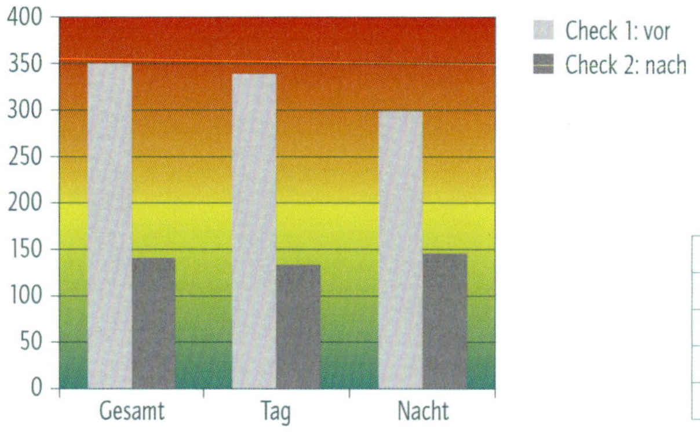

Stressindex		
Datum	Check 1	Check 2
Gesamt	350	140
Tag	338	128
Nacht	299	144

Abb. 54: 24-Stunden-HRV-Messung vor und 12 Wochen nach Mikronährstofftherapie: Stressindex

Der pNN50 als Indikator der „vegetativen Erholung" (Aktivierung des Parasympathikus) ist zum Untersuchungsbeginn sehr hoch gewesen > 30 und dokumentiert ein absolutes Erschöpfungssyndrom (Referenz: 10-25). Nach der gezielten Mikronährstoffzufuhr zeigen die pNN50 nur Werte über den Tag zwischen 12 und 14 und die sehr positive Wirkung auf das vegetative Nervensystem (Abb. 55).

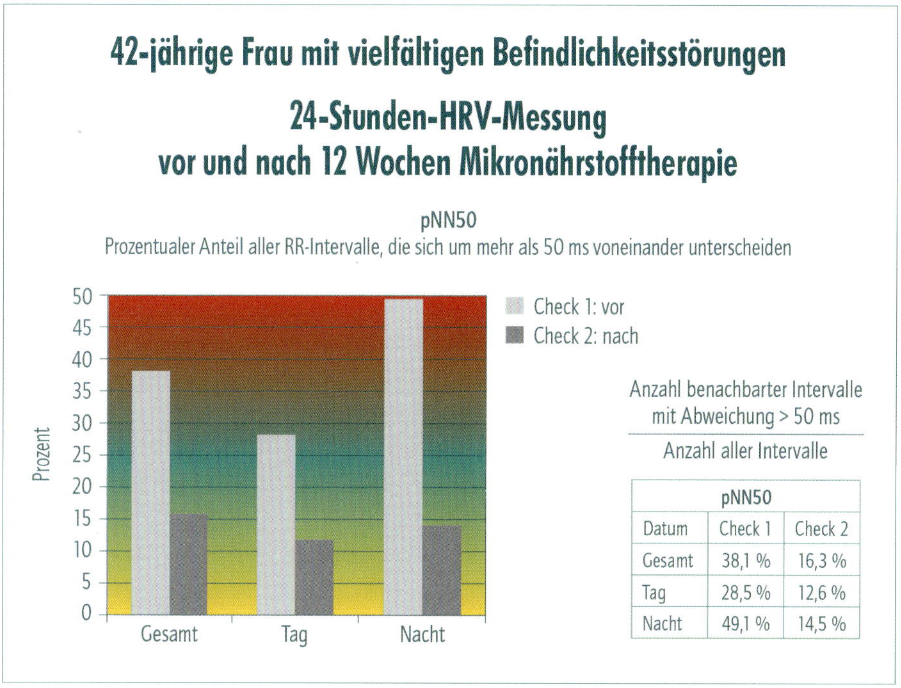

pNN50		
Datum	Check 1	Check 2
Gesamt	38,1 %	16,3 %
Tag	28,5 %	12,6 %
Nacht	49,1 %	14,5 %

Abb. 55: 24-Stunden-HRV-Messung vor und 12 Wochen nach Mikronährstofftherapie: pNN50

Analog der pNN50 hat die Reduzierung der LF/HF-Ratio (vegetativer Quotient) durch die gezielte Mikronährstoffzufuhr zwischen 2,0 und 3,0 eine sehr gute Entwicklung genommen und zeigt, welchen außergewöhnlichen Einfluss die Zufuhr fehlender Mikronährstoffe auf das Wohlgefühl des Menschen haben kann (Abb. 56).

42-jährige Frau mit vielfältigen Befindlichkeitsstörungen

24-Stunden-HRV-Messung vor und nach 12 Wochen Mikronährstofftherapie

Vegetativer Quotient (LF/HF-Ratio) Ausdruck der Balance zwischen Sympathikus und Parasympathikus. Je höher der Wert, desto mehr Sympathikusaktivität.

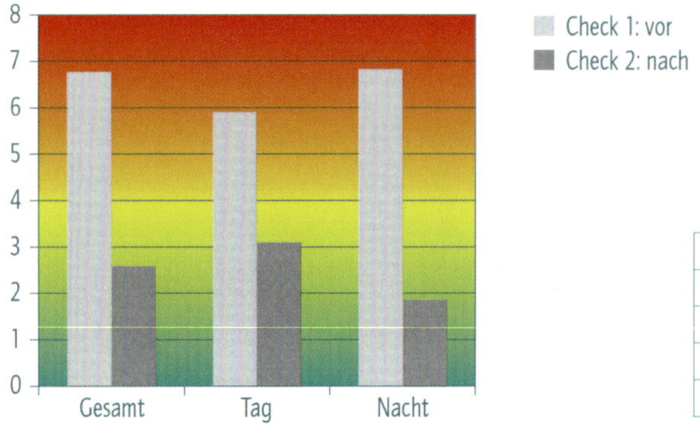

LF/HF-Ratio		
Datum	Check 1	Check 2
Gesamt	6,7	2,6
Tag	5,9	3,1
Nacht	6,8	1,9

Abb. 56: 24-Stunden-HRV-Messung vor und 12 Wochen nach Mikronährstofftherapie: vegetativer Quotient

Abb. 57 zeigt, wie positiv sich die Mikronährstofftherapie auf das Wohlgefühl der 42-jährigen Frau ausgewirkt hat.

42-jährige Frau mit vielfältigen Befindlichkeitsstörungen

24-Stunden-HRV-Messung vor und nach 12 Wochen Mikronährstofftherapie

Vorher	Nachher
• Absolutes Erschöpfungssyndrom	• Gute mentale und physische Leistungsfähigkeit
• Ständig innere Unruhe	• Ganz selten noch Schmerzen
• Häufige Konzentrationsschwankungen	• Ganze Medikation abgesetzt
• Permanente muskuläre Verspannungen	• Sehr gutes Einschlafen/Durchschlafen
• Schlechtes Einschlafen/Durchschlafen	• Sportliches Training wieder beschwerdefrei möglich
• Sehr angespanntes vegetatives Nervensystem	
• Kein körperliches Training mehr möglich	

Abb. 57: Subjektives Wohlbefinden vor und 12 Wochen nach Mikronährstofftherapie

Kortisoltagesprofil

Das Ergebnis des Kortisoltagesprofils der 42-jährigen Frau mit vielfältigen Befindlichkeitsstörungen (Abb. 58) dokumentiert den von ihr beschriebenen, absoluten Erschöpfungszustand. Sie zeigt morgens schon eine halbe Stunde nach dem Aufstehen (Awakening Response) einen Kortisolwert von 0,199 µg/l, was einer absoluten Erschöpfung entspricht (➡ Kap. 2.2.2).

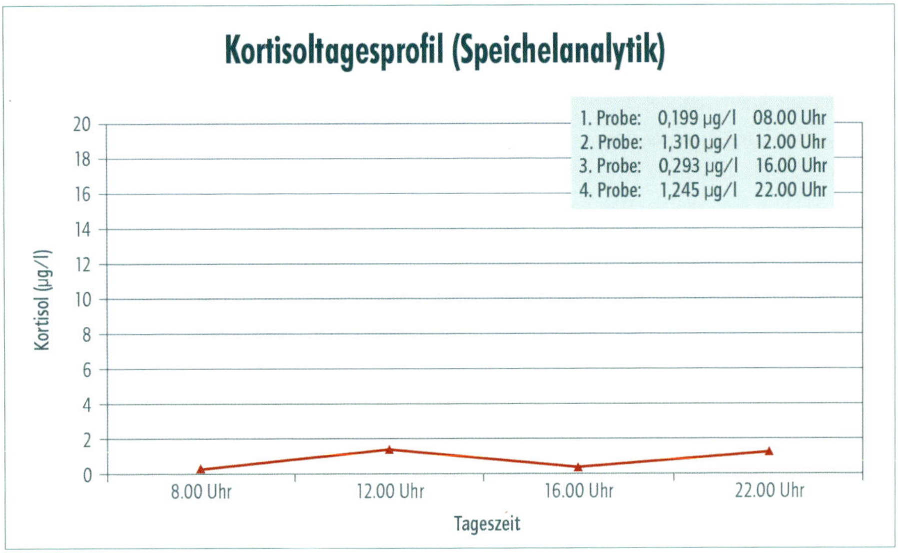

Abb. 58: Kortisoltagesprofil (Speichelanalytik)

6.2.1.3 Selbsttest-TAP®: Eine Alternative zur intravenösen Blutabnahme

Dieser Selbsttest stellt eine Alternative zur Erstellung der individuellen Mikronährstoffrezepturen dar. Bisher waren Venenpunktion und Fingerstickprobenahme ein „Kritikpunkt" unserer Diagnostik, sodass Bedarf an einer einfachen, sicheren, standardisierten und schmerzfreien Methode zur Blutentnahme innerhalb und außerhalb der traditionellen Gesundheitseinrichtungen bestand.

Dieses Interesse gilt nicht nur dem Klinikalltag. Es gilt auch hinsichtlich aller Berufe mit Zusatzqualifikationen. Die Anzahl der stoffwechselversierten Berufe steigt und so erfährt die Anforderung an die Labordiagnostik eine Verbreiterung innerhalb der befundanalysierenden Therapieberufe.

In jüngerer Vergangenheit wurde das Kapillarblutentnahmegerät TAP® (Touch Activated Phlebotomy) als innovative und benutzerfreundliche, für die schnelle Behandlung und schmerzlose Entnahme kleiner Blutmengen für die klinische Analyse eingeführt (Blicharz et al., 2018). Es wird behauptet, dass dieses sterile Einweggerät der herkömmlichen Blutentnahme durch Venenpunktion oder andere Methoden wie Fingerstick überlegen ist, da es dem Spender eine schmerzfreie Durchführung gestattet und auch für ungeschultes Personal einfach zu bedienen ist.

Die Stiftung für Mikronährstoffe, Prävention, Gesundheit und Lebensqualität hat nun mit einem Absolventen des Master- und Zertifikatsstudiengangs Mikronährstofftherapie und Regulationsmedizin im Rahmen einer SIP-Arbeit überprüft, wie valide das TAP®-Device ist, wie genau der Zusammenhang zwischen Vollblutanalyse und zellulärer Analyse beim TAP®-Device ist. Mittlerweile sind weitere Studien mit vergleichbarer Fragestellung durchgeführt worden, um die primär erhobenen Ergebnisse bestätigen zu können.

Ziel der SIP-Arbeit war es, die Übereinstimmung der Ergebnisse von Vollblutanalysen mit den Ergebnissen der Analysen von gewaschenen Erythrozyten zu verifizieren. Stellt die Gewinnung einer minimalinvasiven Blutanalyse eine zuverlässige Alternative zur klassischen, standardisierten Venenpunktion dar?

Die Ergebnisse zwischen der Vollblutanalyse des TAP® und der intravenösen (i.v.-)Analyse in Bezug auf die Mikronährstoffkonzentrationen zeigen wissenschaftlich valide Zusammenhänge (Tab. 10, Abb. 59 und Abb. 60).

Tab. 10: Magnesium, Zink und Selen im Vergleich von Bestimmung im Vollblut und in den Erythrozyten

Vollblut vs.Erythrozyten					
Parameter	N	Vollblut vs. Erythrozyten	M	SD	R (p)
Mg (mmol/l)	25	Vollblut Erythrozyten	1,49 0,71	0,119 0,088	,442 (p -0,027)
Zn (mmol/l)	25	Vollblut Erythrozyten	0,09 0,06	0,014 0,012	,826 (p < 0,001)
Se (µmol/l)	25	Vollblut Erythrozyten	1,54 0,62	0,278 0,168	,821 (p < 0,001)

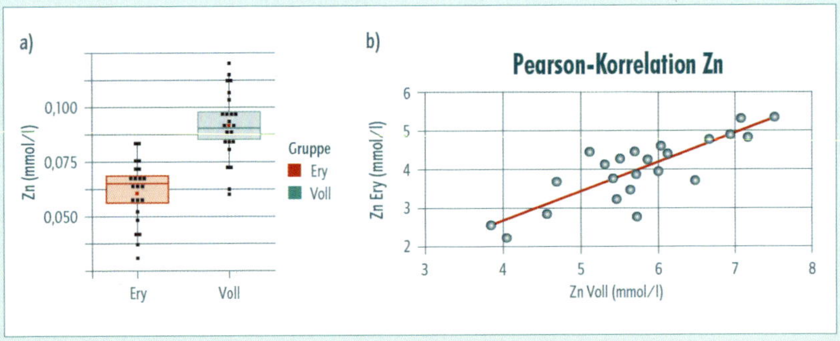

Abb. 59: Quantifizierung der Zinkproben in den Erythrozyten und Vollblut

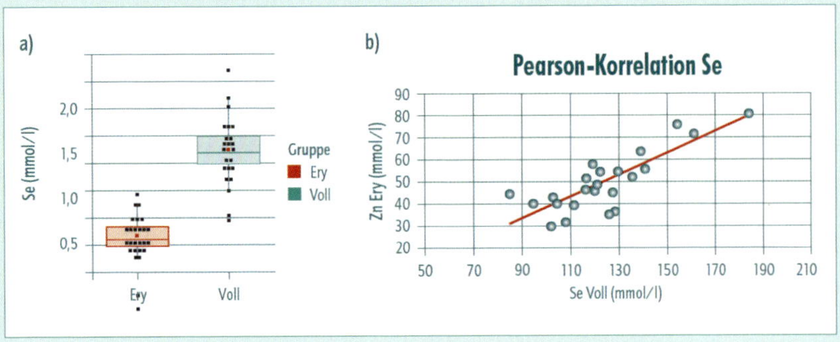

Abb. 60: Quantifizierung der Selenproben in den Erythrozyten und Vollblut

Unsere langjährigen Ergebnisse zeigen an 32.500 Vollblutanalysen und intraerythrozären Analysen mittels i.v.-Blutabnahme Korrelationen bei Magnesium von 0,862; Zink von 0,893, Selen von 0,871, Vitamin B_1 von 0,834; Vitamin B_2 von 8,121; Vitamin B_6 von 0,801, Vitamin B_9 von 0,899 und dokumentieren somit den Zusammenhang. Weitere Details über die Aussagefähigkeit von Vollblutanalysen zu intraerythrozytären Analysen finden Sie in Kap. 2.3.1.

WICHTIG

Es gibt einen wissenschaftlich belegbaren Zusammenhang zwischen den beiden Blutkompartimenten.

Zur Fragestellung wurde 30 Probanden, im Schnitt 41,5 Jahre alt, über das TAP®-Device-System und konventionell intravenös Blut abgenommen. Dabei wurden die Parameter Ferritin, TSH, HbA_{1c}, Vitamin D, Zink, Selen und Magnesium gemessen und die Messwerte auf Korrelationen untersucht. Dabei wurden folgende Hypothesen geprüft:

- H1: Es gibt positive relative und absolute Übereinstimmungen zwischen intravenösen und TAP®-Device Ferritinwerten.
- H2: Es gibt positive relative und absolute Übereinstimmungen zwischen intravenösen und TAP®-Device TSH-Werten.
- H3: Es gibt positive relative und absolute Übereinstimmungen zwischen intravenösen und TAP®-Device HbA_{1c}-Werten.
- H4: Es gibt positive relative und absolute Übereinstimmungen zwischen intravenösen und TAP®-Device Vitamin-D-Werten.
- H5: Es gibt positive relative und absolute Übereinstimmungen zwischen intravenösen und TAP®-Device Zinkwerten.

- H6: Es gibt positive relative und absolute Übereinstimmungen zwischen intravenösen und TAP®-Device Selenwerten.
- H7: Es gibt positive relative und absolute Übereinstimmungen zwischen intravenösen und TAP®-Device Magnesiumwerten.

Auf eine breite Altersvarianz der Probanden deuten, trotz geringer Stichprobenzahl, gerade positive Ergebnisse, wie Ferritin, HbA_{1c}, TSH und Vitamin D, auf ein hohes allgemeines Aussagepotenzial hinsichtlich ihrer individuellen Werte hin (Tab. 11).

Tab. 11: Übersicht der Analyseergebnisse TAP® vs. i.v.-Blutabnahme

TAP® vs. IV-Blut								
Parameter	N	w/m	Alter M (SD)	TAP vs. IV	M	SD	ICC (CI)	R (p)
Ferritin	29	20/9	46,6 (15,8)	TAP®-Blut IV-Blut	80,2 79,7	47,7 48	,978 (,953-,990)	,956** (p < 0,0001)
TSH-basal (µU/L)	28	19/9	46,6 (15,8)	TAP®-Blut IV-Blut	1,85 1,84	0,93 0,85	,845 (,664-,929)	,728** (p < 0,0001)
HbA_{1c} (%)	29	20/9	46,6 (15,8)	TAP®-Blut IV-Blut	5,1 5,3	0,3 0,32	,900 (-,050-,979)	,987** (p < 0,0001)
Vitamin D (nmol/l)	27	20/7	46,6 (15,8)	TAP®-Blut IV-Blut	82,8 76,9	64,99 63,58	,994 (,975-998	,991** (p < 0,0001)
Zn (mmol/l)	29	20/9	46,6 (15,8)	TAP®-Blut IV-Blut	6,86 6,26	1,47 0,81	,648 (,246-835)	,626** (p < 0,0001)
Se (µg/l)	29	20/9	46,6 (15,8)	TAP®-Blut IV-Blut	113,5 131,1	21,21 19,44	,621 (-,060-,848)	,609** (p < 0,0001)
Mg (mmol/l)	29	20/9	46,6 (15,8)	TAP®-Blut IV-Blut	1,59 1,49	0,2 0,16	,765 (,318-,904)	,722** (p < 0,0001)

TAP® = Touch Activated Phlebotomie, IV = Intravenös, N = Gesamtheit, m/w = männlich/weiblich, M = Mittelwert, SD = Standardabweichung, ICC = Interrater Correlation Coefficient, CI = Confidence Interval, R = Korrelationskoeffizient, p = Signifikanz, TSH = Thyreotropin, µU = micro units, Mg = Magnesium, Zn = Zink, Se = Selen, ** Korrelation ist signifikant auf dem 0,01 Niveau.

Die Ergebnisse zeigen dabei, dass für die Hypothesen H1-H4 signifikante Zusammenhänge der Parameter zu beobachten sind. Die Größe des Zusammenhangs zeigt dabei eine gewisse Variabilität auf. Bei den Mineralien Magnesium, Zink, Selen sind auch Zusammenhänge nachweisbar – aber die Streuungen sind deutlich größer.

Unsere Empfehlung ist daher derzeit noch ein Verzicht auf Messung der Mineralien im Vollblut mit TAP®-Device, da die Variationsbreite zu groß ist. Die i.v.-Analyse ist im Durchschnitt bei den HbA_{1C}-Werten gegenüber der TAP®-Device-Analyse um ca. 0,1-0,2 % höher.

Insgesamt lässt sich aus den Studienergebnissen schließen, dass der Selbsttest TAP®-Device es den Therapeuten ermöglicht, neben den Anamnesedaten wissenschaftlich valide Blutergebnisse zu erhalten, die in das Therapiekonzept mit integriert werden können. Da das Gerät einfach zu bedienen ist und für die Bedienung kein geschultes medizinisches Fachpersonal erforderlich ist, kann es die Entnahme und Prüfung von Blutproben über das professionelle Gesundheitswesen auch zu Hause ermöglichen. Allerdings müsste auf die Selbstverantwortlichkeit des Klienten explizit hingewiesen werden, damit zeitverzögerte Messfehler minimiert werden.

Mit der Blutanalyse der TSH-basal-Werte, Ferritin, HbA_{1C} und der Vitamin-D-Konzentration liegen schon wichtige Erkenntnisse für die weitere Vorgehensweise vor. In Verbindung mit der Analyse des funktionellen Energiestoffwechsels (erster Morgenurin), der die zentrale Schaltstelle des Stoffwechsels ist (➡ Kap. 2.3), kann mithilfe der Datenbank eine sehr gute Mikronährstoffempfehlung erfolgen.

Unsere Empfehlung: Verzicht auf Messung der Mineralien im Vollblut mit TAP®-Device, da die Variationsbreite zu groß ist und den einzelnen Clustern, wie Geschlecht, Befindlichkeitsstörungen, Vorerkrankungen, sportliche Aktivität, so nicht zugeordnet werden kann.

6.3 Individualisierte Mikronährstoffrezepturen: Wie sehen diese in der Praxis aus?

Die Grundrezeptur erfolgt mit dem schon beschriebenen Hydro-Cell-Key-Baukasten-System von HCK® (➡ Kap. 6.1). Der Kunde/Patient erhält ein Rezepturarzneimittel, das der Apotheker nach den Untersuchungsergebnissen und der weltweit einmaligen „evidenzbasierten Datenbank und Software" zusammenstellt. In die pflanzliche Matrix werden die einzelnen Mikronährstoffe eingebaut. Jede Rezeptur enthält vielfältige Pflanzenextrakte von Zitrusflavonoiden bis Grünteeextrakten. Alternativ gibt es auch die Möglichkeit, die Dosierung in der therapeutischen Wirkung über eine Kombination aus vielfältigen Mono- und Kombipräparaten in Verbindung mit sekundären Vitalstoffen zusammenzustellen. Hier ist vor allem auf die Qualität der Mikronährstoffe zu achten. Für die langfristige Therapiecompliance ist ein einfaches Handling empfehlenswert.

Die gezielte zusätzliche Zufuhr von einigen Monopräparaten und Aminosäurenmischungen kann in einzelnen Fällen zusätzlich notwendig sein. Hier handelt es sich zunächst um spezielle Kollagenpeptide, diese enthalten je nach Befund L-Tryptophan oder kein L-Tryptophan. Auch die kurzfristig erhöhte Zufuhr von Vitamin D, Vitamin C oder anderen Mikronährstoffen ist in einzelnen Fällen empfehlenswert, sinnvoll und sehr effektiv in der Therapie vielfältiger Grunderkrankungen.

Die Verabreichung der Omega-3-Fettsäuren erfolgt über ein aus Norwegen hergestelltes Fischöl oder alternativ über ein veganes Algenöl. Hier ist vor allem die Dosierung von entscheidender Bedeutung, um nachweislich Effekte erzielen zu können. Die gezielte und isolierte Zufuhr von Magnesium z. B. als Magnesiumbisglycinat in einer 100-mg-Kapsel verteilt über den Tag kann zu einer Aktivierung des Parasympathikus beitragen und zu einer nachweislich verbesserten Regulation des vegetativen Nervensystems.

Die individualisierte Mikronährstoffrezeptur wirkt aber nur in Verbindung mit Grundprinzipien des „Ampelsystems" von Dr. Mosetter optimal (➡ Kap. 4.7.1). In einzelnen Fällen können aber auch Infusionslösungen einzelner Mikronährstoffe in der akuten Therapie unter ärztlicher Betreuung eine sinnvolle Ergänzung sein.

Referenzbereiche der individualisierten Mikronährstoffrezeptur als Grundversorgung

Wirkstoff	Tagesdosis	Wirkstoff	Tagesdosis
Vitamine		**Spurenelemente**	
Vitamin A (Retinol)	0,5-1,0 mg	Chrom	50-500 µg
Vitamin B_1 (Thiamin)	10-70 mg	Selen	50-200 µg
Vitamin B_2 (Riboflavin)	10-70 mg	Zink	10-52 mg
Niacin (Vitamin B_3)	10-70 mg		
Vitamin B_6 (Pyridoxin)	10-60 mg	**Mineralstoffe**	
Vitamin B_{12} (Cyanocobalamin)	30-2.000 µg	Silicium	20-40 mg
Vitamin C (Ascorbinsäure)	500-3.000 mg		
Vitamin D	25-200 µg	**Quasivitamine**	
Natürliches Vitamin E	75-250 mg	Cholin	40-100 mg
Davon Alpha-Tocopherol	50-180 mg	Koenzym Q_{10}	30-120 mg
Gama-Tocopherol	4-21 mg	Inositol	20-100 mg
Natürliche Carotinoide	4-10 mg	L-Carnitin	100-1.000 mg
Davon Alpha-Carotin	30-70 µg	PABA	40-60 mg
Beta-Carotin	1,0-1,9 mg		
Cryptoxanthin	10-15 µg	**Pflanzenextrakte**	
Lutein	3-9 mg	Zitrusbioflavonoide	
Zeaxanthin	11-15 mg	Grünteeextrakt	
Biotin (Vitamin H)	15-50 µg	Rotweinextrakt	
Folsäure (Vitamin B_9)	600-1.600 µg		
Pantothensäure	20-80 mg	**Balaststoffe**	
		Guarkernmehl	
Zusätzliche Zufuhr einzelner Aminosäuren, wenn erforderlich		Inulin	
		HPMCellulose	
Phenylalarin	500-1.500 mg		
Arginin	3.000 mg		
Tyrosin	60-400 mg		
5-HTP	50-300 mg		
Glutamin	500-3.000 mg		

Täglicher Einnahmemodus **15-40 ml**
Jeweils morgens und mittags 10-40 ml
Nach drei Monaten nur noch die Hälfte der Tagesmenge
Falls erforderlich zusätzlich
10-30 g Kollagenpeptide mit und ohne L-Tryphophan
- Jodid 50-300 µg
- Magnesium 100-mg-Kapsel als Magnesiumbisgylcinat. 1-6 Kapseln verteilt über den Tag
- 2 Esslöffel Norsan Omega-3-Öl (1 EL = 1.700 mg EPA/DHA), 1/1/0 nach acht Wochen nur noch morgens
- Alternativ vegan Norsan Algenöl: 1 – 3 Teelöffel (1.700 EPA/DHA – 5.100 EPA/DHA)
- Abends 1 Stunde vor dem Schlafen 5-HTP (Hydrotryptophan) 50-300 mg

Arginin in Pulverform 1 bis 7 g

Abb. 61: Referenzbereiche der individualisierten Mikronährstoffrezeptur als Grundversorgung

6.3.1 Aufmerksamkeitsdefizit-/ Hyperaktivitätsstörungen (ADHS)

Eine Symptomkombination von motorischer Unruhe, Verhaltensauffälligkeiten und Konzentrationsstörungen wurde von Melchior Adam Weikard bereits 1775 erstmals beschrieben. Im Kindes- und Jugendalter ist die Aufmerksamkeitsdefizit-/Hyperaktivitätsstörung (ADHS) eine der häufigsten psychischen Störungen.

ADHS weist drei Hauptsymptome aus: Aufmerksamkeitsstörung und/oder Impulsivität sowie Hyperaktivität. Für die Diagnose ADHS müssen die Hauptsymptome in einem hinsichtlich des Alters und Entwicklungsstands des Kindes nicht normalen Umfang vorliegen, sie müssen situationsübergreifend auftreten und mit Einschränkungen der sozialen, schulischen oder beruflichen Funktionsfähigkeit einhergehen.

Über die Ursachen, Auslöser und Therapiemöglichkeiten gibt es viele Studien und Ideen, aber eine gute Versorgung der Betroffenen, damit diese uneingeschränkt am Leben teilhaben können, ist häufig noch immer nicht zu erreichen.

Die typischen Befindlichkeitsstörungen „Aufmerksamkeitsstörung und Hyperaktivität" können durch Mikronährstoffmangel bedingt sein. Ziel einer Masterarbeit war es, zu zeigen, dass die Teilhabe der betroffenen ADHS-Kinder durch eine Mikronährstofftherapie zu verbessern ist (siehe auch: *Stellenwert der Mikronährstoffe bei Kindern mit einer Aufmerksamkeits-/Hyperaktivitätsstörung.* Schriftenreihe der FHM, Heft 12, S. 60-71).

6.3.1.1 ADHS – Retrospektive Auswertung der Mikronährstoffdiagnostik und -therapie

Methodik

In die Studie gingen die Daten von 162 Kindern im Alter zwischen sieben und 12 Jahren mit diagnostiziertem ADHS ein. Die retrospektive Datenanalyse erfolgt an empirischen Daten der Versuchspersonen, u. a. Befindlichkeit, Blut- und Urinanalysen, Mikronährstoffdiagnostik, die von SALUTO zur Verfügung gestellt wurden.

Referenzbereiche der individualisierten Mikronährstoffrezepturen bei ADHS-Kindern mithilfe des HCK®-Baukasten-Systems

Wirkstoff	Tagesdosis	Wirkstoff	Tagesdosis
Vitamine		**Spurenelemente**	
Vitamin A (Retinol)	0,5-1,0 mg	Chrom	50-150 µg
Vitamin B_1 (Thiamin)	10-30 mg	Selen	50-125 µg
Vitamin B_2 (Riboflavin)	10-30 mg	Zink	15-30 mg
Niacin (Vitamin B_3)	10-30 mg		
Vitamin B_6 (Pyridoxin)	10-40 mg	**Mineralstoffe**	
Vitamin B_{12} (Cyanocobalamin)	30-500 µg	Silicium	20-40 mg
Vitamin C (Ascorbinsäure)	500-1.500 mg		
Vitamin D	25-100 µg	**Quasivitamine**	
Natürliches Vitamin E	75-250 mg	Cholin	40-100 mg
Davon Alpha-Tocopherol	50-130 mg	Koenzym Q_{10}	30-60 mg
Gama-Tocopherol	4-16 mg	Inositol	20-100 mg
Natürliches Carotinoide	4-8 mg	PABA	40-60 mg
Davon Alpha-Carotin	30-70 µg		
Beta-Carotin	1,0-1,9 mg	**Pflanzenextrakte**	
Cryptoxanthin	10-15 µg	Zitrusbioflavonoide	150-300 mg
Lutein	3-9 mg	Grünteeextrakt	
Zeaxanthin	11-15 mg	Rotweinextrakt	
Biotin (Vitamin H)	15-50 µg		
Folsäure (Vitamin B_9)	600-1.200 µg		
Pantothensäure	20-80 mg		
Zusätzliche Aminosäuren			
Phenylalarin	500-1.500 mg		
Arginin	500-1.500 mg		
Tyrosin	400-600 mg		

Täglicher Einnahmemodus

Jeweils morgens und mittags 10-15 ml Messlöffel

Nach drei Monaten nur noch die Hälfte der Tagesmenge

10 g Kollagenpeptide (Aminosäuremischung) 0/1/1

Zusätzlich

- Ferrosanol duodenal über 14 Tage, dann 3 x wöchentlich (Mo., Mi., Fr.), aber nur wenn Ferritinwerte < 50 ng/ml und sTFR > 3,0
- Jodid 50-100 µg, 1/0/0 nur bei TSH-basal > 2,8
- Magnesium 150 mg, 1/1/1
- 2 Esslöffel Norsan Omega-3-Öl (1 EL = 1.700 mg EPA/DHA), 1/1/0 nach acht Wochen nur 1/0/0
- Abends 1 Stunde vor dem Schlafen 5-HTP (Hydrotryptophan) 50-100 mg, 0/0/1

Abb. 62: Referenzbereiche der individualisierten Mikronährstoffrezepturen bei ADHS-Kindern mithilfe des HCK®-Baukasten-Systems

MIKRONÄHRSTOFFE

101 Kinder wurden mit einer Ernährungsumstellung gemäß dem Glykoplan von Dr. Mosetter (http://www.myoreflex.de/media/downloads/Glycoplan_Ampel-Liste_Mosetter.pdf; ➡ Kap. 4.7) und einer individuellen Mikronährstoffrezeptur, die je nach Ergebnis der Laboruntersuchung und Bewertung durch unsere Datenbank von Apotheken, hergestellt wurde und die zweimal täglich eingenommen werden sollte, therapiert (Abb. 62).

Eine alleinige Ernährungsumstellung gemäß dem Glykoplan von Dr. Mosetter erfolgte bei 31 Kindern (E) und die 30 Kinder der Kontrollgruppe erhielten keine zusätzliche Intervention (Kontrolle). Bei allen Kindern wurde bei Studienbeginn, nach 12 und nach 24 Wochen, eine Mikronährstoffanalyse durchgeführt.

Alle Kinder haben 3-5 Stunden Sport pro Woche getrieben, zudem wurde von den Eltern (und den Kindern) ein adäquates Gesundheitsbewusstsein erwartet, da ansonsten die Ernährungsumstellung nicht durchgeführt werden würde. Die Kinder erhielten die ersten zwei Wochen morgens, mittags und abends einen Teelöffel Galaktose/Ribose (insulinunabhängiger Zucker), der in kurzer Zeit die sogenannten *Heißhungerattacken – Sucht nach Süßem* sehr schnell reduzierte.

Laborchemisch erfasst wurden: das Schilddrüsenhormon TSH basal, Parameter der 24-Stunden-HRV-Messung (Stressindex, pNN50, HR, LF sowie LF/HF-Ratio), HbA_{1c} (Langzeitblutzuckerparameter), Kreatinkinase (muskelenzymatischer Marker), intraerytäre Laborwerte (HS-Omega-3-Index, Magnesium, Zink, Selen, Vitamine B_1, B_2, B_6, B_9, Holotranscobalmin), Vitamin D, Ferritin sowie die Aminosäuren Arginin, Phenylalanin, Tryptophan und Tyrosin sowie das Cysteinabbauprodukt Taurin.

Zudem sollten die Kinder einen subjektiven Fragebogen zu Befindlichkeitsstörungen, innerer Unruhe, Schlafverhalten und Konzentrationsfähigkeit ausfüllen.

Ergebnisse

Alle drei Patientengruppen sind hinsichtlich der Basisdaten vergleichbar (Tab. 12), etwas mehr als die Hälfte der Kinder waren Jungs, was der Datenlage zur Geschlechterverteilung in der Literatur entspricht.

Tab. 12: Basisdaten der Patienten aller drei Untersuchungsgruppen

	M & E (N = 101)	E (N = 31)	Kontrolle (N = 30)
Basisdaten	Mittelwert ± Standardabweichung	Mittelwert ± Standardabweichung	Mittelwert ± Standardabweichung
Größe	146,01 ± 8,401	146,03 ± 8,272	145,90 ± 7,743
Gewicht	39,878 ± 6,1159	40,135 ± 6,1249	39,290 ± 5,8246
Alter	10,11 ± 1,476	10,26 ± 1,460	10,00 ± 1,414

Die **Omega-3-Fettsäuren** sind Bestandteile der Zellmembran mit Wirkung auf die Membranpermeabilität. Wichtig sind sie für die Gehirn- und Nervenentwicklung sowie die Serotonin- und Dopaminrezeptorsynthese. Bei einem Mangel an Omega-3-Fettsäuren ist das Risiko eines ADHS deutlich erhöht, ebenso eine Reduktion der kognitiven Leistungsfähigkeit. In der Literatur wird ein Omega-3-Index von > 8 % als Normbereich beschrieben.

Bei den Patienten der hier vorgestellten Studie konnte bei Studienbeginn in allen drei Gruppen ein deutlich zu niedriger HS-Omega-3-Index gezeigt werden (Tab. 13) – bei keinem der Patienten war der HS-Omega-3-Index im Normbereich. Während durch eine alleinige Ernährungsumstellung nur eine geringe Zunahme des HS-Omega-3-Indexes erreicht werden konnte, wurde durch eine Supplementation zusätzlich zur Ernährungsumstellung innerhalb von 12 Wochen der Normbereich erreicht.

Tab. 13: HS-Omega-3-Index der Patienten aller drei Untersuchungsgruppen Einheit in % FS

	M & E (N = 101)	E (N = 31)	Kontrolle (N = 30)
HS-Omega-3-Index	Mittelwert ± Standardabweichung	Mittelwert ± Standardabweichung	Mittelwert ± Standardabweichung
Studienbeginn	3,51 ± 0,67	3,24 ± 0,43	3,22 ± 0,40
nach 12 Wochen	8,72 ± 0,66	4,62 ± 0,55	3,16 ± 0,38

MIKRONÄHRSTOFFE

Der **HbA_{1c}-Wert** ist der Anteil des Hämoglobins (roter Blutfarbstoff), der an Glukose gebunden ist; er gilt als Verlaufsparameter des Blutzuckerspiegels in den letzten 8-12 Wochen, weist somit auf die Stoffwechsellage hin. Bei Werten < 6 % besteht kein Diabetes mellitus, jedoch lag der HbA_{1c}-Wert bei mehr als 45 % der Kinder bei > 5,7 %, was einer prädiabetischen Stoffwechsellage entspricht – zur Erinnerung: Die Kinder dieser Studie waren zwischen sieben und 12 Jahren alt!

Die Ernährungsumstellung – mit und ohne Mikronährstoffsupplementierung – konnte den bei den Kindern im oberen Normbereich liegenden HbA_{1c}-Wert, verglichen mit den Kontrollpatienten, deutlich verbessern (Tab. 14).

Tab. 14: HbA_{1c}-Wert der Patienten aller drei Untersuchungsgruppen in %

	M & E (N = 101)	E (N = 31)	Kontrolle (N = 30)
HbA_{1c}	Mittelwert ± Standardabweichung	Mittelwert ± Standardabweichung	Mittelwert ± Standardabweichung
Studienbeginn	5,65 ± 0,17	5,64 ± 0,16	5,59 ± 0,18
nach 12 Wochen	5,32 ± 0,15	5,34 ± 0,15	5,58 ± 0,14
nach 24 Wochen	5,00 ± 0,15	5,07 ± 0,14	5,58 ± 0,12

Der HbA_{1c}-Wert kann in diesem Studiensetting ebenfalls als Parameter für die Einhaltung der Therapietreue hinsichtlich der Ernährungsumstellung gewertet werden und attestiert den Kindern und Eltern eine sehr gute Adhärenz (Zustimmung).

Ferritin ist die Speicherform des Eisens. Ebenso wie Omega-3-Fettsäuren ist auch Eisen essenziell für die Synthese von Dopamin und weiteren Neurotransmittern. Zudem wird Eisen für die Synthese von Schilddrüsenhormonen benötigt.

Bereits 2004 konnten Konofal et al. zeigen, dass Kinder mit ADHS niedrigere Ferritinwerte aufwiesen als gesunde Vergleichskinder. Die Ergebnisse konnten durch eine Metaanalyse von Tseng et al. 2018 bestätigt werden. Ferritinwerte < 50 ng/ml zeigen einen Mangel an funktionellem Eisen an. Auch die Ergebnisse der hier vorgestellten Studie zeigen in allen drei Gruppen einen deutlich zu niedrigen Ferritinwert bei Studienbeginn (Tab. 15).

Tab. 15: Ferritinkonzentration der Patienten aller drei Untersuchungsgruppen in ng/ml

	M & E (N = 101)	E (N = 31)	Kontrolle (N = 30)
Ferritin	Mittelwert ± Standardabweichung	Mittelwert ± Standardabweichung	Mittelwert ± Standardabweichung
Studienbeginn	36,56 ± 4,76	33,11 ± 4,96	36,61 ± 3,81
nach 12 Wochen	64,64 ± 9,40	37,13 ± 3,26	35,51 ± 3,94
nach 24 Wochen	78,58 ± 5,54	39,89 ± 2,78	34,59 ± 4,00

In der hier vorgestellten Studie konnte gezeigt werden, dass sich nicht nur der Laborwert, sondern insbesondere die Symptomatik der Kinder mit ADHS durch eine individualisierte Ferritinsupplementation deutlich verbessern ließ, während eine alleinige Ernährungsumstellung nur zu einer marginalen Verbesserung führte.

Ein **weiteres Spurenelement**, für das ein Zusammenhang mit ADHS in der Literatur beschrieben wurde, ist Zink. Für Magnesium gibt es keine einheitlichen Angaben zum Stellenwert bei ADHS. Kein Zusammenhang wurde bislang für Kupfer, Selen, Mangan und Jod gezeigt. Daher wird an dieser Stelle nicht weiter auf die Spurenelemente eingegangen.

Ein Zusammenhang zwischen einem Vitamin-D-Mangel und einer schlechten Neurokognition wird beschrieben: **Vitamin D** reguliert Neuronenentwicklung, Monoamin- und Serotoninkonzentrationen, die wiederum bei ADHS relevant sind.

Einheitlich in der Literatur werden geringe Vitamin-D-Spiegel bei Kindern mit ADHS beschrieben (Kotsis, 2019), dies deckt sich mit den Ergebnissen dieser Studie: In allen drei Gruppen wiesen die Kinder einen deutlich zu geringen Vitamin-D-Spiegel bei Studienbeginn auf (24,88 ± 7,3 nmol/l; Normwert > 75 nmol/l; Holick, 2007; Tab. 16). Nur durch eine Supplementierung konnten normale Vitamin-D-Spiegel erreicht werden.

Tab. 16: Vitamin-D-Konzentration der Patienten aller drei Untersuchungsgruppen in nmol/l

	M & E (N = 101)	E (N = 31)	Kontrolle (N = 30)
Vitamin D	Mittelwert ± Standardabweichung	Mittelwert ± Standardabweichung	Mittelwert ± Standardabweichung
Studienbeginn	26,72 ± 5,69	24,32 ± 5,50	24,33 ± 4,63
nach 24 Wochen	81,87 ± 6,46	22,81 ± 5,73	22,80 ± 4,43

MIKRONÄHRSTOFFE

Das **thyreoideastimulierende Hormon (TSH)** ist ein wichtiger Parameter für die Schilddrüsenfunktion, die wiederum die vegetative Symptomatik sowie den Stoffwechsel beeinflusst. Die kindliche Nervenreifung, Skelett- und Körperwachstum werden über Schilddrüsenhormone reguliert. Für die Synthese von Schilddrüsenhormonen sind u. a. Selen, Jod, Zink, Vitamin D und Omega-3-Fettsäuren notwendig.

Ein erniedrigter TSH-basal-Wert (< 1,3 µIU/ml; mit resultierender Schilddrüsenüberfunktion) korreliert mit einem „HB-Männchen", also einer Daueranspannung. Ein erhöhter TSH-basal-Wert (> 2,50 µIU/ml; mit resultierender Schilddrüsenunterfunktion) ist mit „Schlaftablettenmentalität" und Konzentrationsschwäche assoziiert. Wohlgefühl besteht bei einem TSH-basal-Wert zwischen 1,6 und 2,2 µIU/ml. Dies konnte von Prof. Wienecke gezeigt werden (2018), steht aber im Gegensatz zu schulmedizinischen Angaben, die den „Normalbereich" deutlich großzügiger definieren.

Bei Studienbeginn waren nur in zwei der drei Gruppen die Mittelwerte nicht im Normbereich (Tab. 17). Jedoch lässt sich durch die Supplementierung mit Mikronährstoffen, die für die Hormonproduktion essenziell sind, der im oberen Normbereich befindliche TSH-basal-Wert auf optimale Wohlfühlwerte reduzieren, während ohne die Supplementierung keine Veränderung der Schilddrüsenfunktion erreicht wird.

Tab. 17: TSH-basal-Werte der Patienten aller drei Untersuchungsgruppen in µIU/ml

	M & E (N = 101)	E (N = 31)	Kontrolle (N = 30)
TSH basal	**Mittelwert ± Standardabweichung**	**Mittelwert ± Standardabweichung**	**Mittelwert ± Standardabweichung**
Studienbeginn	2,30 ± 1,10	2,56 ± 1,32	2,68 ± 1,22
nach 12 Wochen	2,18 ± 0,44	2,55 ± 1,27	2,71 ± 1,19
nach 24 Wochen	2,11 ± 0,23	2,55 ± 1,31	2,77 ± 1,22

Bei Studienbeginn wiesen alle Kinder einen zu hohen **Stressindex** auf. Dieser ließ sich durch Ernährungsumstellung und noch besser durch Ernährungsumstellung und Mikronährstoffsupplementierung senken (Tab. 18).

Tab. 18: Stressindex der Patienten aller drei Untersuchungsgruppen

	M & E (N = 101)	E (N = 31)	Kontrolle (N = 30)
Stressindex	Mittelwert ± Standardabweichung	Mittelwert ± Standardabweichung	Mittelwert ± Standardabweichung
Studienbeginn	378,58 ± 56,15	368,94 ± 54,47	393,37 ± 40,72
nach 12 Wochen	215,23 ± 43,36	307,29 ± 54,26	345,97 ± 29,89
nach 24 Wochen	180,13 ± 30,20	287,23 ± 47,87	322,10 ± 31,11

Abb. 63 zeigen deutlich, dass der Stressindex mit Normalisierung der TSH-basal-Werte bei den Patienten der Mikronährstoff-Ernährungs-Gruppe deutlich sinkt, was den Stellenwert einer guten Einstellung der Schilddrüsenhormonwerte unterstreicht.

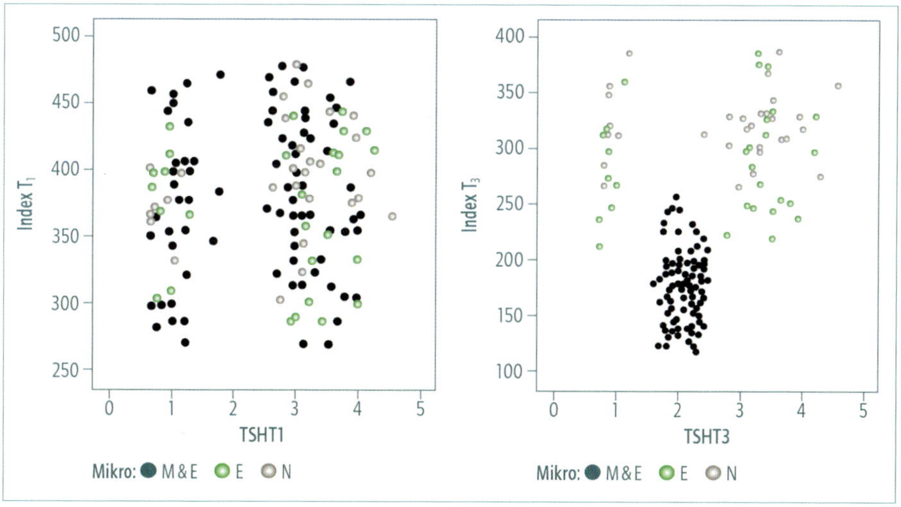

Abb. 63: Stressindex und TSH-basal-Wert zu den Messzeitpunkten links Studienbeginn, rechts nach 24 Wochen aller drei Studiengruppen

Während bei Studienbeginn kein einziges Kind einen **pNN50-Wert** im Zielbereich aufwies, konnte dies durch Ernährungsumstellung und Mikronährstoffsupplementierung erreicht werden. Damit ist die Parasympathikusaktivität im wünschenswerten Bereich und die ADHS-Patienten hinsichtlich ihrer Symptomatik deutlich gebessert (Tab. 19).

Tab. 19: pNN50-Wert der Patienten aller drei Untersuchungsgruppen

pNN50	M & E (N = 101) Mittelwert ± Standardabweichung	E (N = 31) Mittelwert ± Standardabweichung	Kontrolle (N = 30) Mittelwert ± Standardabweichung
Studienbeginn	7,49 ± 0,67	7,66 ± 0,57	6,83 ± 0,55
nach 12 Wochen	13,81 ± 0,71	7,34 ± 1,00	7,25 ± 0,76
nach 24 Wochen	15,24 ± 0,70	7,95 ± 0,75	6,79 ± 0,52

Abb. 64 zeigt deutlich, dass der pNN50-Wert mit Normalisierung der TSH-basal-Werte bei den Patienten der Mikronährstoff-Ernährungs-Gruppe deutlich steigt, was die Abhängigkeit des vegetativen Nervensystems von einer guten Einstellung der Schilddrüsenhormonwerte unterstreicht.

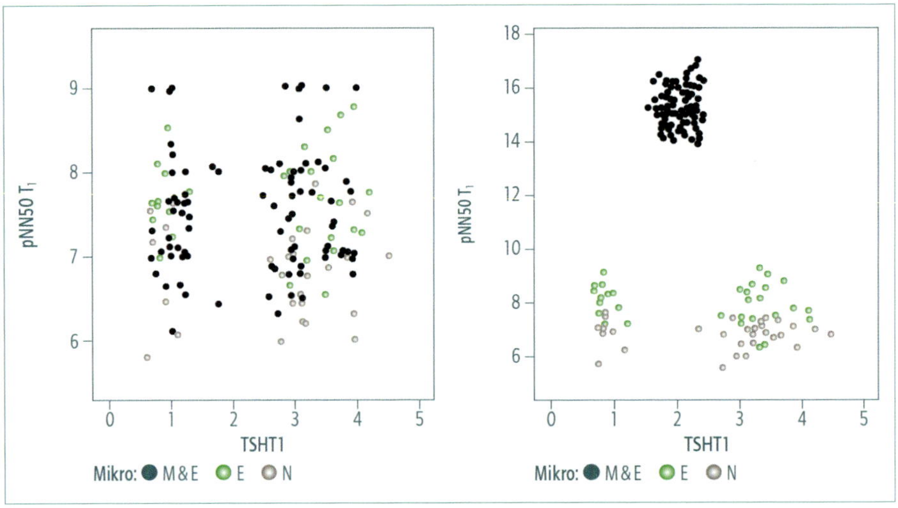

Abb. 64: pNN50 und TSH-basal-Wert zu den Messzeitpunkten links Studienbeginn, rechts nach 24 Wochen aller drei Studiengruppen

Die LF/HF-Ratio konnte in allen Gruppen reduziert werden und zeigt damit eine Verschiebung in Richtung des Parasympathikus, wobei lediglich die Werte der Mikronährstoff-Ernährungs-Gruppe eindrücklich sind und eine deutliche Reduzierung der Sympathikusaktivität widerspiegeln (Tab. 20).

Tab. 20: Vegetativer Quotient (LF/HR-Ratio) der Patienten aller drei Untersuchungsgruppen

	M & E (N = 101)	E (N = 31)	Kontrolle (N = 30)
LF/HF-Ratio	Mittelwert ± Standardabweichung	Mittelwert ± Standardabweichung	Mittelwert ± Standardabweichung
Studienbeginn	7,32 ± 0,18	7,24 ± 1,17	7,25 ± 0,91
nach 12 Wochen	1,82 ± 0,17	6,64 ± 0,07	6,90 ± 0,80
nach 24 Wochen	1,60 ± 0,13	6,09 ± 1,00	6,18 ± 0,69

Abb. 65 zeigt deutlich, dass die LF/HF-Ratio mit Normalisierung der TSH-basal-Werte bei den Patienten der Mikronährstoff-Ernährungs-Gruppe deutlich sinkt, was die Abhängigkeit des vegetativen Nervensystems von einer guten Einstellung der Schilddrüsenhormonwerte unterstreicht.

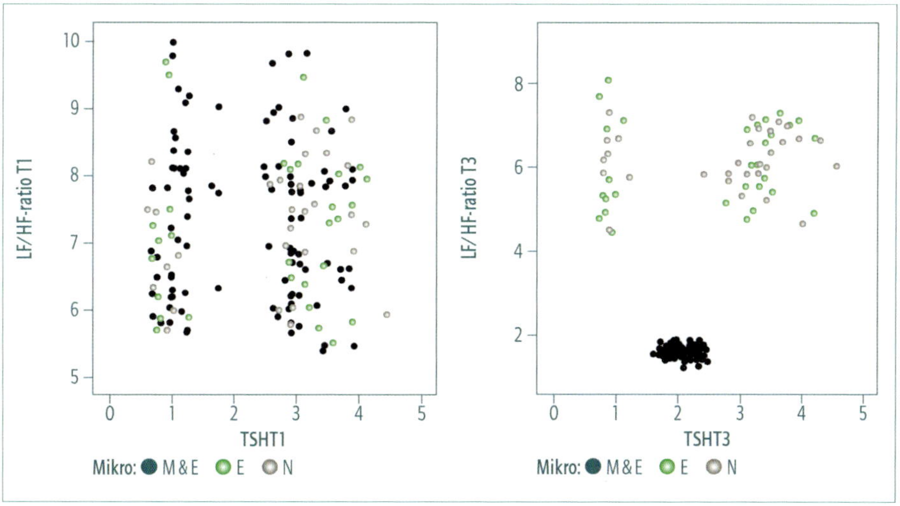

Abb. 65: LF/HF-Ratio und TSH-basal-Wert zu den Messzeitpunkten links Studienbeginn, rechts nach 24 Wochen aller drei Studiengruppen

Insgesamt zeigen die Parameter der 24-Stunden-HRV-Messung eine Stabilisierung des vegetativen Nervensystems, die mit den subjektiven Angaben zur Symptomatik korreliert.

Dass durch die Mikronährstofftherapie und Ernährungsumstellung nicht nur „Laborparameterkosmetik" betrieben wurde, deckt sich zum einen mit den Ergebnissen der

24-Stunden-HRV-Messung, zum anderen aber auch mit den Befunden der subjektiven Patienteneinschätzung.

Es fällt auf, dass die 101 Kinder der Kombinationstherapiegruppe ihr eigenes Befinden deutlich positiver beschreiben als die Kinder der beiden anderen Studiengruppen. Die Patientenzufriedenheit ist ein wesentlicher Faktor nicht nur für die Therapieadhärenz, sondern auch für Teilhabe und Lebensqualität.

FAZIT

Durch diese Studie konnte gezeigt werden, dass eine defizitorientierte Mikronährstofftherapie bei Kindern mit ADHS zusammen mit einer Ernährungsumstellung zu einer deutlichen Verbesserung der Symptomatik, der subjektiven Befindlichkeit und somit der Teilhabe am Leben führt. Die Ergebnisse dieser evidenzbasierten, retrospektiven Untersuchung zeigen neue, sehr erfolgreiche Wege in der Mikronährstofftherapie bei Kindern mit ADHS auf.

6.3.1.2 Case-Report eines fünfjährigen Jungen

Die Anamnese ergibt: fünfjähriger Junge, 112 cm groß und 19,6 kg schwer, BMI von 16,2 im altersentsprechenden Normbereich. Er bzw. seine Eltern geben im Gespräch an: Es bestehe vermehrte Müdigkeit, Antriebslosigkeit, innere Unruhe, extreme Konzentrationsschwankungen, der Trend zur Hypothyreose, Stimmungsschwankungen, nächtliches Schwitzen, schlechter Schlaf.

Er esse gerne Süßigkeiten, leide unter Pollen-/Hausstauballergie, spiele 2-3-mal Fußball im Verein in der Woche. Aktuell erhält er zur Besserung der Befindlichkeit homöopathische Mittel. Der behandelnde Kinderarzt empfiehlt Metylphenidat (Ritalin).

Die Ermittlung des individuellen Mikronährstoff- bzw. Energiebedarfs erfolgte gemäß den beschriebenen Untersuchungsmodulen und umfasste:

- kleines Blutbild plus TSH-basal-Wert, Ferritin, TFR, Leber- und Nierenwerte;
- funktioneller Energiestoffwechsel (erster Morgenurin);
- intrazelluläre Mikronährstoffkonzentration sowie HS-Omega-3-Index;
- Aminosäurenbestimmung;
- 48-Stunden-HRV-Messung.

Die von uns erhobenen Ergebnisse der Blut- und Urinanalysen sind in prägnanter Form ohne weitere detaillierte Ausführungen dargestellt (Abb. 66).

5-jähriger Junge: Diagnose ADHS vor Therapiebeginn

TSH-basal-Wert	3,15 µIU/ml	Transferrinsättigung	19 %
fT_3: 4,61 pg/ml, fT_4: 1,23 pg/ml		Transferrinrezeptor löslich	1,83 mg/l
Ferritin	19,9 ng/ml	Harnstoff	31 mg/dl
Harnsäure	4,1 mg/d	Natrium	137 nmol/l
HbA_{1c}	5,6 % (33,1 mM/M)	Kalzium	2,14 nmol/l
CRP	< 0,30 mg/dl	Hämatokrit	46,4 %
GOT	48 U/l	Leukozyten	5,20 Tsd/µl
GPT	24 U/l	Erythrozyten	5,11 Mio/µl
GGT	19 U/l	Hämoglobin	14,8 g/dl
CK	112 U/l	MCV	96,2 fl
Alkalische Phosphatase	56 U/l	MCH	31,5 pg
Bilirubin gesamt	0,38 mg/dl	MCHC	34,1 g/dl
Eisen	169 µg/dl	Thrombozyten	185 Tsd/µl
Transferrin	280 mg/dl		

Abb. 66: Laborwerte eines Fünfjährigen mit ADHS vor Therapiebeginn

Die Eisenaufnahme durch die Körperzellen wird durch die Expression des Transferrinrezeptors (TfR) gesteuert. Bei einem Eisenmangel steigt die sTfR-Konzentration, noch bevor es zu einem signifikanten Abfall der Hämoglobinkonzentration kommt. Anhand der sTfR-Konzentration lässt sich daher der funktionelle Eisenstatus untersuchen, während Ferritin Hinweise auf den Eisendepotstatus zulässt.

Der niedrige TSH-basal-Wert passt zu den klinischen Angaben der vermehrten Müdigkeit, Antriebslosigkeit und dem Trend zur Hypothyreose. Auffällig sind weiterhin die erniedrigten intrazellulären Werte von Magnesium und Zink, ein deutlich erniedrigter HS-Omega-3-Index sowie, bei einem Fünfjährigen erschreckend, eine bestehende Insulinresistenz.

MIKRONÄHRSTOFFE

Das Ernährungsverhalten des Kindes entspricht den Grundprinzipien des Glykoplans von Dr. Mosetter (➡ Kap. 4.7). Zudem erhält der Junge die angegebene Mikronährstoffrezeptur (Abb. 67).

5-jähriger Junge: Diagnose ADHS – Mikronährstoffrezeptur

Wirkstoff	Tagesdosis	Wirkstoff	Tagesdosis
Vitamine		**Spurenelemente**	
Vitamin A (Retinol)	1 mg	Chrom	150 µg
Vitamin B_1 (Thiamin)	15 mg	Selen	125 µg
Vitamin B_2 (Riboflavin)	15 mg	Zink	24 mg
Niacin (Vitamin B_3)	40 mg		
Vitamin B_6 (Pyridoxin)	40 mg	**Mineralstoffe**	
Vitamin B_{12} (Cyanocobalamin)	575 µg	Kalzium	200 mg
Vitamin C (Ascorbinsäure)	1.250 mg	Silicium	20 mg
Vitamin D	120 µg		
Natürliches Vitamin E	100 mg	**Quasivitamine**	
Davon Alpha-Tocopherol	107,5 mg	Cholin	100 mg
Gama-Tocopherol	42,5 mg	Koenzym Q_{10}	30 mg
Natürliche Carotinoide	8 mg	Inositol	70 mg
Davon Alpha-Carotin	70 µg	PABA	30 mg
Beta-Carotin	1,9 mg		
Cryptoxanthin	15 µg	**Pflanzenextrakte**	
Lutein	4 mg	Zitrusbioflavonoide	245,9 mg
Zeaxanthin	11 mg		
Biotin (Vitamin H)	100 µg		
Folsäure (Vitamin B_9)	1.200 µg		
Pantothensäure	30 mg		

Täglicher Einnahmemodus
Mikronährstoffmischung
Jeweils morgens und mittags 1 Messlöffel, nach drei Monaten nur noch morgens 1 Messlöffel
Zusätzlich:
Eisen: z. B. Ferrosanol duodenal, 14 Tage täglich abends, danach noch dreimal wöchentlich (Mo., Mi., Fr.)
Jod: z. B. Jodid 100, Dosierung 1/0/0
Magnesium (z. B. 30-40 mg eines Magnesiumaspartats), Dosierung 2/2/4
Omega-3-Öl (1 EL = 1.700 mg EPA/DHA), Dosierung 1/0/0
5-HTP (100 mg) 1 Stunde vor dem Schlafen, Dosierung 0/0/1
Galaktose als Kur (1 Teelöffel), Dosierung 1/1/1

Abb. 67: Mikronährstoffrezeptur eines Fünfjährigen mit ADHS vor Therapiebeginn

Das Energiestoff-, Mikronährstoff- und Aminosäureprofil vor und nach Therapiebeginn ist in den Abb. 68, 69 und 70 dargestellt.

5-jähriger Junge: Diagnose ADHS
Energiestoffwechsel vorher – nachher

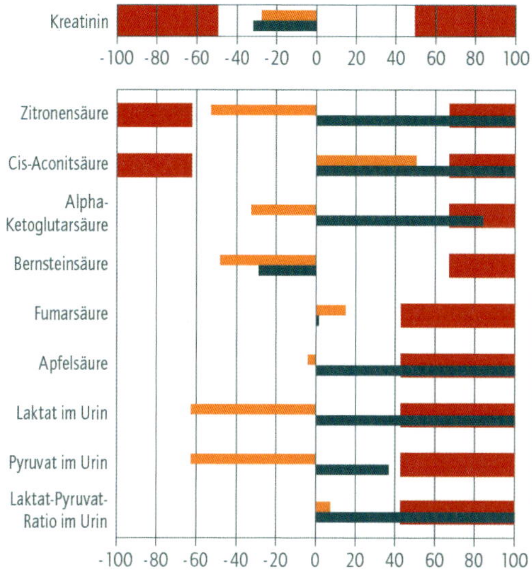

Dauer der Mikronährstofftherapie: 3 Monate

Datum	Referenzbereich in mg/g	Werte Patient in mg/dl 1. U.	2. U.
Kreatinin (Urin)	0,8-2,0	0,39	0,47
Zitronensäure	19,7-435,2	411,90	87,42
Cis-Aconitsäure	10,9-104,4	123,67	63,37
Alpha-Keto-glutarsäure	< 8,4	47,45	36,00
Bernsteinsäure	1,2-16,1	5,97	4,40
Fumarsäure	< 1,5	1,51	1,74
Apfelsäure	< 1,0	3,38	0,96
Laktat im Urin	6,3-40,7	94,26	8,36
Pyruvat im Urin	0,9-6,6	3,74	0,98
Laktat-Pyruvat-Ratio im Urin	2,0-17,8	25,20	8,51

Nach der Therapie
Vor der Therapie

Abb. 68: Energieprofil eines Fünfjährigen mit ADHS vor und nach Therapie

5jähriger Junge: Diagnose ADHS
Mikronährstoffprofil vorher – nachher

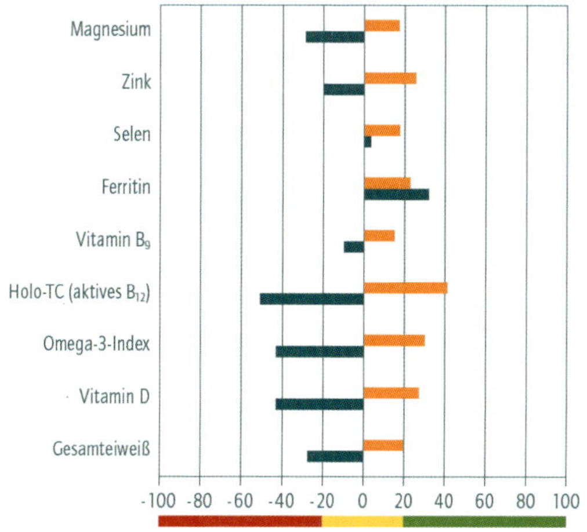

Oberhalb von 20 % der Zielwerte dieser Mikronährstoffe zeigen sich keine Aktivitätseinschränkungen im gesamten Stoffwechsel.

Dauer der Mikronährstofftherapie: 3 Monate

Datum	Referenzbereich	Werte Patient in mg/dl	
Magnesium	38,8-64,4 mg/Erg.	38,9	53,4
Zink	6,8-16,0 mg/l	11,2	13,9
Selen	73-165 µg/l	71,0	129,5
Ferritin	30-400 ng/ml	72,1	126,9
Vitamin B_9	523-1.257 µg/l	369	1.346
Holo-TC (aktives B_{12})	> 100 pmol/l	90	136
Omega-3-Index	8-11 %	4,22	11,9
Vitamin D	> 130 nmol/l	47,4	122,2
Gesamteiweiß	6,6-8,7 g/dl	6,1	7,9

Nach der Therapie
Vor der Therapie

Abb. 69: Mikronährstoffprofil eines Fünfjährigen mit ADHS vor und nach Therapie

5-jähriger Junge: Diagnose ADHS
Aminosäureprofil vorher – nachher

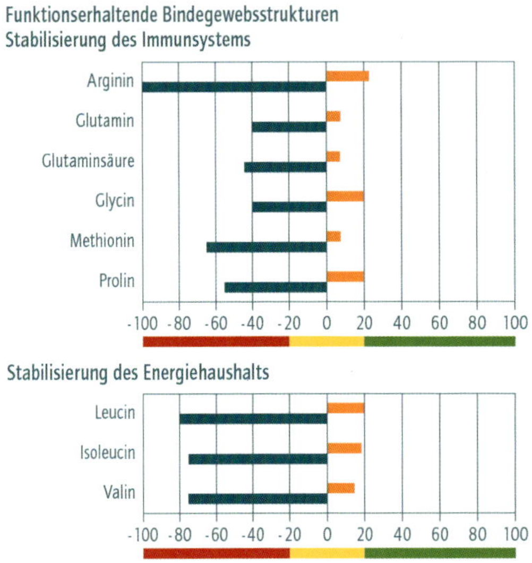

Dauer der Mikronährstofftherapie: 3 Monate

Datum	Referenzbereich in mg/dl	Werte Patient in mg/dl	
Arginin	1,307-2,439	0,761	2,318
Glutamin	7,308-11,078	5,421	11,120
Glutaminsäure	0,190-1,338	0,321	1,412
Glycin	1,426-3,678	1,341	3,421
Methionin	0,379-0,731	0,293	0,689
Prolin	1,036-3,937	0,891	3,671
Leucin	1,377-2,637	1,235	2,512
Isoleucin	0,708-1,377	0,841	1,281
Valin	2,226-4,100	2,124	3,981

Nach der Therapie
Vor der Therapie

Abb. 70: Aminosäureprofil eines Fünfjährigen mit ADHS vor und nach Therapie

Die gemessenen Ergebnisse spiegeln sich auch in der Befindlichkeit wider: Aus vermehrter Müdigkeit, Antriebslosigkeit, innerer Unruhe, extremen Konzentrationsschwankungen, gravierenden Stimmungsschwankungen, nächtlichem Schwitzen und schlechtem Schlaf wurde nach drei Monaten eine gute mentale und physische Leistungsfähigkeit, ein sehr ausgeglichenes Stimmungsbild, kein nächtliches Schwitzen und eine positive Überraschung der Eltern hinsichtlich der Verhaltensänderung ihres Sohnes.

Die Ergebnisse der 48-Stunden-HRV-Analyse zeigen eine deutliche Reduzierung des Stressindexes (Abb. 71) und einen deutlichen Anstieg des pNN50 (Abb. 72). Der vegetative Quotient (Abb. 73) hat sich deutlich reduziert und zeigt die außergewöhnlichen Einflüsse der individualisierten Mikronährstoffzufuhr auf die Balance des vegetativen Nervensystems.

5-jähriger Junge: Diagnose ADHS
48-Stunden-HRV-Messung vorher und nachher

Stressindex

Der Stressindex in Anlehnung an Prof. Baevsky
reagiert sensitiv auf Verschiebungen des vegetativen Nervensystems.

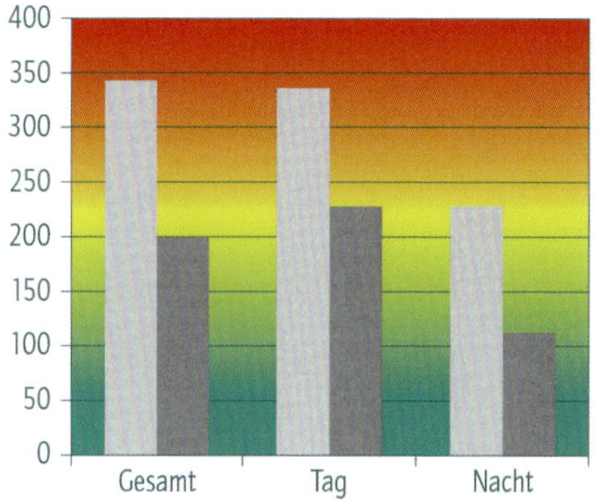

Dauer der Mikronährstofftherapie: 3 Monate

Check 1: vor
Check 2: nach

Stressindex		
Datum	Check 1	Check 2
Gesamt	340	210
Tag	358	218
Nacht	240	108

Abb. 71: Stressindex eines Fünfjährigen mit ADHS vor und nach Therapie

5-jähriger Junge: Diagnose ADHS
48-Stunden-HRV-Messung nachher

pNN50

Prozentualer Anteil aller RR-Intervalle, die sich um mehr als 50 ms voneinander unterscheiden.

Dauer der Mikronährstofftherapie: 3 Monate

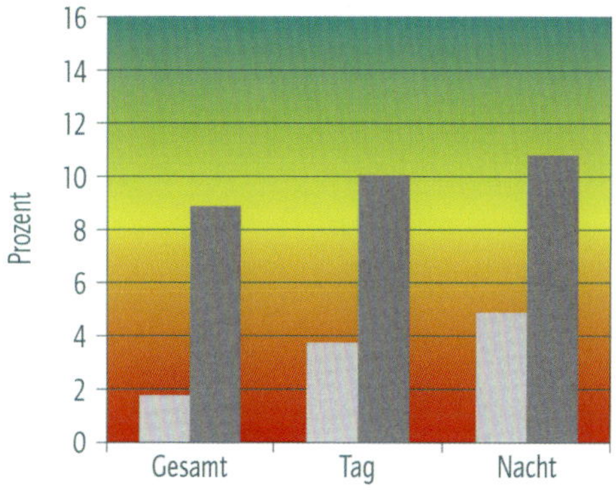

Check 1: vor
Check 2: nach

$$\frac{\text{Anzahl benachbarter Intervalle mit Abweichung} > 50\text{ ms}}{\text{Anzahl aller Intervalle}}$$

pNN50		
Datum	Check 1	Check 2
Gesamt	1,74 %	9,3 %
Tag	3,9 %	10,3 %
Nacht	51 %	11,1 %

Abb. 72: pNN50 eines Fünfjährigen mit ADHS vor und nach Therapie

5-jähriger Junge: Diagnose ADHS
48-Stunden-HRV-Messung nachher

Vegetativer Quotient (LF/HF-Ratio) Ausdruck der Balance zwischen Sympathikus und Parasympathikus. Je höher der Wert, desto mehr Sympathikusaktivität

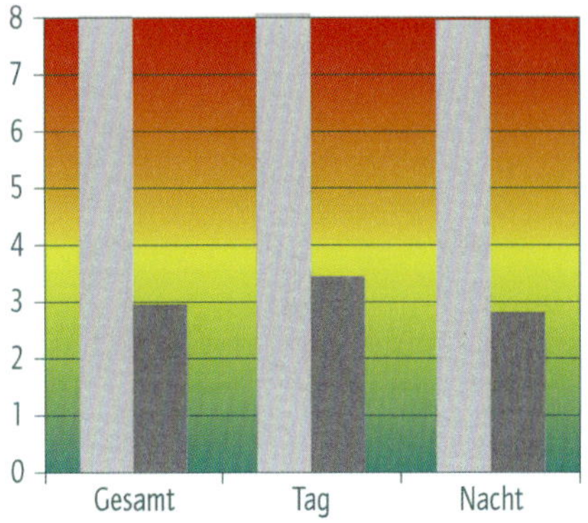

Dauer der Mikronährstofftherapie: 3 Monate

Check 1: vor
Check 2: nach

LF/HF-Ratio		
Datum	Check 1	Check 2
Gesamt	8,1	2,9
Tag	8,3	3,3
Nacht	7,9	2,7

Abb. 73: Vegetativer Quotient eines Fünfjährigen mit ADHS vor und nach Therapie

6.3.1.3 Mikronährstoffe bei ADHS

Nachfolgend haben wir mittels Grafiken dargestellt, wie sich die Befindlichkeit der Kinder mit ADHS durch eine gezielte, individuelle Mikronährstoffsupplementierung positiv beeinflussen lässt (Abb. 74, 75, 76, 77).

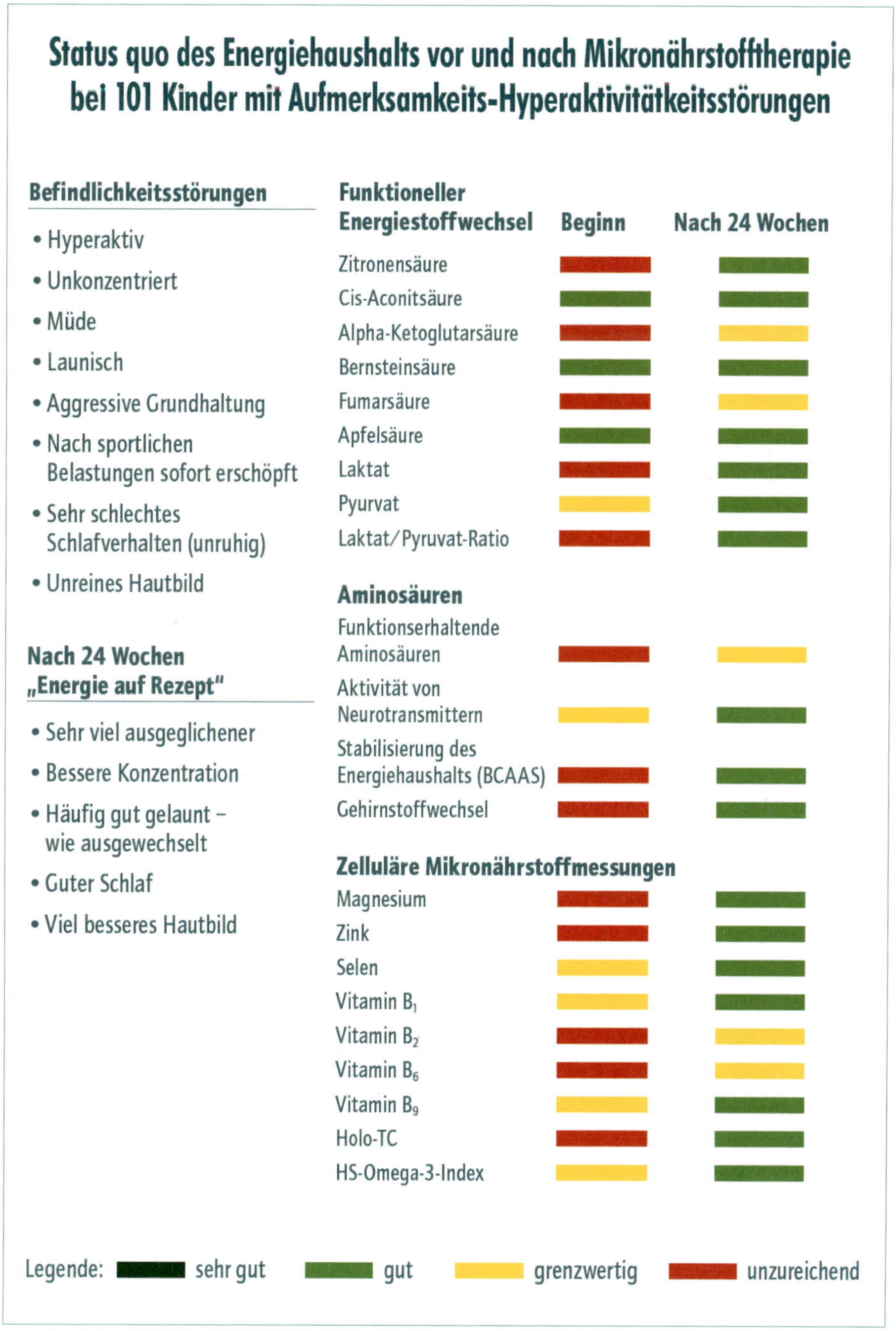

Abb. 74: Status quo des Energiehaushalts vor und nach Mikronährstofftherapie bei 101 Kindern mit ADHS

48-Stunden-HRV-Messung vor und nach 24 Wochen Mikronährstofftherapie

Stressindex vor und nach Mikronährstofftherapie
bei 101 Kindern mit Aufmerksamkeits-Hyperaktivitäts-Syndrom

Stressindex

Der Stressindex in Anlehnung an Prof. Baevsky
reagiert sensitiv auf Verschiebungen des vegetativen Nervensystems.

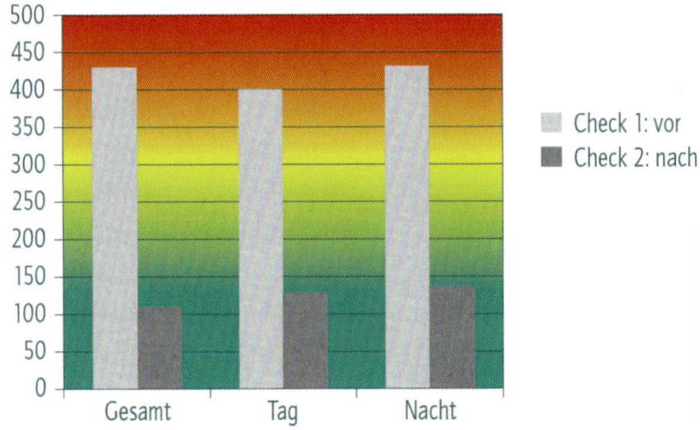

Stressindex		
Datum	Check 1	Check 2
Gesamt	492	111
Tag	400	131
Nacht	435	141

Abb. 75: Stressindex vor und nach Mikronährstofftherapie bei 101 Kindern mit ADHS

48-Stunden-HRV-Messung vor und nach 24 Wochen Mikronährstofftherapie

pNN50 vor und nach Mikronährstofftherapie
bei 101 Kindern mit Aufmerksamkeits-Hyperaktivitäts-Syndrom

pNN50

Prozentualer Anteil aller RR-Intervalle, die sich um mehr als 50 ms voneinander unterscheiden.

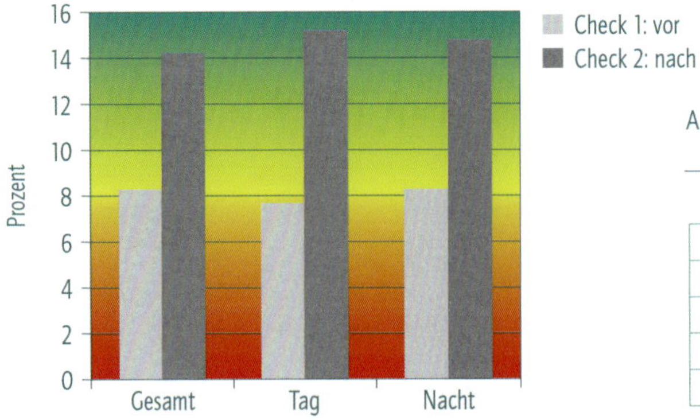

$$\frac{\text{Anzahl benachbarter Intervalle mit Abweichung} > 50\text{ ms}}{\text{Anzahl aller Intervalle}}$$

pNN50		
Datum	Check 1	Check 2
Gesamt	8,1 %	14,4 %
Tag	7,7 %	15,1 %
Nacht	8,3 %	14,7 %

Abb. 76: pNN50 vor und nach Mikronährstofftherapie bei 101 Kindern mit ADHS

48-Stunden-HRV-Messung
vor und nach 24 Wochen Mikronährstofftherapie

Vegetativer Quotient LF/HF-Ratio vor und nach Mikronährstofftherapie
bei 101 Kindern mit Aufmerksamkeits-Hyperaktivitäts-Syndrom

Vegetativer Quotient (LF/HF-Ratio) Ausdruck der Balance zwischen Sympathikus und Parasympathikus.
Je höher der Wert, desto mehr Sympathikusaktivität

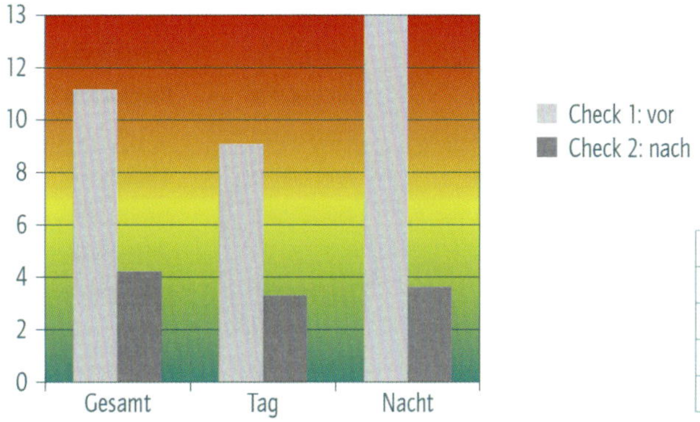

LF/HF-Ratio		
Datum	Check 1	Check 2
Gesamt	11	4,1
Tag	9	3,5
Nacht	13	3,7

Abb. 77: Vegetativer Quotient vor und nach Mikronährstofftherapie bei 101 Kindern mit ADHS

6.3.2 Chronischer Schmerz

Schmerzen unterschiedlichster Ursache sind ein weitverbreitetes Gesundheitsproblem, was bei vielen Menschen zu einem Schmerzmittelabusus freiverkäuflicher Analgetika führt. Dabei lässt sich eine Schmerzreduzierung bei unterschiedlichen Erkrankungen (Rheuma, Fibromyalgie) ohne Nebenwirkungen mit einer individualisierten Mikronährstoffrezeptur erreichen (Abb. 78, 79, 80 und 81).

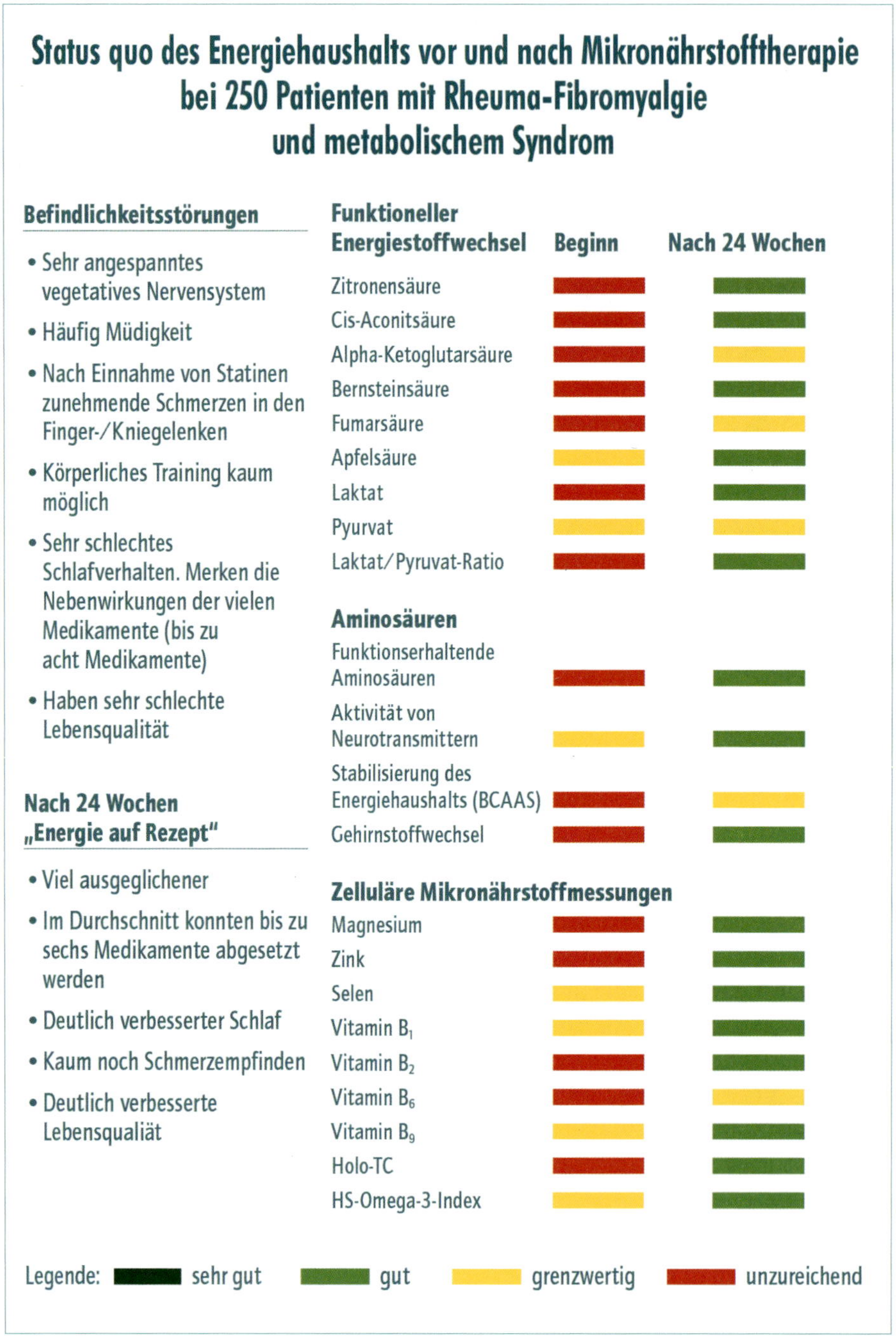

Abb. 78: Status quo des Energiehaushalts vor und nach Mikronährstofftherapie bei 250 Patienten mit Rheuma, Fibromyalgie und metabolischem Syndrom

48-Stunden-HRV-Messung
vor und nach 24 Wochen Mikronährstofftherapie

Stressindex vor und nach Mikronährstofftherapie
bei 250 Patienten mit Rheuma-Fibromyalgie und metabolischem Syndrom

Stressindex

Der Stressindex in Anlehnung an Prof. Baevsky reagiert sensitiv auf Verschiebungen des vegetativen Nervensystems.

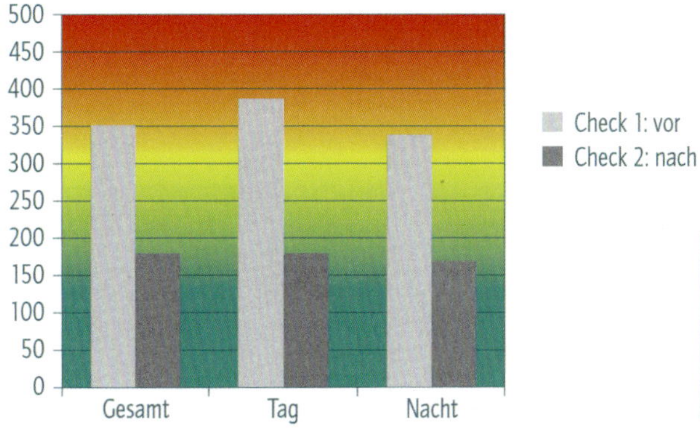

Stressindex		
Datum	Check 1	Check 2
Gesamt	351	171
Tag	381	169
Nacht	334	158

Abb. 79: Stressindex vor und nach Mikronährstofftherapie bei 250 Patienten mit Rheuma, Fibromyalgie und metabolischem Syndrom

48-Stunden-HRV-Messung
vor und nach 24 Wochen Mikronährstofftherapie

pNN50 vor und nach Mikronährstofftherapie
bei 250 Patienten mit Rheuma-Fibromyalgie und metabolischem Syndrom

pNN50

Prozentualer Anteil aller RR-Intervalle, die sich um mehr als 50 ms voneinander unterscheiden.

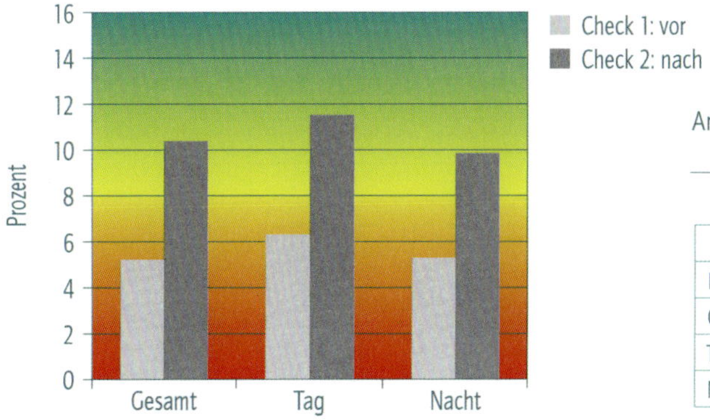

$$\frac{\text{Anzahl benachbarter Intervalle mit Abweichung} > 50\text{ ms}}{\text{Anzahl aller Intervalle}}$$

pNN50		
Datum	Check 1	Check 2
Gesamt	5,1 %	10,8 %
Tag	6,2 %	11,1 %
Nacht	4,9 %	9,9 %

Abb. 80: pNN50 vor und nach Mikronährstofftherapie bei 250 Patienten mit Rheuma, Fibromyalgie und metabolischem Syndrom

48-Stunden-HRV-Messung vor und nach 24 Wochen Mikronährstofftherapie

Vegetativer Quotient LF/HF-Ratio vor und nach Mikronährstofftherapie bei 250 Patienten mit Rheuma-Fibromyalgie und metabolischem Syndrom

Vegetativer Quotient (LF/HF-Ratio) Ausdruck der Balance zwischen Sympathikus und Parasympathikus. Je höher der Wert, desto mehr Sympathikusaktivität

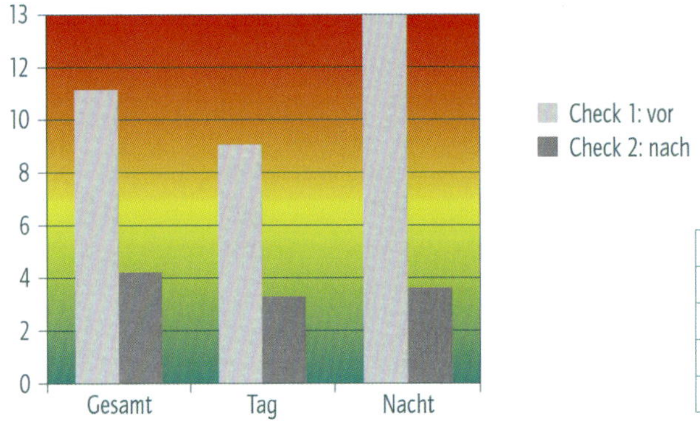

LF/HF-Ratio		
Datum	Check 1	Check 2
Gesamt	11	4,1
Tag	9	3,5
Nacht	13	3,7

Abb. 81: Vegetativer Quotient vor und nach Mikronährstofftherapie bei 250 Patienten mit Rheuma, Fibromyalgie und metabolischem Syndrom

Es sind insgesamt 1.250 Patienten mit einem ähnlichen Anamneseprofil in den letzten Jahren untersucht worden. In die dargestellte Auswertung gingen nur 250 Patienten ein, da die anderen erst nach Erstellung der Grafiken in die Datenbank eingepflegt worden sind. Alle Daten sind in der Datenbank mit entsprechenden Referenz- bzw. Zielwerten der einzelnen Mikronährstoffkonzentrationen dokumentiert. Ziel ist der Ausgleich der biochemischen Störungen durch die gezielte Mikronährstoffrezeptur.

6.3.2.1 Case-Report eines 76-jährigen Mannes

Der Patient leidet unter Hypertonie, Diabetes mellitus, Rheuma, leichtem Übergewicht und einer Hypercholesterinämie. Er ist 181 cm groß, 95 kg schwer und der BMI von 29 liegt am oberen Ende des altersentsprechenden Normbereichs. Zudem besteht ein Verdacht auf Hypothyreose und er gibt an, schlecht zu schlafen sowie kaum noch aktiv zu sein, selbst ein kleiner Spaziergang sei schon zu viel.

Die klinische Untersuchung zeigt eine starke Degeneration im aktiven und passiven Bewegungsapparat mit erheblichen Bewegungseinschränkungen in den Finger- und Handgelenken. Die aktuelle Medikation vor Beginn der Mikronährstofftherapie besteht aus:

- Pleon 5 mg (Wirkstoff Sulfasalazin): 1-1-1;
- Prednisolon acis 5 mg: 1-0-0,5;
- Metformin Lich 850 mg: 1-0-1;
- Simvastatin 40 mg: 1-0-0;
- Metropolol 50: 1-0-0;
- Indomet 50 mg: 0-0-1;
- Omaprazol: 1-0-0.

Die bisherigen ärztlichen Untersuchungen resultieren in der Empfehlung, zwei weitere Schmerzmittel einzunehmen. Der Patient will dies aber unter keinen Umständen. Die speziellen Blut- und Urinanalysen und der Vergleich mit Clusterpatienten in seiner Altersstruktur zeigen massive Defizite im Mikronährstoffhaushalt auf. Der funktionelle Energiestoffwechsel zeigt erhebliche Aktivitätseinschränkungen bestimmter Enzyme. Die Ergebnisse der Blut- und Urinanalyse vor Beginn der Mikronährstofftherapie sind in Abb. 82 dargestellt.

Die Blutergebnisse zeigen keine Auffälligkeiten bei der Borrelien-Serologie. Westernblott-Test (Überprüfung auf mögliche Zeckeninfektion) und die EBV-Serologie (Überprüfung auf ein Vorhandsein eines möglichen Pfeifferschen Drüsenfiebers) sind negativ.

Laborwerte eines 76-jährigen Patienten vor der Mikronährstofftherapie

TSH-basal-Wert	2,91 µIU/ml	HbA_{1c}	5,9 % (40,9 mM/M) unter Medikation
(Antikörper der Schilddrüse TPO, TRAK unauffällig)		CRP	1,9 mg/dlHämoglobin
Ferritin	131 ng/ml	Leber- und Nierenwerte	unauffällig
Leuko	8,90 Tsd/µl	Autoantikörper gegen Thyreodiale Peroxidase	
RBC	5,0 Mio/µl	(Mikrosomale Ak) (Referenzbereich < 34)	14.4 U/ml
Hb	14,8 g/dl	TSH-Rezeptor	< 0,4 U/l
Harnsäure	6,7 mg/d	(Referenzbereich < 0,92 negativ)	
Chol	179 mg/dl, unter Medikation	Borrelien-Serologie	negativ
HDL	79 mg/dl	Westernblott-Test	negativ
LDL	92 mg/dl	EBV-Serologie	negativ

Optimaler Ferritinwert mit 131 ng/ml, zusätzlich gemessene sTFR (Transferrinrezeptor: < 1,6 kein Mangel an Funktionseisen)
Intrazelluläre Analysen Mg, Zn, Se, B_9 und das Holo-TC (aktives Vitamin B_{12}) zeigen dramatisch erniedrigte Konzentrationen, sehr auffällig sind die extrem erniedrigte intrazelluläre:

- Mg-Konzentration mit 35,7 mg/l Ery. (optimal: > 55 mg/l Ery.)
- Zn-Konzentration mit 10,27 mg/l Ery. (optimal: 13,4 mg/l Ery.)

Deutlich erniedrigter HS-Omega-3-Index: 3,9 % FS
HbA_{1c}-Wert: 5,9 % (40,9 mM/M) durch Einnahme der Medikation
Hypercholesterinämie durch Einnahme von Medikation normalisiert
Gravierende Aktivitätseinschränkungen bestimmter Enzyme im funktionellen Energiestoffwechsel

Abb. 82: Laborparameter des 76-jährigen Patienten vor der Mikronährstofftherapie

Die Ergebnisse der einzelnen Aminosäuren zeigen in allen Bereichen dringenden Optimierungsbedarf. Dies betrifft vor allem die Aminosäuren, die das gesamte Spektrum des myofaszialen Systems negativ beeinflussen. Die deutlich erniedrigte L-Tryptophankonzentration mit 0,89 mg/dl ist sehr auffällig. Ein gesundes Schlafverhalten ist nur bei einer Tryptophankonzentration von > 1,7 m/dl möglich. Da bei dem 76-jährigen Mann eine „Chronic Inflammation" (Entzündungsreaktion) vorliegt, darf kein L-Tryptophan gegeben werden, da dieses toxische Reaktionen (Anfall von Kynurenin) hervorrufen kann.

Aus diesem Grunde erhält er die Aminosäure 5-HTP, die biochemisch unter Umgehung der Blut-Hirn-Schranke direkt wirkt und keine negative Reaktion hervorruft.

Der Patient erhält eine individualisierte Mikronährstoffrezeptur unter Einbeziehung des HCK®-Baukasten-Systems: Tagesmenge 35 ml, Auffüllphase 14 ml morgens und 14 ml mittags; nach acht Wochen Übergang in die Erhaltungsphase mit morgens 20 ml (Abb. 83).

Mikronährstofftherapie eines 76-jährigen Patienten

Wirkstoff	Tagesdosis	Wirkstoff	Tagesdosis
Vitamine		**Spurenelemente**	
Vitamin A (Retinol)	1 mg	Chrom	400 µg
Vitamin B_1 (Thiamin)	30 mg	Selen	230 µg
Vitamin B_2 (Riboflavin)	30 mg	Zink	50 mg
Vitamin B_6 (Pyridoxin)	60 mg		
Vitamin B_{12} (Cyanocobalamin)	2.100 µg	**Mineralstoffe**	
Vitamin C (Ascorbinsäure)	3.000 mg	Silicium	40 mg
Vitamin D	200 µg		
Natürliches Vitamin E	150,4 mg	**Quasivitamine**	
Davon Alpha-Tocopherol	86,5 mg	Cholin	240 mg
Gama-Tocopherol	35,5 mg	Koenzym Q_{10}	120 mg
Natürliche Carotinoide	8 mg	Inositol	180 mg
Davon Alpha-Carotin	70 µg	PABA	60 mg
Beta-Carotin	1,9 mg		
Cryptoxanthin	15 µg	**Pflanzenextrakte**	
Lutein	6 mg	Zitrusbioflavonoide	275,9 mg
Zeaxanthin	15 mg		
Biotin (Vitamin H)	150 µg	**Zusätzlich**	
Folsäure (Vitamin B_9)	1.600 µg	Jodid	100 µg, 1/0/0
Niacin (Vitamin B_3)	30 mg	Magnesium	300 mg, 0/0/1
Pantothensäure	60 mg	Norsan Omega-3-Öl (1 EL = 1.700 mg EPA/DHA)	1/1/0
		5-HTP (Hydrotryptophan) Griffonia	100 mg, 1/1/1
Zusätzliche Aminosäuren in Sonderfällen			
Arginin	2.000 mg		
MSM	2.000 mg		

Abb. 83: Mikronährstofftherapie des 76-jährigen Patienten

Nach 12 Wochen gezielt angewandter Mikronährstofftherapie ergibt sich folgendes Bild: Mit der gezielten Einnahme der aufgeführten individuellen Mikronährstoffzufuhr lassen sich die Defizite ausgleichen und der Organismus kann sich so wieder selbst regulieren. Die gezielte Zufuhr der Aminosäure 5-HTP mit jeweils 100 mg morgens, mittags und abends hat innerhalb von drei Wochen schon zu einer deutlichen Schmerzreduktion geführt. Die Ergebnisse der Analyse des funktionellen Energiestoffwechsel dokumentiert die Effizienz der eingenommenen Mikronährstoffrezeptur (Abb. 84).

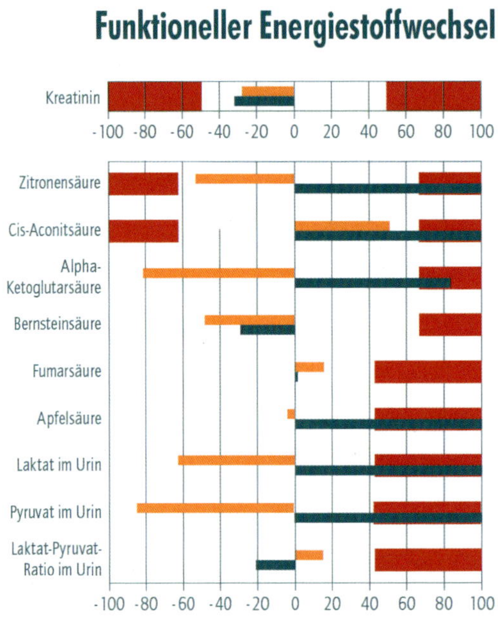

Dauer der Mikronährstofftherapie: 3 Monate

	Referenzbereich	Werte Patient in mg/dl	
Datum		1. U.	2. U.
Kreatinin (Urin)	0,8-2,0	0,39	0,81
Zitronensäure	19,7-435,2	511,90	97,42
Cis-Aconitsäure	10,9-104,4	113,67	73,37
Alpha-Keto-glutarsäure	< 8,4	15,46	1,6
Bernsteinsäure	1,2-16,1	5,97	4,4
Fumarsäure	< 1,5	1,51	1,74
Apfelsäure	< 1,0	9,38	0,96
Laktat im Urin	6,3-40,7	84,26	7,36
Pyruvat im Urin	0,9-6,6	9,74	0,58
Laktat-Pyruvat-Ratio im Urin	2,0-17,8	8,65	12,68

Nach der Therapie
Vor der Therapie

Abb. 84: Status quo des Energiehaushalts vor und nach der Mikronährstofftherapie des 76-jährigen Patienten

Das Akut-Phase-Protein (CRP) hat sich nachweislich normalisiert. Die Schmerzmittel konnten abgesetzt werden, die deutlich erhöhten Cholesterinwerte konnten insbesondere durch die gezielte Zufuhr der hoch dosierten Omega-3-Fettsäuren von nüchtern 310 mg/dl auf 185 mg/dl reduziert werden. Die erheblichen Nebenwirkungen der eingenommenen Medikamente in Bezug auf die zunehmenden Muskelschmerzen sind behoben. Der TSH-basal-Wert hat sich reduziert und liegt jetzt mit 1,9 µIU/ml im „Wohlgefühl"-Referenzbereich (➡ Kap. 3.1).

Stressindex, pNN50 sowie vegetativer Quotient (Abb. 85, 86 und 87), die mit der 24-Stunden-HRV-Messung analysiert worden sind, haben sich normalisiert und zeigen jetzt eine viel bessere Balance des vegetativen Nervensystems.

24-Stunden-HRV-Messung nachher

Stressindex

Der Stressindex in Anlehnung an Prof. Baevsky
reagiert sensitiv auf Verschiebungen des vegetativen Nervensystems.

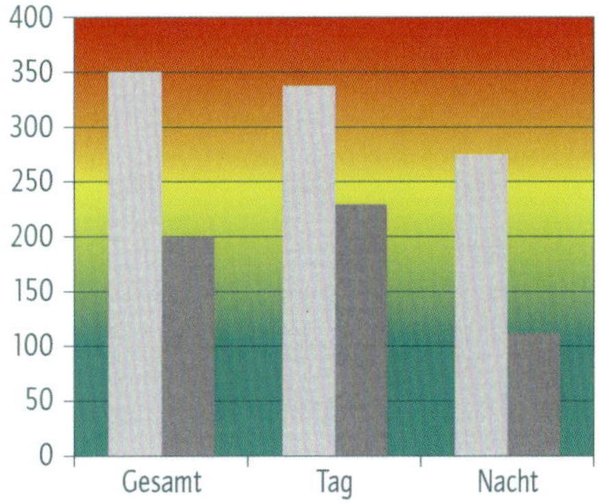

Dauer der Mikronährstofftherapie: 3 Monate

- Check 1: vor
- Check 2: nach

Stressindex		
Datum	Check 1	Check 2
Gesamt	350	200
Tag	338	228
Nacht	230	111

Abb. 85: Stressindex vor und nach der Mikronährstofftherapie des 76-jährigen Patienten

24-Stunden-HRV-Messung nachher

pNN50

Prozentualer Anteil aller RR-Intervalle, die sich um mehr als 50 ms voneinander unterscheiden.

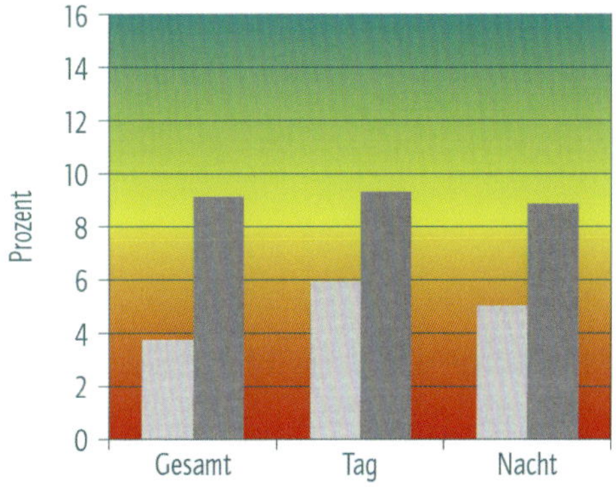

Dauer der Mikronährstofftherapie: 3 Monate

- Check 1: vor
- Check 2: nach

$$\frac{\text{Anzahl benachbarter Intervalle mit Abweichung} > 50\text{ ms}}{\text{Anzahl aller Intervalle}}$$

pNN50		
Datum	Check 1	Check 2
Gesamt	3,74 %	8,9 %
Tag	5,9 %	9,2 %
Nacht	5 %	8,8 %

Abb. 86: pNN50 vor und nach der Mikronährstofftherapie des 76-jährigen Patienten

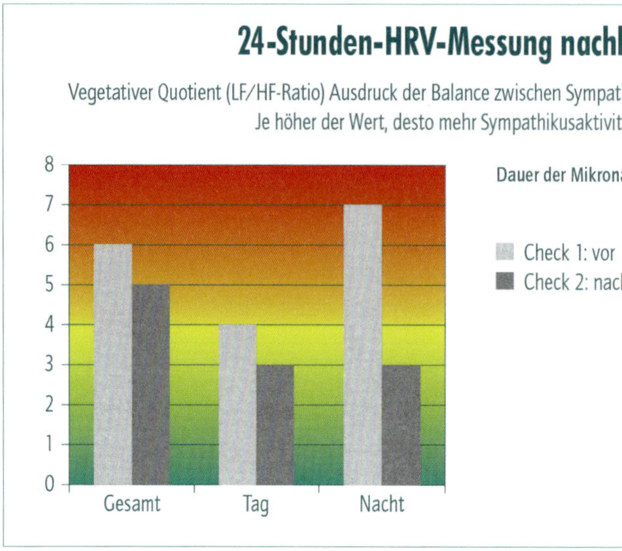

LF/HF-Ratio		
Datum	Check 1	Check 2
Gesamt	6	5
Tag	4	3
Nacht	7	3

Abb. 87: Vegetativer Quotient vor und nach der Mikronährstofftherapie des 76-jährigen Patienten

Auch subjektiv geht es dem Patienten deutlich besser: Er ist nur noch selten müde, schwitzt nachts nicht mehr, hat vier Medikamente absetzen können, klagt nur noch selten über starke Schmerzen in den Gelenken und kann wieder regelmäßig schmerzfrei spazieren gehen. Insgesamt ist die Lebensqualität deutlich verbessert.

6.3.3 Unerfüllter Kinderwunsch

Das Erkennen und Korrigieren von Mikronährstoffdefiziten kann biochemische Prozesse des Hormonstoffwechsels optimieren. In den letzten Jahren hat SALUTO 54 Ehepaare mit einem Durchschnittsalter von 36 Jahren untersucht, die seit Jahren einen dringenden Kinderwunsch artikulieren, aber eine hormonelle Therapie von den Fachärzten bisher ablehnen.

Die normal durchgeführten Blutanalysen auf der Vollblutebene zeigen keine Defizite. Erst die Ergebnisse der zellulären Blutuntersuchungen und die des funktionellen Energiestoffwechsels dokumentieren in allen Bereichen deutlichen Optimierungsbedarf, insbesondere hinsichtlich gravierender Defizite im zellulären Mikronährstoffhaushalt – insbesondere bei einzelnen Aminosäuren (Abb. 88). Außerdem zeigen die 48-Stunden-HRV-Analysen eine vorliegende Dysregulation des vegetativen Nervensystems auf (Abb. 90, 91, 92).

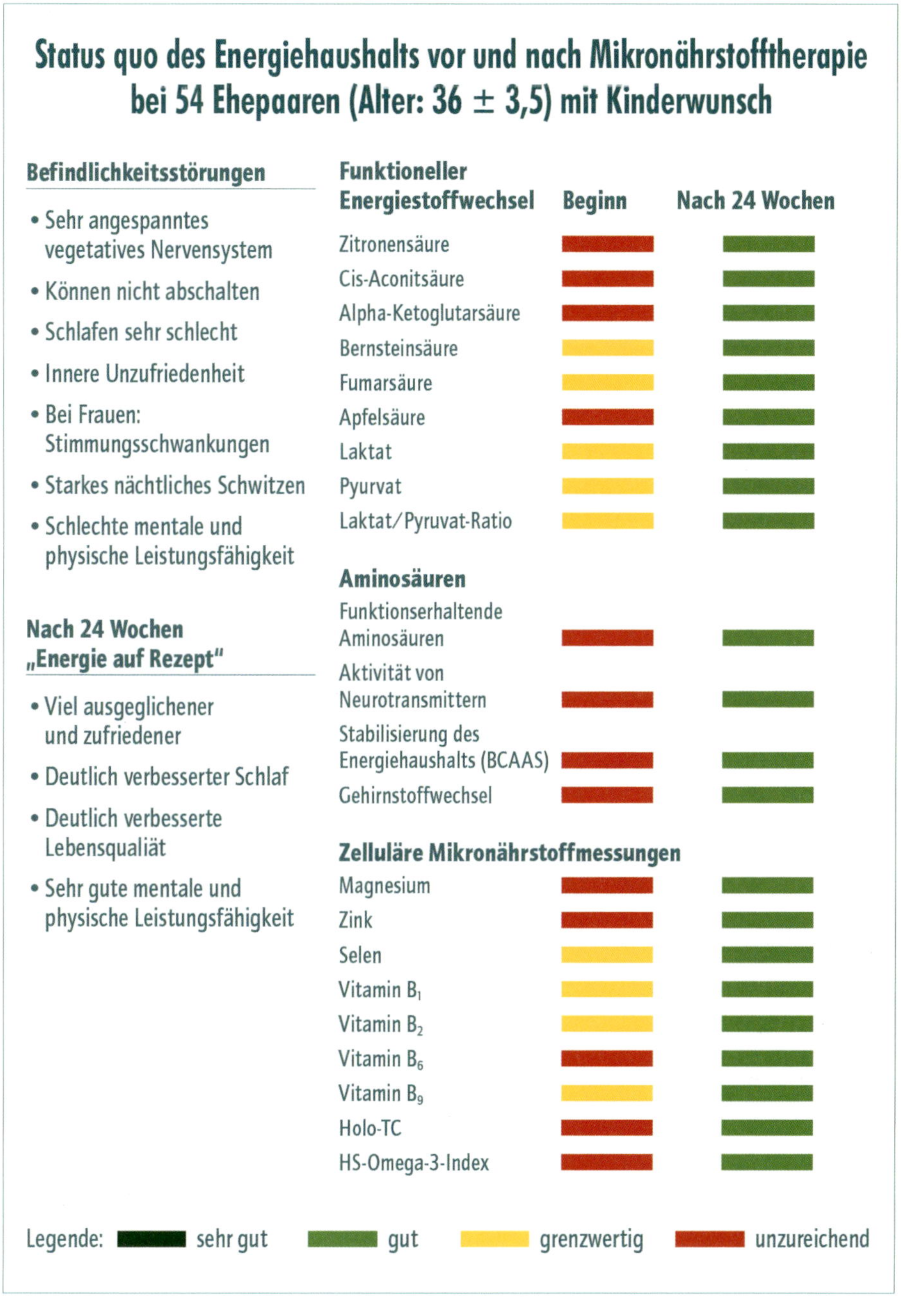

Abb. 88: Status quo des Energiehaushalts vor und nach der Mikronährstofftherapie bei 54 Ehepaaren mit unerfülltem Kinderwunsch

MIKRONÄHRSTOFFE

Weiterhin zeigen spezielle Blutuntersuchungen folgende Ergebnisse:

- deutlich erniedrigter HS-Omega-3-Index von 3,9 % FS;
- intraerythrozytäre Defizite insbesondere von Zink, Selen, Magnesium, Vitamin B_1, B_2, B_6 und B_9;
- bei den Frauen häufig einen funktionellen Mangel an Eisen – erhöhter sTFR-Wert, Ferritin < 40 ng/ml;
- eklatante Defizite bei speziellen Aminosäuren u. a. Arginin, Tryptophan, Phenylalanin, Tyrosin;
- die Schilddrüsenhormone liegen in Bereichen TSH-basal < 1,3 μIU/ml und > 2,5 μIU/ml.

Nach den langjährigen Erfahrungen des Autors und seines Teams ist gerade hier der Stressindex und der vegetative Quotient hoch sowie der pNN50 deutlich erniedrigt. Dies sind sehr ungünstige Voraussetzungen für die Erfüllung des gemeinsamen Kinderwunsches. Dies gilt sowohl für die Männer als auch für die Frauen.

Die Stimmungslage dieser Ehepaare ist negativ und entwickelt sich, verständlicherweise, in Richtung einer Überforderung mit beginnenden Erschöpfungszuständen, die ursächlich aber auch schon auf die zuvor gemessenen, unzureichenden Schilddrüsenhormonwerte zurückzuführen sind. Bei den Frauen zeigen die Antikörper der Schilddrüse TPO und TRAK kein Anzeichen einer bestehenden Autoimmunerkrankung, wie der Hashimoto-Thyreoiditis, sodass dies als Ursache ausgeschlossen werden konnte.

Die individualisierte Mikronährstoffzufuhr führt zu einer nachweislichen Normalisierung bzw. Ökonomisierung des Energiestoffwechsels (Abb. 89) und zeigt positive Auswirkungen auf die komplexen biochemischen Prozesse. Gelingt es, diese wieder zu normalisieren, sind die Voraussetzungen zur Erfüllung des Kinderwunschs deutlich verbessert. Auffällig sind vor allem die gravierenden Defizite im Bereich der gehirnaktivierenden Aminosäuren Tyrosin, Tryptophan und Phenylalanin (Abb. 88).

Funktioneller Energiestoffwechsel vor und nach 24-wöchiger Mikronährstofftherapie

54 Ehepaare: Altersstruktur: 36 ± 3,5 Jahre, Kinderwunsch

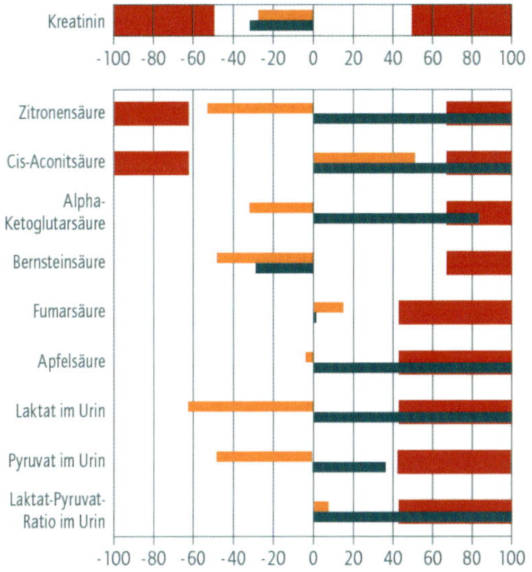

Datum	Referenzbereich	Einheit: mg/g Kreatinin 1. U.	2. U.
Kreatinin (Urin)	0,8-2,0	0,43 ± 0,19	0,47 ± 0,21
Zitronensäure	19,7-435,2	399,9 ± 21	87,4 ± 27,1
Cis-Aconitsäure	10,9-104,4	126,3 ± 27	54,3 ± 3,81
Alpha-Keto-glutarsäure	< 84	18,4 ± 3,5	4,2 ± 1,1
Bernsteinsäure	1,2-16,1	5,9 ± 2,6	4,0 ± 1,3
Fumarsäure	< 1,5	1,1 ± 0,3	1,0 0,2
Apfelsäure	< 1,0	3,56 ± 1,1	0,7 ± 0,3
Laktat im Urin	6,3-40,7	90,2 ± 9,9	8,1 ± 3,7
Pyruvat im Urin	0,9-6,6	3,6 ± 2,2	0,9 ± 0,3
Laktat-Pyruvat-Ratio im Urin	2,0-17,8	22,9 ± 4,1	9,2 ± 3,2

Nach der Therapie
Vor der Therapie

Abb. 89: Funktioneller Energiehaushalt vor und nach der Mikronährstofftherapie bei 54 Ehepaaren mit unerfülltem Kinderwunsch

Die Bewertung der Ergebnisse wird mit der Datenbank abgeglichen und ermöglicht so eine für jeden Einzelnen zusammengestellte Mikronährstoffrezeptur. Der deutlich erniedrigte HS-Omega-3-Index kann die Membranelastizität der einzelnen Zellstrukturen nachweislich reduzieren und so eine entsprechende Signalkaskade neuronaler Strukturen behindern. Die Bedeutung dieser einzelnen Aminosäuren für den gesamten Gehirn- und Hormonstoffwechsel wurde bereits näher beschrieben (➡ Kap. 5.1).

Werden diese Defizite entsprechend ausgeglichen und die anderen fehlenden Mikronährstoffe optimiert, dann normalisieren sich die Schilddrüsenhormone nachweislich (Tab. 21). Der positive Einfluss der individualisierten Mikronährstoffzufuhr auf die Normalisierung der Schilddrüsenhormone und das vegetative Nervensystem kann bei Paaren mit unerfülltem Kinderwunsch gezeigt werden (Abb. 90, 91 und 92). Hier ist insbesondere die richtige Dosierung das Maß aller Dinge. Das Motto: viel hilft viel, ist völlig deplaziert.

Tab. 21: Schilddrüsenhormone und die Balance des vegetativen Nervensystems vor und nach 24-wöchiger individualisierter Mikronährstoffzufuhr

	TSH-basal-Werte vor N = 29 0,79 ± 0,13	TSH-basal-Werte vor N = 25 3,61 ± 0,39	TSA-basal-Werte nach N = 29 1,91 ± 0,29	TSA-basal-Werte nach N = 25 2,1 ± 0,18
Stressindex	410 ± 34,6	479 ± 48,1	177 ± 29,1	152 ± 20,1
pNN50	3,71 ± 2,4	4,99 ± 1,7	11,9 ± 3,21	13,1 ± 2,9
LF/HF-Ratio	6,92 ± 3,2	7,71 ± 3,6	1,98 ± 0,29	1,83 ± 0,17

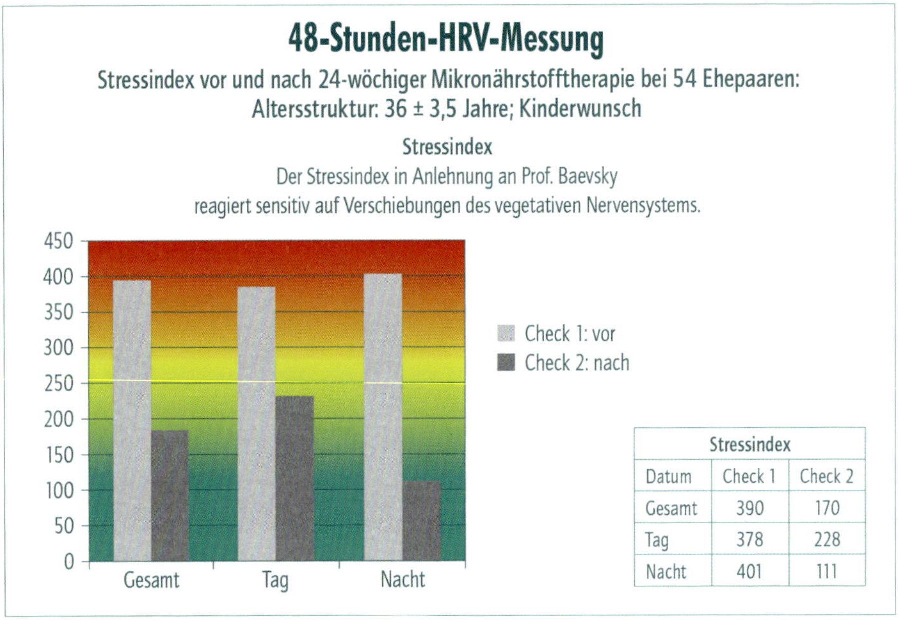

Abb. 90: Stressindex vor und nach der Mikronährstofftherapie bei 54 Ehepaaren mit unterfülltem Kinderwunsch

48-Stunden-HRV-Messung

pNN50 vor und nach 24-wöchiger Mikronährstofftherapie bei 54 Ehepaaren: Altersstruktur: 36 ± 3,5 Jahre; Kinderwunsch

pNN50

Prozentualer Anteil aller RR-Intervalle, die sich um mehr als 50 ms voneinander unterscheiden.

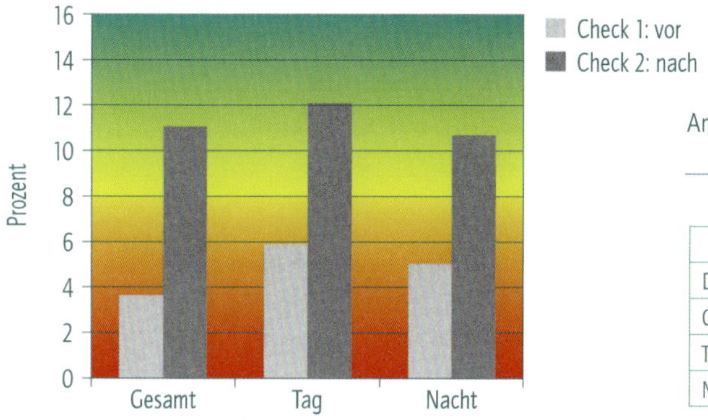

$$\frac{\text{Anzahl benachbarter Intervalle mit Abweichung} > 50\text{ ms}}{\text{Anzahl aller Intervalle}}$$

pNN50		
Datum	Check 1	Check 2
Gesamt	3,74 %	11,2 %
Tag	5,9 %	12,1 %
Nacht	5 %	10,9 %

Abb. 91: pNN50 vor und nach der Mikronährstofftherapie bei 54 Ehepaaren mit unterfülltem Kinderwunsch

48-Stunden-HRV-Messung

Vegetativer Quotient LF/HF-Ratio vor und nach 24-wöchiger Mikronährstofftherapie bei 54 Ehepaaren: Altersstruktur: 36 ± 3,5 Jahre; Kinderwunsch

Vegetativer Quotient (LF/HF-Ratio) Ausdruck der Balance zwischen Sympathikus und Parasympathikus. Je höher der Wert, desto mehr Sympathikusaktivität

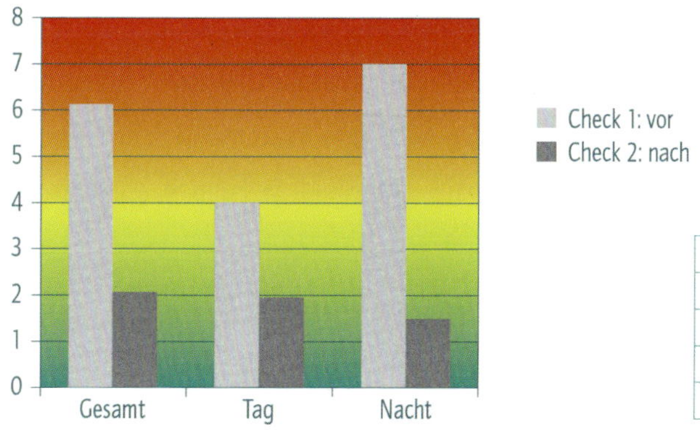

LF/HF-Ratio		
Datum	Check 1	Check 2
Gesamt	6,2	2,1
Tag	4	1,9
Nacht	7	1,5

Abb. 92: Vegetativer Quotient vor und nach der Mikronährstofftherapie bei 54 Ehepaaren mit unterfülltem Kinderwunsch

FAZIT

Bei 48 von den 54 Ehepaaren erfüllte sich der Kinderwunsch binnen eines Jahres nach der individualisierten Mikronährstofftherapie und einer gezielter Ernährungsveränderung. Die Mikronährstoffsupplementierung ist daher ein sehr gutes Erfolgskonzept.

Bei den sechs Ehepaaren, die keinen Erfolg bei der Erfüllung ihres Kinderwunschs hatten, lagen medizinische Gründe vor, die eine Schwangerschaft unmöglich machten.

Unsere Empfehlung lautet daher: Erst wenn die individualisierte Mikronährstofftherapie und die Ernährungsumstellung keinen Erfolg zeigt, sollten Sie über eine gezielte hormonelle Behandlung durch Fachärzte nachdenken.

6.3.4 Hauterkrankungen (Psoriasis, Neurodermitis, Akne)

Die Ergebnisse der letzten Jahre zeigen direkte Zusammenhänge zwischen dem Hautbild, dem Mikrobiom und der psychischen Anspannung, die gilt insbesondere für Psoriasis, Neurodermitis und Akne. Mit einer Ernährungsumstellung und der Zufuhr fehlender Mikronährstoffe wird die Balance des vegetativen Nervensystems nachweislich positiv verändert (Abb. 93, 94, 95, 96). Die alltäglichen Stressoren können so kompensiert werden und das Hautbild verbessert sich.

Status quo des Energiehaushalts vor und nach Mikronährstofftherapie bei 361 Patienten (Alter: 36,3 ± 8,2) mit erheblicher Hautproblematik (Neurodermitis, Psoriasis, Akne)

Befindlichkeitsstörungen

- Angespanntes vegetatives Nervensystem
- Verlieren schnell die Contenance
- Können nicht abschalten
- Kein gutes Schlafverhalten
- Während sportlicher Belastungen häufiges Jucken auf der Haut
- Häufig innere Unruhe

Nach 18 Wochen „Energie auf Rezept"

- Viel ausgeglichener und zufriedener
- Verbesserter Schlaf
- Hautprobleme kaum noch vorhanden
- Beim Sport kein Jucken mehr
- Jetzt wieder viel bessere Lebensqualität

Funktioneller Energiestoffwechsel	Beginn	Nach 24 Wochen
Zitronensäure	grenzwertig	gut
Cis-Aconitsäure	unzureichend	gut
Alpha-Ketoglutarsäure	grenzwertig	grenzwertig
Bernsteinsäure	unzureichend	gut
Fumarsäure	grenzwertig	gut
Apfelsäure	unzureichend	grenzwertig
Laktat	grenzwertig	gut
Pyurvat	unzureichend	gut
Laktat/Pyruvat-Ratio	unzureichend	gut
Aminosäuren		
Funktionserhaltende Aminosäuren	unzureichend	grenzwertig
Aktivität von Neurotransmittern	unzureichend	gut
Stabilisierung des Energiehaushalts (BCAAS)	grenzwertig	gut
Gehirnstoffwechsel	unzureichend	gut
Zelluläre Mikronährstoffmessungen		
Magnesium	unzureichend	gut
Zink	unzureichend	gut
Selen	grenzwertig	gut
Vitamin B_1	grenzwertig	grenzwertig
Vitamin B_2	unzureichend	grenzwertig
Vitamin B_6	unzureichend	grenzwertig
Vitamin B_9	grenzwertig	gut
Holo-TC	unzureichend	gut
HS-Omega-3-Index	unzureichend	grenzwertig

Legende: sehr gut, gut, grenzwertig, unzureichend

Abb. 93: Status quo des Energiehaushalts vor und nach der Mikronährstofftherapie bei 361 dermatologischen Patienten

48-Stunden-HRV-Messung vor und nach 24 Wochen Mikronährstofftherapie

Stressindex vor und nach 24-wöchiger Mikronährstofftherapie bei 361 Patienten (Alter: 36,3 ± 8,2) mit erheblicher Hautproblematik (Neurodermitis, Psoriasis, Akne)

Stressindex

Der Stressindex in Anlehnung an Prof. Baevsky reagiert sensitiv auf Verschiebungen des vegetativen Nervensystems.

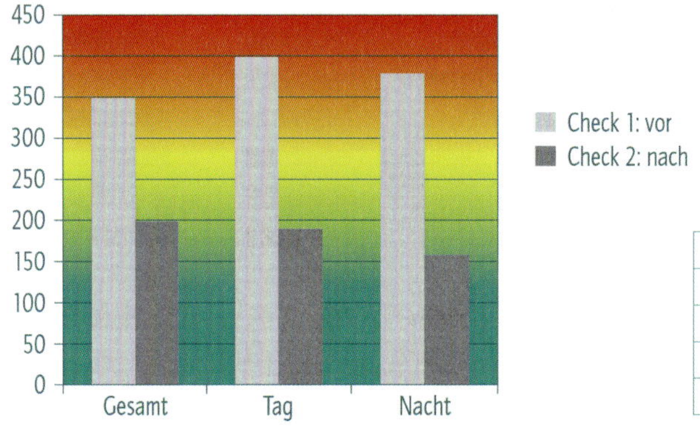

Stressindex		
Datum	Check 1	Check 2
Gesamt	349	199
Tag	399	187
Nacht	373	156

Abb. 94: Stressindex vor und nach der Mikronährstofftherapie bei 361 dermatologischen Patienten

48-Stunden-HRV-Messung vor und nach 24 Wochen Mikronährstofftherapie

pNN50 vor und nach 24-wöchiger Mikronährstofftherapie bei 361 Patienten (Alter: 36,3 ± 8,2) mit erheblicher Hautproblematik (Neurodermitis, Psoriasis, Akne)

pNN50

Prozentualer Anteil aller RR-Intervalle, die sich um mehr als 50 ms voneinander unterscheiden.

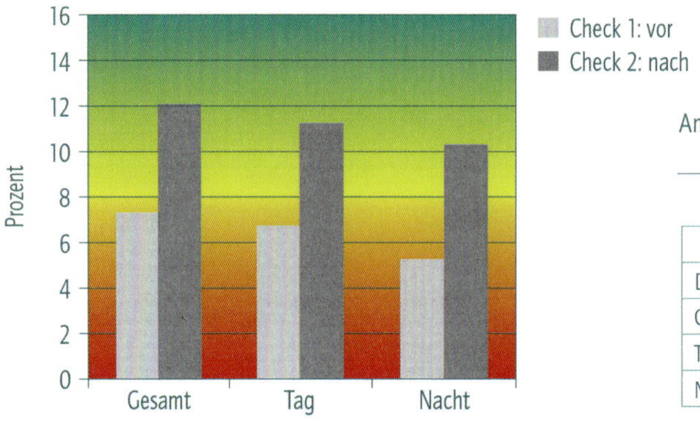

$$\frac{\text{Anzahl benachbarter Intervalle mit Abweichung} > 50\text{ ms}}{\text{Anzahl aller Intervalle}}$$

pNN50		
Datum	Check 1	Check 2
Gesamt	7,3	12,1 %
Tag	6,9	11,1 %
Nacht	5,5	10,3 %

Abb. 95: pNN50 vor und nach der Mikronährstofftherapie bei 361 dermatologischen Patienten

48-Stunden-HRV-Messung vor und nach 24 Wochen Mikronährstofftherapie

Vegetativer Quotient LF/HF-Ratio vor und nach 24-wöchiger Mikronährstofftherapie bei 361 Patienten (Alter: 36,3 ± 8,2) mit erheblicher Hautproblematik (Neurodermitis, Psoriasis, Akne)

Vegetativer Quotient (LF/HF-Ratio) Ausdruck der Balance zwischen Sympathikus und Parasympathikus. Je höher der Wert, desto mehr Sympathikusaktivität

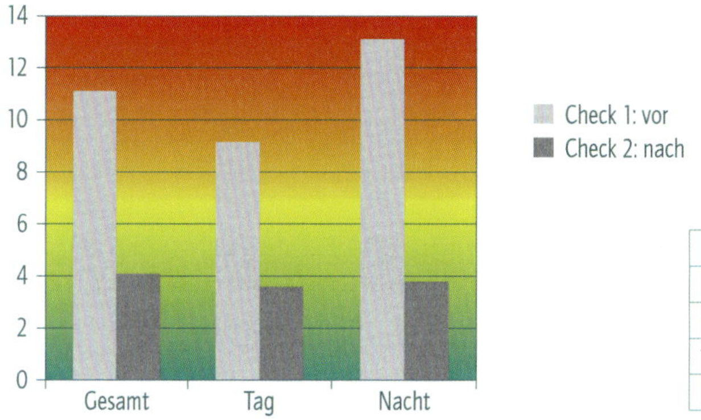

LF/HF-Ratio		
Datum	Check 1	Check 2
Gesamt	11	4,1
Tag	9	3,5
Nacht	13	3,7

Abb. 96: Vegetativer Quotient vor und nach der Mikronährstofftherapie bei 361 dermatologischen Patienten

Ein gut funktionierendes Mikrobiom ist die Basis für ein gutes Hautbild. Hier wirken die Grundprinzipien des Glykoplans von Dr. Mosetter positiv. Wichtig für ein gut funktionierendes Mikrobiom ist ein HS-Omega-3-Index > 12 % FS, da so bestehende Entzündungsreaktionen („Silent Inflammation") nachweislich besser und schneller abgebaut werden können.

Bei vielfältigen evidenzbasierten, retrospektiven Studien, die im Rahmen von SIP (Studium in der Praxis) und Masterarbeiten ausgewertet werden, zeigt sich ein durchschnittlicher HS-Omega-3-Index von 3,15 ± 0,53. Die zellulären Mikronährstoffkonzentrationen zeigen im Magnesium-, Zink-, Selen-, Vitamin-B_1-, -B_2-, -B_6-, -B_9-Bereich ebenfalls gravierende Defizite. Dies gilt auch für das Spektrum der einzelnen Aminosäuren wie Phenylalanin, Tryptophan und Tyrosin, die vor allem für den Gehirnstoffwechsel und die gute Stimmungslage von besonderer Bedeutung sind.

6.3.4.1 Frühzeitiges Erkennen und Korrigieren von Mikronährstoffdefiziten verbessert das Hautbild

Wir haben insgesamt 100 Patienten mit dermatologischen Problemen retrospektiv evidenzbasiert analysiert (anthropometrische Daten: Tab. 22).

Tab. 22: Anthropometrische Daten bei 100 dermatologischen Patienten

	Ohne individualisierte Mikronährstoffzufuhr mit Glykoplan (n = 50)	**Mit** individualisierter Mikronährstoffzufuhr mit Glykoplan (n = 50)
Alter (Jahre)	21,23 ± 4,94	32,73 ± 6,94
Größe (cm)	170,67 ± 6,25	179,97 ± 6,25
Gewicht (kg)	74,11 ± 4,72	78,83 ± 6,62

Alle 100 Hautpatienten ernährten sich nach den Grundprinzipien von Dr. Mosetter. Die Abbildungen zeigen den positiven Einfluss der Mikronährstoffe auf die Balance des vegetativen Nervensystems bei den 50 Patienten, die zusätzlich individualisierte Mikronährstoffrezepturen erhalten haben. Aus Tab. 23 lässt sich erkennen, wie sich der Langzeitzuckerwert, der sogenannte *HbA_{1C}-Wert*, durch die Ernährungsumstellung in beiden Gruppen reduziert hat und welchen Effekt die gezielte Zufuhr der fehlenden Mikronährstoffe hat.

Gerade auch die gehirnaktivierenden Aminosäuren, u. a. Phenylalanin und Tryptophan (Tab. 23 und Abb. 97), sind nach der Mikronährstoffzufuhr statistisch signifikant angestiegen und haben zu einer Verbesserung der gesamten Stimmungslage der Hautpatienten geführt. Auffällig ist auch die anfangs deutlich erniedrigte Vitamin-D-Konzentration (Tab. 23 und Abb. 97).

Bei der Dosierung der B-Vitamine muss häufig auf die Dosierung geachtet werden, da bei diesen Patienten bei zu hoher Dosierung zunehmende Hautirritationen auftreten können. Ein vorsichtiges Herantasten ist hier empfehlenswert.

Tab. 23: Blutanalyseparameter von 100 dermatologischen Patienten mit und ohne individualisierte Mikronährstoffzufuhr

Parameter	Beginn (1. MZP)		Nach 12 Wochen (2. MZP)		Nach 24 Wochen (3. MZP)		Prozentuale Veränderung (1. MZP → 3. MZP) $p < 0{,}001$ hoch-signifikant		Unterschieds-prüfung 1. zum 3. MZP zwischen den Gruppen
	ohne	mit	ohne	mit	ohne	mit	ohne	mit	
HS-Omega-3-Index (% FS)	3,31 ± 0,51	2,91 ± 0,33	3,39 ± 0,41	9,79 ± 0,59	3,21 ± 0,25	9,38 ± 0,35	2,56	242,96	$p < 0{,}001$
HbA_{1c} (%, mM/M)	5,51 ± 0,19	5,72 ± 0,27	4,89 ± 0,38	4,97 ± 0,33	4,77 ± 0,29	4,89 ± 0,25	- 13,43	-14,51	$p < 0{,}001$
Vitamin D (nmol/l)	23,93 ± 7,6	26,51 ± 6,9	21,6 ± 6,4	124,45 ± 5,0	23,9 ± 6,3	131,37 ± 7,9	-0,13	366,56	$p < 0{,}001$
Tryptophan (mg/dl)	1,19 ± 0,15	1,05 ± 0,2	1,25 ± 0,11	1,71 ± 0,29	1,22 ± 0,13	1,92 ± 0,23	2,52	39,56	$p < 0{,}001$
Phenylalanin (mg/dl)	1,17 ± 0,13	1,28 ± 0,1	1,86 ± 0,14	2,63 ± 0,14	1,36 ± 0,18	2,71 ± 0,13	15,24	111,72	$p < 0{,}001$
Vitamin B_9 (µg/Ery.)	534,1 ± 77,3	558,1 ±	551,3 ± 59,7	998,3 ± 98,1	549,2 ± 67,8	1.21 ± 101,3	2,83	83,60	$p < 0{,}001$

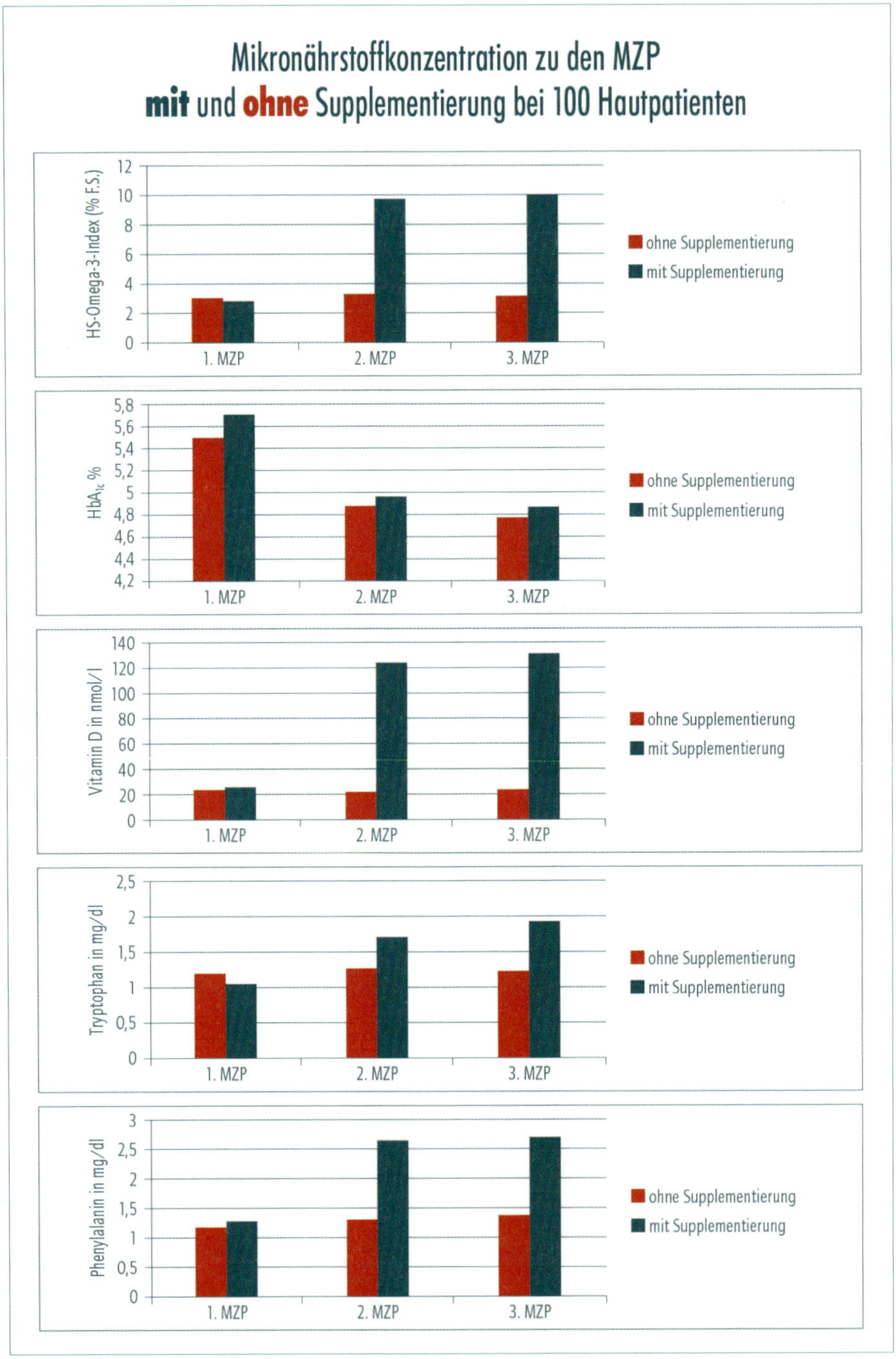

Abb. 97: Mikronährstoffkonzentrationen an drei Messzeitpunkten mit und und Mikronährstoffsupplementierung bei 100 dermatologischen Patienten

Abb. 98 und die Abb. 99 zeigen die positiven Auswirkungen der Mikronährstoffsupplementierung auf das vegetative Nervensystem und die Schilddrüsenhormone.

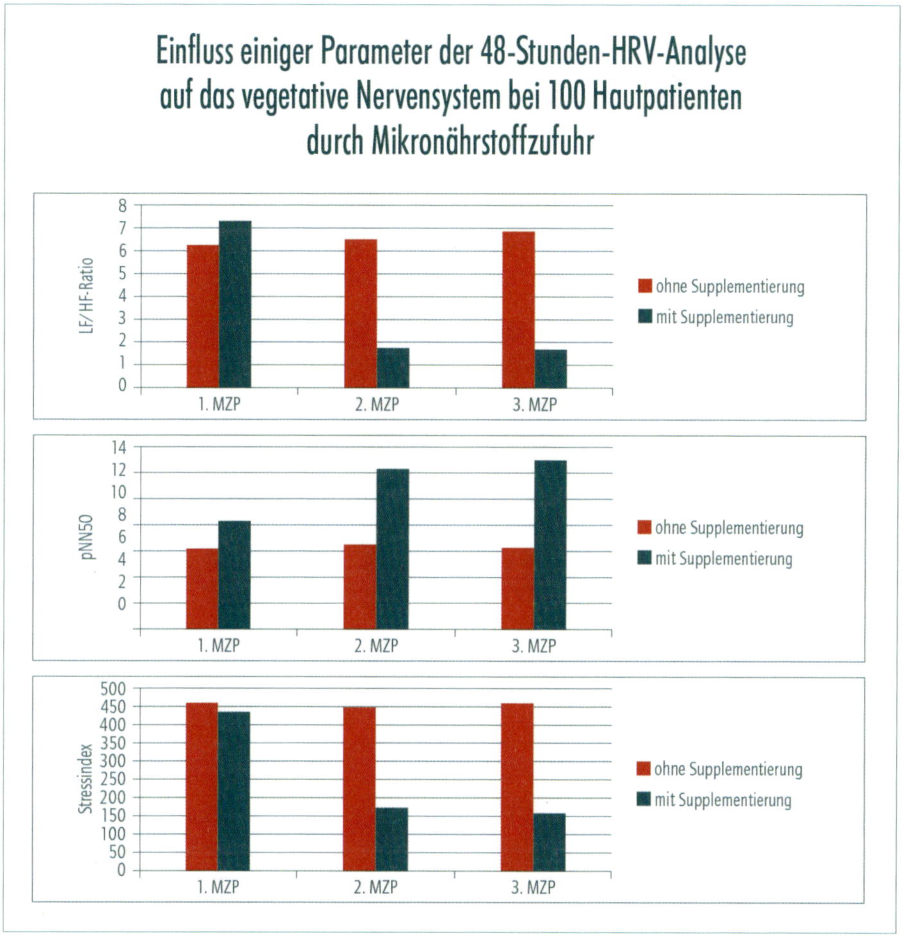

Abb. 98: Parameter der 48-h-HRV-Analyse an drei Messzeitpunkten mit und ohne Mikronährstoffsupplementierung bei 100 dermatologischen Patienten

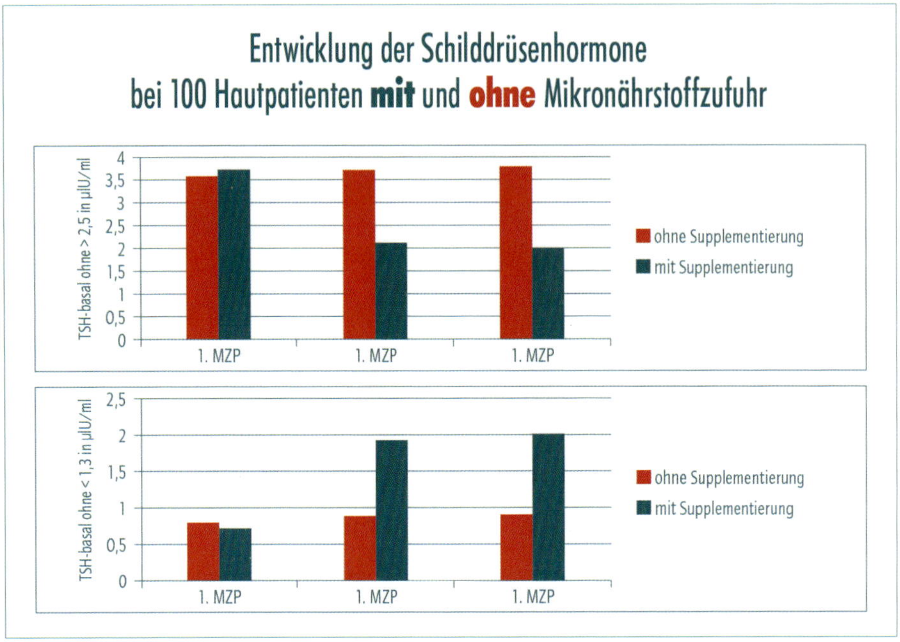

Abb. 99: Schilddrüsenhormonkonzentration an drei Messzeitpunkten mit und ohne Mikronährstoffsupplementierung bei 100 dermatologischen Patienten

Insgesamt konnte in der Untersuchung gezeigt werden,

- . . ., dass eine Dysbalance der Schilddrüse eine verminderte HRV zur Folge hat und somit einen Stressor für den Körper darstellt.
- . . ., dass der TSH-basal-Wert und die HRV-Parameter Stressindex, vegetativer Quotient (LF/HF-Ratio) und pNN50 in einem Zusammenhang stehen.
- . . ., dass durch die gezielte und individuelle Mikronährstoffrezeptur eine Regulation und Normalisierung der Schilddrüsenhormone und des vegetativen Nervensystems (Sympathikus und Parasympathikus) erreicht werden kann und somit zu einer Harmonisierung des Hautbildes führt.
- . . ., dass Befindlichkeitsstörungen wie schlechtes Schlafverhalten, vermehrte Müdigkeit, verminderte mentale Leistungsfähigkeit und innere Unruhe vermehrt bei einem suboptimalen, aus schulmedizinischer Sicht jedoch noch nicht pathologischen TSH-basal-Wert auftreten.
- . . ., dass es durch die gezielte Mikronährstoffzufuhr zu einer nachweislichen Reduzierung von Stressoren (Anstieg des pNN50, Stressindex, LF/HF-Ratio als vegetativer Quotient; Abb. 98) kommt und das Hautbild sich außergewöhnlich verbessert.
- . . ., dass nur eine Ernährungsumstellung zu keiner Normalisierung der Schilddrüsenhormone führen kann (Abb. 99).
- . . ., dass bisherige Referenzwerte und die Bewertung der Schilddrüsenhormone kritisch hinterfragt werden sollten.
- . . ., dass zwischen allen HRV-Parametern ein statistisch signifikanter positiver respektive negativer Zusammenhang zum Zeitpunkt T_2 und T_3 besteht, wobei die Korrelationskoeffizienten zwischen, 0,89 und 0,91 liegen.

6.3.5 Erschöpfungssyndrom, depressive Grundstimmung

Die Ergebnisse in unserer Datenbank zeigen, dass Erschöpfungssyndrom sowie depressive Grundstimmung häufig mit Veränderungen der Mikronährstoffe einhergehen (Abb. 100). Dies ist plausibel, da die Biochemie des Gehirnstoffwechsels von Mikronährstoffen abhängig ist, was sich in Veränderungen des Stressindexes, des pNN50 und im vegetativen Quotienten darstellen lässt (Abb. 101, 102, 103).

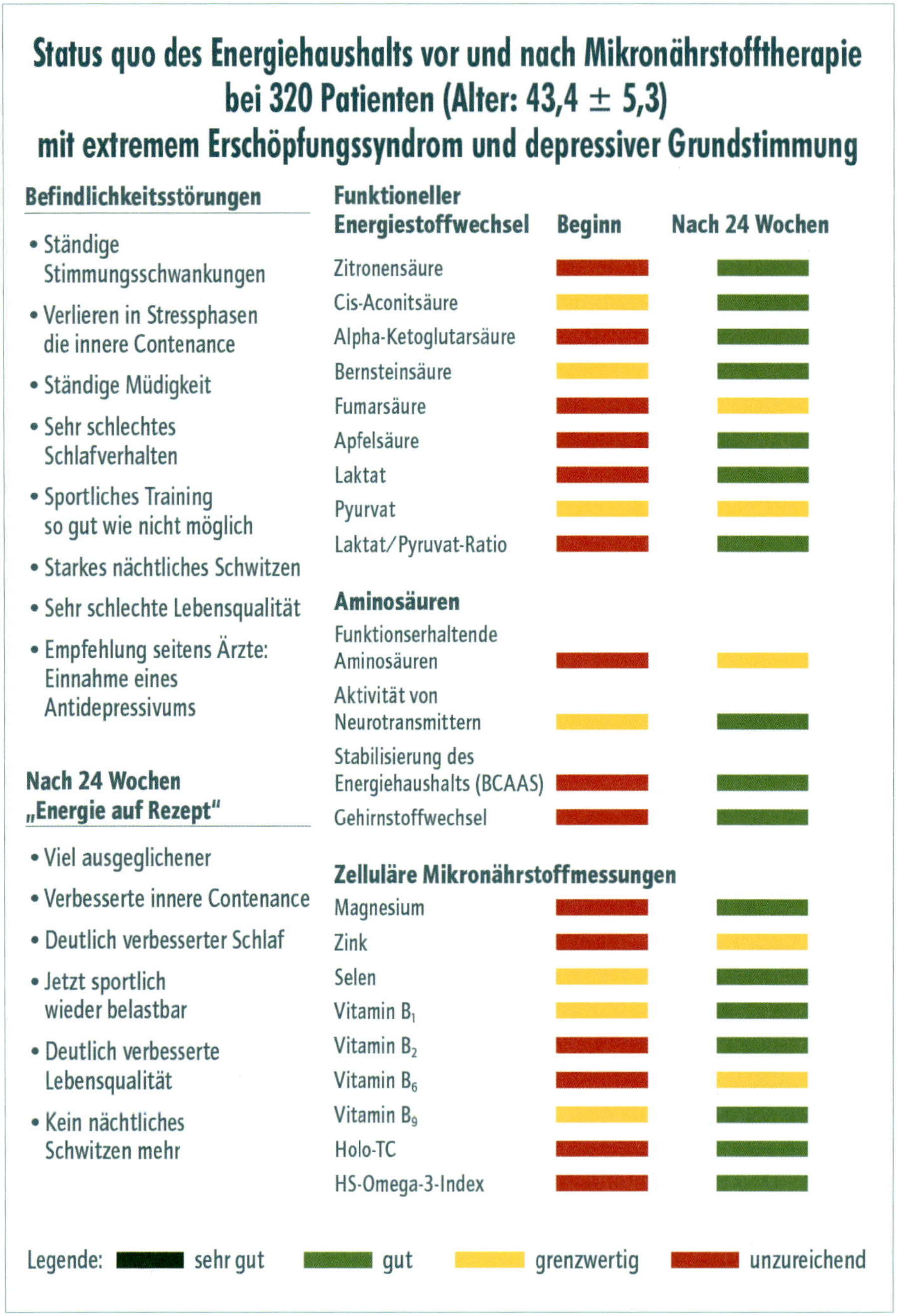

Abb. 100: Status quo des Energiehaushalts vor und nach der Mikronährstofftherapie bei 320 Patienten mit extremen Erschöpfungssyndromen und depressiver Grundstimmung

48-Stunden-HRV-Messung vor und nach 24 Wochen Mikronährstofftherapie

Stressindex vor und nach Mikronährstofftherapie bei 320 Patienten (Alter: 43,4 ± 5,3) mit extremen Erschöpfungssyndromen und depressiver Grundstimmung

Stressindex

Der Stressindex in Anlehnung an Prof. Baevsky reagiert sensitiv auf Verschiebungen des vegetativen Nervensystems.

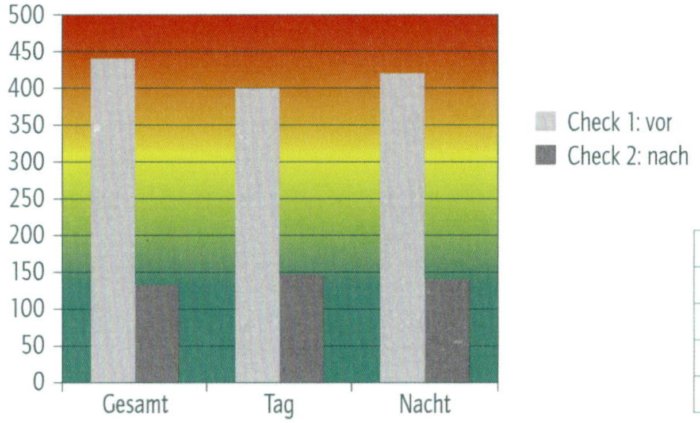

Stressindex		
Datum	Check 1	Check 2
Gesamt	444	129
Tag	400	145
Nacht	427	131

Abb. 101: Stressindex vor und nach der Mikronährstofftherapie bei 320 Patienten mit extremen Erschöpfungssyndromen und depressiver Grundstimmung

48-Stunden-HRV-Messung vor und nach 24 Wochen Mikronährstofftherapie

pNN50 vor und nach Mikronährstofftherapie bei bei 320 Patienten (Alter: 43,4 ± 5,3) mit extremen Erschöpfungssyndromen und depressiver Grundstimmung

pNN50

Prozentualer Anteil aller RR-Intervalle, die sich um mehr als 50 ms voneinander unterscheiden.

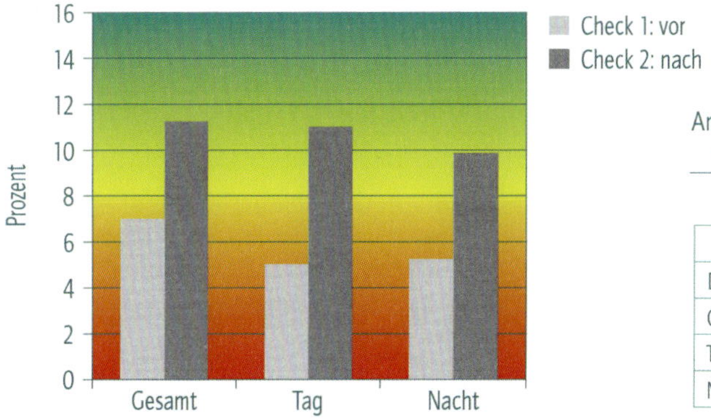

$$\frac{\text{Anzahl benachbarter Intervalle mit Abweichung} > 50\text{ ms}}{\text{Anzahl aller Intervalle}}$$

pNN50		
Datum	Check 1	Check 2
Gesamt	6,9 %	11,1 %
Tag	5,1 %	10,9 %
Nacht	5,5 %	9,9 %

Abb. 102: pNN50 vor und nach der Mikronährstofftherapie bei 320 Patienten mit extremen Erschöpfungssyndromen und depressiver Grundstimmung

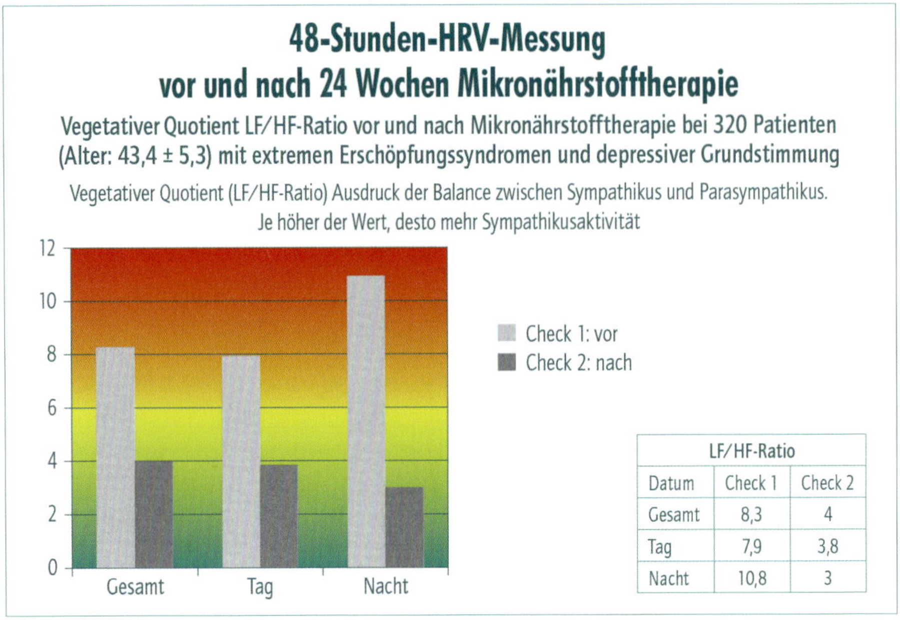

LF/HF-Ratio		
Datum	Check 1	Check 2
Gesamt	8,3	4
Tag	7,9	3,8
Nacht	10,8	3

Abb. 103: Vegetativer Quotient vor und nach der Mikronährstofftherapiebei 320 Patienten mit extremen Erschöpfungssyndromen und depressiver Grundstimmung

Gute Stimmungslage, Leistungshoch, Kreativität sind abhängig von der ausreichenden Versorgung mit Aminosäuren, die den funktionellen Energiestoffwechsel beeinflussen. In Kap. 4.1 wird der besondere Einfluss der Ernährung auf das Wohlgefühl des Menschen explizit dargestellt. Psychischer und physischer Stress kann den Bedarf erheblich erhöhen.

Aminosäuren als Nährstoffe haben einen direkten Einfluss auf Ihr persönliches Wohlbefinden. Sie können mit der richtigen Auswahl Ihrer Nahrung Ihren Status selbst beeinflussen und „gute Laune" erzielen. Euphorie und Optimismus sind Spiegelbild Ihrer Aminosäuren. Eine optimale Versorgung mit den in der Anlage aufgeführten elementaren Aminosäuren lässt Kummer und Missstimmung schnell verblassen. Ohne die ausreichende Versorgung mit B-Vitaminen und Omega-3-Fettsäuren kann keine Signalwirkung auf neuronale Strukturen erfolgen.

Die Grundprinzipien einer optimierten Ernährung sind die Basis für unser „Wohlgefühl".

6.3.5.1 Case-Report einer 42-jährigen Frau

(Diese Patientin ist nicht mit der „Beispielpatientin" in Kap. 6.2.1.2 identisch.)

Im Laufe des Jahres sei es zu immer massiveren Befindlichkeitsstörungen, stark schwankenden Stimmungslagen und sogar depressionsähnlichen Symptomen gekommen. Sie könne sich nicht mehr selbst wiedererkennen. Sie, das ist eine 42-jährige Frau, 167 cm groß, 56 kg schwer, beruflich erfolgreiche Geschäftsführerin, die dreimal in der Woche ein 30- bis 40-minütiges Ausdauertraining absolviert.

Nun aber leidet sie unter chronischem Fatigue-Syndrom (Erschöpfung), häufiger innerer Unruhe, muskulären Verspannungen, Ein- und Durchschlafproblemen. Seit drei Monaten ist sie in psychosomatischer Behandlung und soll nun Antidepressiva einnehmen.

42-jährige Frau mit extremen Erschöpfungssydromen und depressiver Grundstimmung

TSH-basal-Wert	0,84 µIU/ml	Natrium	141 nmol/l
Ferritin	15,1 ng/ml	Kalzium	2,54 nmol/l
Harnsäure	5,6 mg/d	Hämatokrit	56,4 %
Chol	190 mg/dl	Leukozyten	7,80 Tsd/µl
HDL	62 mg/dl	Erythrozyten	4,81 Mio/µl
LDL	124 mg/dl	Hämoglobin	12,1 g/dl
HbA_{1c}	5,5 % (36,7 mM/M)	MCV	96,2 fl
CRP	< 0,30 mg/dl	MCH	32,5 pg
GOT	48 U/l	MCHC	31,1 g/dl
GPT	18 U/l	Thrombozyten	224 Tsd/µl
GGT	11 U/l		
CK	142 U/l		
Alkalische Phosphatase	60 U/l	Testosteron: 0,06 ng/ml	
Bilirubin gesamt	0,32 mg/dl	Hormonstatus unauffällig	
Eisen	149 µg/dl	I-FABP: 2.361 pg/ml (389-2.129)	
Transferrinrezeptor löslich	1,73 mg/l	Antikörper der Schilddrüse TPO sind auffällig und	
Harnstoff	33 mg/dl	nimmt L-Thyroxin 50	

Abb. 104: Laborergebnisse der 42-jährigen Patientin

Kardiologische und allgemeininternistische Untersuchungen haben keine Auffälligkeiten ergeben. Der Menstruationszyklus und der gynäkologische Hormonstatus sind normal und ergeben keinen Hinweis auf ein beginnendes Klimakterium. Aufgrund einer Autoimmunerkrankung der Schilddrüse (Hashimoto-Thyreoiditis) nimmt sie 50 mg L-Tyroxin ein.

Die Ergebnisse der Laboruntersuchung sind in Abb. 104 dargestellt.

Die intrazelluläre Analyse von Magnesium, Zink, Selen, Vitamin B_9 und des Holo-TC (aktives Vitamin B_{12}) zeigen erniedrigte Konzentrationen. Auch die speziellen Aminosäuren (u. a. Arginin, Phenylalanin, Tryptophan, Tyrosin) zeigen deutlichen Optimierungsbedarf.

Das Intestinal-Fatty Acid Binding Protein (I-FABP) erscheint aktuell als der am besten geeignete Marker für eine gestörte Darmbarriere und ist in diesem Fall deutlich erhöht. I-FABP kommt ausschließlich im Zytoplasma von Darmepithelzellen vor (100 % spezifisch!) und spielt hier eine Rolle im Fettsäurestoffwechsel. Wird das Darmepithel geschädigt, wird I-FABP in die Zirkulation freigesetzt und ist im Serum messbar. Im Vergleich zu Zonulin hat der I-FABP-Wert eine bessere Aussagefähigkeit.

Aus diesem Grund wird die 42-jährige Frau zunächst drei Wochen die Ernährung verändern, bevor sie mit der Mikronährstoffrezeptur beginnt. Der anfangs mit 5,5 % (36,7 mM/M) erhöhte HbA_{1C}-Wert hat sich nach 24 Wochen auf 5,0 (33,4 mM/M) reduziert und stellt somit wesentlich bessere Voraussetzungen für den funktionellen Energiestoffwechsel dar.

Die deutlich erniedrigte Ferritinkonzentration (15,1 ng/ml) und der erhöhte sTFR (Transferrinrezeptor; 1,73 mg/l) zeigen einen deutlichen Mangel an funktionellem Eisen an. Die Frau erhält eine einmalige Eiseninfusion mit ferinject® 50-mg-Ampullen (entspricht 200 mg Eisen) als 30-minütige Infusion, da eine orale Zufuhr aufgrund der bestehenden Darmbarrierestörung in dieser Phase keinen Sinn macht und viel zu lange dauert.

Nach erfolgter Kontrolluntersuchung nach drei Wochen nimmt die 42-jährige Frau dreimal in der Woche Montag, Mittwoch, Freitag regelmäßig ferrosanol duodenal® ein, mit der Intention, die Ferrintinkonzentration aufrechtzuerhalten. Die regelmäßige Blutkontrollen zeigen nach 24 Wochen einen Ferritinwert von 71 ng/ml (optimal: > 60 und < 150 ng/ml).

42-jährige Frau mit extremen Erschöpfungssydromen und depressiver Grundstimmung

Wirkstoff	Tagesdosis	Wirkstoff	Tagesdosis
Vitamine		**Spurenelemente**	
Vitamin A (Retinol)	1 mg	Chrom	250 µg
Vitamin B_1 (Thiamin)	50 mg	Selen	185 µg
Vitamin B_2 (Riboflavin)	50 mg	Zink	48 mg
Niacin (Vitamin B_3)	70 mg		
Vitamin B_6 (Pyridoxin)	90 mg	**Mineralstoffe**	
Vitamin B_{12} (Cyanocobalamin)	1.250 µg	Kalzium	400 mg
Vitamin C (Ascorbinsäure)	2.000 mg	Silicium	420 mg
Vitamin D	160 µg		
Natürliches Vitamin E	150 mg	**Quasivitamine**	
Davon Alpha-Tocopherol	107,5 mg	Cholin	160 mg
Gama-Tocopherol	42,5 mg	Koenzym Q_{10}	120 mg
Natürliche Carotinoide	8 mg	Inositol	120 mg
Davon Alpha-Carotin	70 µg	PABA	60 mg
Beta-Carotin	1,9 mg		
Cryptoxanthin	15 µg	**Pflanzenextrakte**	
Lutein	6 mg	Zitrusbioflavonoide	275,9 mg
Zeaxanthin	15 mg		
Biotin (Vitamin H)	160 µg		
Folsäure (Vitamin B_9)	1.200 µg		
Pantothensäure	120 mg		
Zusätzliche Aminosäuren in Sonderfällen			
Phenylalanin	1.000 mg		

1malige Eiseninfusion ferinject
Orale Zufuhr nach 3 Wochen dreimal in der Woche
Mo., Mi., Fr. ferrosanol duodenal 100 mg

Täglicher Einnahmemodus
Jeweils morgens und mittags 14 ml morgens und mittags
Nach 12 Wochen nur noch 14 ml morgens

Zusätzlich

- Arginin als Pulver 3 g/3 g/0
- Magnesiumbisgylcinat 100 mg Kapsel 2/2/2
- 2 Esslöffel Norsan Omega-3 Öl (1 EL = 1.700 mg EPA/DHA), 2/0/0
- 5-HTP (Hydrotryptophan) Griffonia 100 mg 0/0/2 1 Stunde vorm Schlafen

Abb. 105: Mikronährstoffrezeptur der 42-jährigen Patientin

Der zu Beginn gemessene TSH-basal-Wert von 0,84 µIU/ml unter Einnahme von L-Thyroxin bei vorliegender Autoimmunerkrankung Hashimoto-Thyreoiditis führt zu einem erhöhten Stressindex, erniedrigten pNN50 und zu einem erhöhten vegetativen Quotienten LF/HF-Ratio. Eine Reduzierung der Medikation auf L-Thyroxin 25 und die gezielte Zufuhr der fehlenden Mikronährstoffe haben nach 24 Wochen zu einem nachweislichen

Anstieg des TSH-basal-Werts auf 1,9 µIU/ml geführt. Der Wohlgefühleffekt ist genau hier zu finden.

Die von ärztlicher Seite häufig empfohlene Einnahme eines Antidepressivums ist bei dieser Patientin die völlig falsche Herangehensweise. Hier wird nur das Symptom und nicht die wirkliche Ursache behandelt. Die gleichzeitige Zufuhr der fehlenden Aminosäuren Phenylalanin, Tryptophan und Tyrosin, die für den Gehirnstoffwechsel von elementarer Bedeutung sind, hat schon nach einigen Wochen eine sehr gute Balance des vegetativen Nervensystems bewirkt. Die Entwicklung der Parameter des vegetativen Nervensystems zeigt die außergewöhnliche Wirkung der Mikronährstofftherapie. Dies bestätigt sich ebenfalls beim funktionellen Energiestoffwechsel (Abb. 106).

Energiestoffwechsel vorher – nach 24 Wochen

42-jährige Frau mit extremen Erschöpfungssyndromen und depressiver Grundstimmung

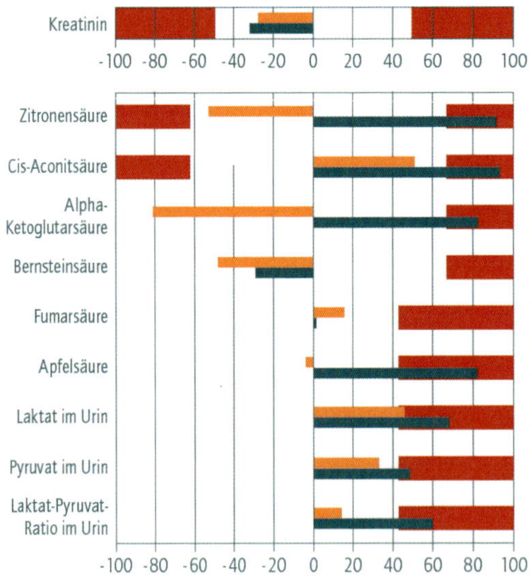

Datum	Referenzbereich in mg/g	Werte Patient in mg/g 1. U.	2. U.
Kreatinin (Urin)	0,8-2,0	0,39	0,81
Zitronensäure	19,7-435,2	411,90	91,42
Cis-Aconitsäure	10,9-104,4	113,67	70,30
Alpha-Ketoglutarsäure	< 8,4	14,56	1,3
Bernsteinsäure	1,2-16,1	5,17	4,0
Fumarsäure	< 1,5	1,41	1,65
Apfelsäure	< 1,0	2,38	0,76
Laktat im Urin	6,3-40,7	44,26	6,36
Pyruvat im Urin	0,9-6,6	2,71	1,93
Laktat-Pyruvat-Ratio im Urin	2,0-17,8	16,30	3,31

Nach der Therapie
Vor der Therapie

Abb. 106: Funktioneller Energiestoffwechsel vor und nach der Mikronährstofftherapie

Hier noch ein **wichtiger Hinweis**: Eine Zufuhr von L-Tryptophan z. B. durch ein Eiweißpulver ist bei dieser Patientin kontraindiziert, da dies zu neurotoxischen Reaktionen

(Kynurenin) führt. Dies kann die bestehende Problematik noch weiter verschlimmern. Aufgrund der bestehenden Autoimmunerkrankung der Schilddrüse darf nur die Aminosäure 5-HTP gegeben werden (Abb. 105).

Indiziert ist bei dieser Patientin eine Auffüllphase für 12 Wochen, in der die zellulären Strukturen aufgefüllt werden. Anschließend wird die Mikronährstoffrezeptur reduziert, sodass sich der funktionelle Energiestoffwechsel weiterhin normalisiert bzw. ökonomisiert.

42-jährige Frau mit extremen Erschöpfungssydromen und depressiver Grundstimmung

Vorher

- Chronisches Fatigue-Syndrom (Erschöpfungszustand)
- Zunehmende depressive Grundstimmung
- Häufig innere Unruhe und vegetativ sehr angespannt
- Erhebliche muskuläre Verspannungen
- Nicht ein- und durchschlafen können
- Ärztlicher Vorschlag: psychosomatische Behandlung erforderlich
- Und aktuelle Empfehlung: Einnahme eines Antidepressivums
- Vermehrter Hausausfall

Nach 24 Wochen Mikronährstofftherapie und Ernährungsveränderung

- Sehr gute mentale und physische Leistungsfähigkeit
- Mittlerweile gute „Contenance"
- Keine muskulären Verspannungen
- 48-Stunden-HVR-Messung zeigt eine ausgewogene Balance des vegetativen Nervensystems
- Gutes Ein- und Durchschlafen
- Fühlt sich nach sportlicher Belastung top
- Stabilisierung der Haarstruktur

Abb. 107: Subjektives Befinden der 42-jährigen Patientin

Abb. 107 zeigt den Einfluss des funktionellen Energiestoffwechsels durch die individualisierte Mikronährstoffrezeptur und die biochemischen positiven Veränderungen, die zu einer komplett verbesserten mentalen und psychophysischen Leistungsfähigkeit bei der 42-jährigen Frau geführt haben. Die 48-Stunden-HRV-Messungen vor und nach der 24-wöchigen Mikronährstofftherapie zeigen die deutliche Reduzierung des Stressindexes (Abb. 108), des vegetativen Quotienten LF/HF-Ratio (Abb. 110) und einen Anstieg des pNN50 (Abb. 109).

48-Stunden-HRV-Messung
vor und nach 24 Wochen Mikronährstofftherapie

42-jährige Frau mit extremen Erschöpfungssyndromen und depressiver Grundstimmung

Stressindex

Der Stressindex in Anlehnung an Prof. Baevsky
reagiert sensitiv auf Verschiebungen des vegetativen Nervensystems.

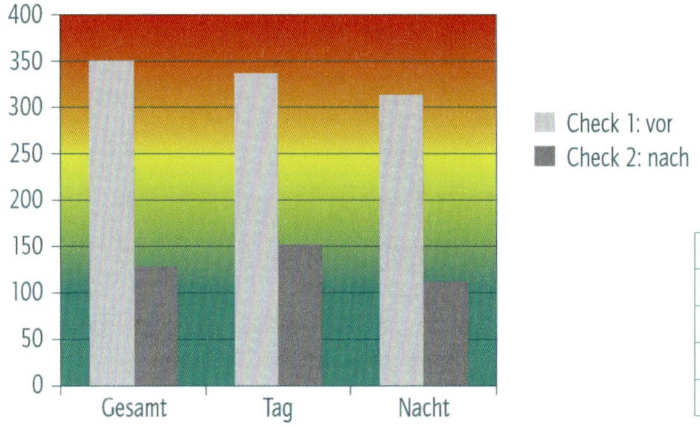

Stressindex		
Datum	Check 1	Check 2
Gesamt	350	125
Tag	338	151
Nacht	320	111

Abb. 108: Stressindex der 42-jährigen Patientin

48-Stunden-HRV-Messung
vor und nach 24 Wochen Mikronährstofftherapie

42-jährige Frau mit extremen Erschöpfungssyndromen und depressiver Grundstimmung

pNN50

Prozentualer Anteil aller RR-Intervalle, die sich um mehr als 50 ms voneinander unterscheiden.

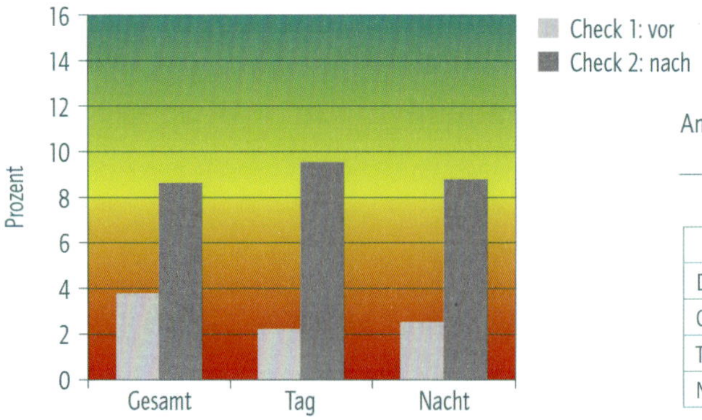

$$\frac{\text{Anzahl benachbarter Intervalle mit Abweichung} > 50\text{ ms}}{\text{Anzahl aller Intervalle}}$$

pNN50		
Datum	Check 1	Check 2
Gesamt	3,74 %	8,9 %
Tag	2,2 %	9,3 %
Nacht	2,4 %	8,9 %

Abb. 109: pNN50 der 42-jährigen Patientin

48-Stunden-HRV-Messung
vor und nach 24 Wochen Mikronährstofftherapie

42-jährige Frau mit extremen Erschöpfungssyndromen und depressiver Grundstimmung

Vegetativer Quotient (LF/HF-Ratio) Ausdruck der Balance zwischen Sympathikus und Parasympathikus.
Je höher der Wert, desto mehr Sympathikusaktivität

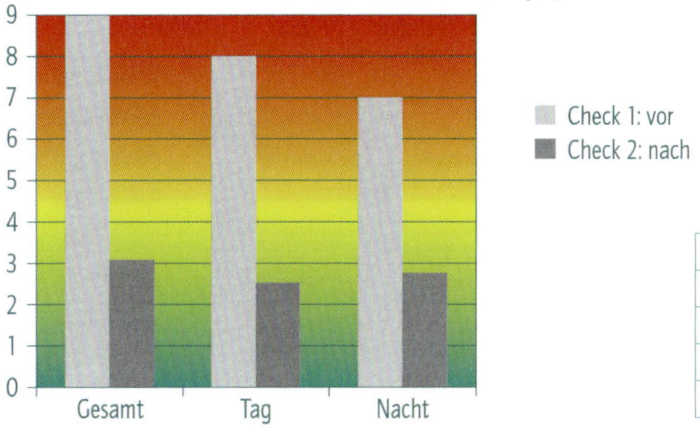

LF/HF-Ratio		
Datum	Check 1	Check 2
Gesamt	9	3,1
Tag	8	2,5
Nacht	7	2,7

Abb. 110: Vegetativer Quotient der 42-jährigen Patientin

6.3.6 Klimakterische Beschwerden bei Frauen

Im Laufe der letzten Jahren haben der Autor und sein Team bei über 850 Frauen mit erheblichen klimakterischen Beschwerden in einer Altersstruktur von 46-52 Jahren einen desolaten „Energiehaushalt" feststellen können, obwohl die normalen ärztlichen Untersuchungen auf der Serumebene keine Defizite erkennen lassen, die nachweislich vielfältige Befindlichkeitsstörungen hervorrufen können. Ganzheitlich untersucht wurden 420 Frauen im Alter von 48,4 ± 5,3 Jahren.

Der funktionelle Energiestoffwechsel (Abb. 111) zeigt gravierende Defizite und erhebliche Aktivitätseinschränkungen bestimmter Enzyme. Die TSH-basal-Werte liegen bei Werten von < 1,3 µIU/ml und > 2,5 µIU/ml. In diesen Bereichen ist ein „Wohlgefühl" nicht mehr möglich.

Bei den untersuchten Frauen zeigt sich bei 10 % eine beginnende Autoimmunerkrankung der Schilddrüse, da die TPO- und/oder TRAK-Werte erhöht sind. Die untersuchten Frauen beschreiben vielfältige Beschwerden, von beginnender Schlaflosigkeit, Schwitzen, innerer Unruhe bis zur Gewichtszunahme. Sie verlören schnell die Contenance in stressigen Phasen und beschreiben eine schlechte Lebensqualität.

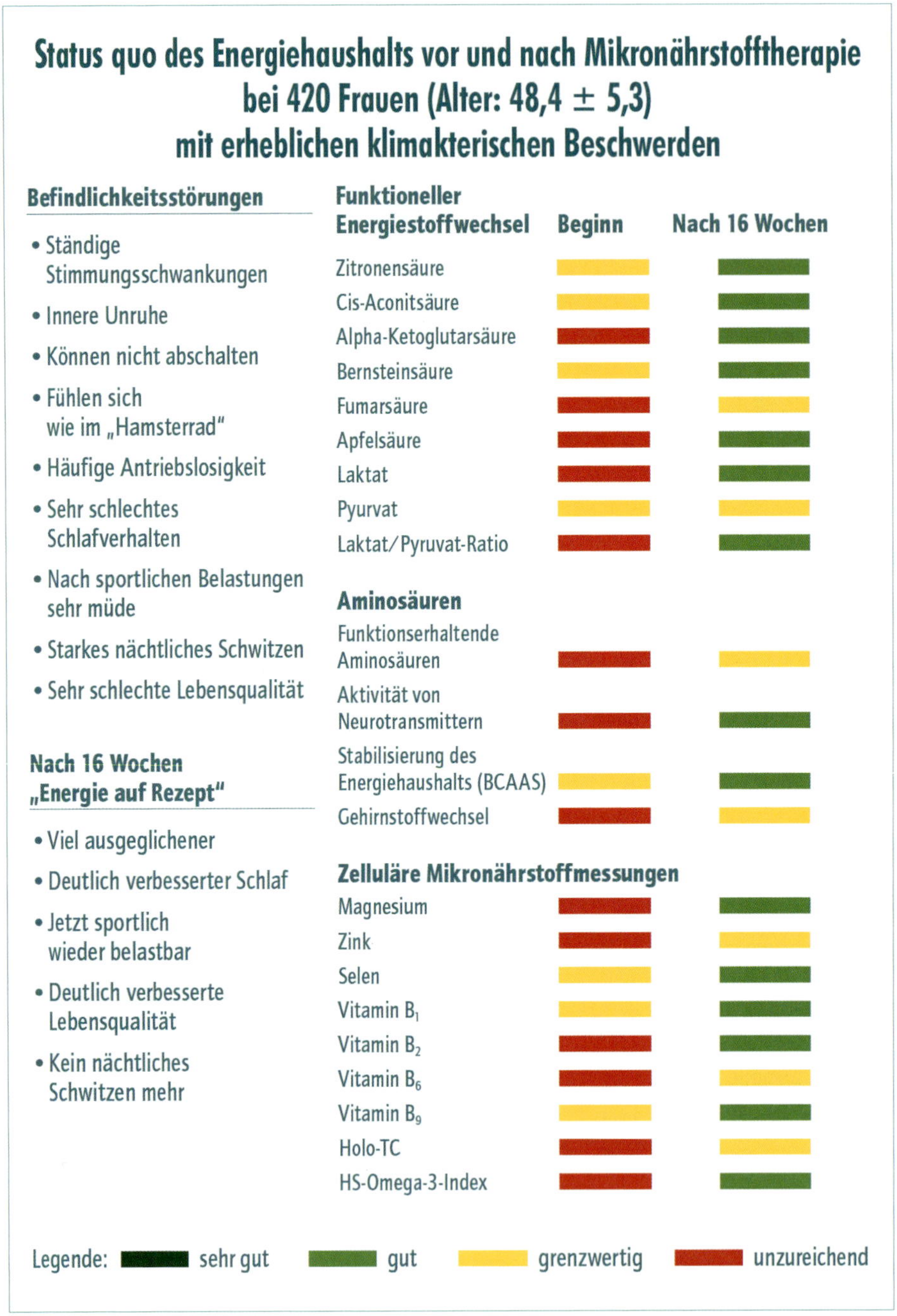

Abb. 111: Status quo des Energiehaushalts vor und nach der Mikronährstofftherapie bei 420 Frauen mit erheblichen klimakterischen Beschwerden

Auch klimakterische Beschwerden bei Frauen lassen sich mit der Zufuhr fehlender Mikronährstoffe deutlich reduzieren (Abb. 112, 113, 114). Dies sollte einen nicht zu verachtenden Aspekt bei der gynäkologischen Beratung darstellen, gerade weil die Hormontherapie mit einem erhöhten Karzinomrisiko vergesellschaftet ist.

48-Stunden-HRV-Messung
vor und nach 16 Wochen Mikronährstofftherapie

Stressindex vor und nach Mikronährstofftherapie bei 420 Frauen (Alter: 48,4 ± 5,3)
mit erheblichen klimakterischen Beschwerden

Stressindex

Der Stressindex in Anlehnung an Prof. Baevsky reagiert sensitiv auf Verschiebungen des vegetativen Nervensystems.

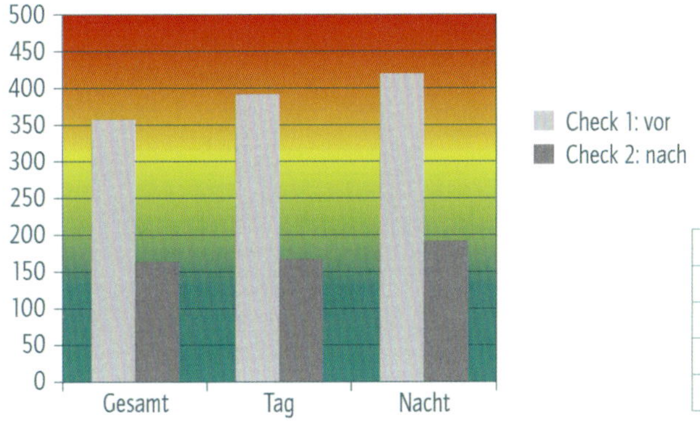

Stressindex		
Datum	Check 1	Check 2
Gesamt	356	168
Tag	389	171
Nacht	426	191

Abb. 112: Stressindex vor und nach der Mikronährstofftherapie bei 420 Frauen mit erheblichen klimakterischen Beschwerden

48-Stunden-HRV-Messung vor und nach 16 Wochen Mikronährstofftherapie

pNN50 vor und nach Mikronährstofftherapie bei 420 Frauen (Alter: 48,4 ± 5,3) mit erheblichen klimakterischen Beschwerden

pNN50

Prozentualer Anteil aller RR-Intervalle, die sich um mehr als 50 ms voneinander unterscheiden.

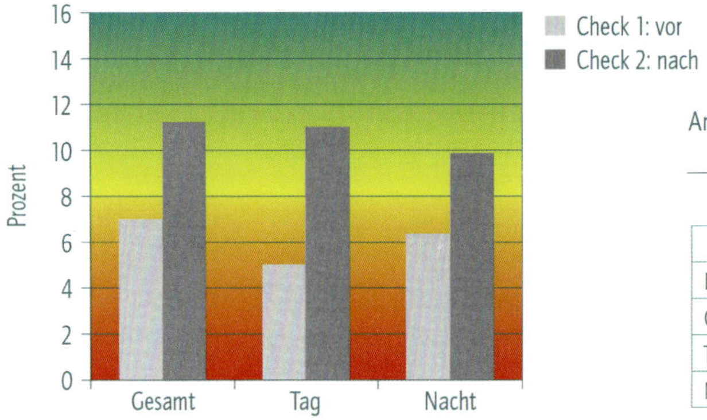

Anzahl benachbarter Intervalle mit Abweichung > 50 ms / Anzahl aller Intervalle

pNN50		
Datum	Check 1	Check 2
Gesamt	6,9 %	11,2 %
Tag	5,2 %	10,9 %
Nacht	6,6 %	9,9 %

Abb. 113: pNN50 vor und nach der Mikronährstofftherapie bei 420 Frauen mit erheblichen klimakterischen Beschwerden

48-Stunden-HRV-Messung vor und nach 16 Wochen Mikronährstofftherapie

Vegetativer Quotient LF/HF-Ratio vor und nach Mikronährstofftherapie bei 420 Frauen (Alter: 48,4 ± 5,3) mit erheblichen klimakterischen Beschwerden

Vegetativer Quotient (LF/HF-Ratio) Ausdruck der Balance zwischen Sympathikus und Parasympathikus. Je höher der Wert, desto mehr Sympathikusaktivität

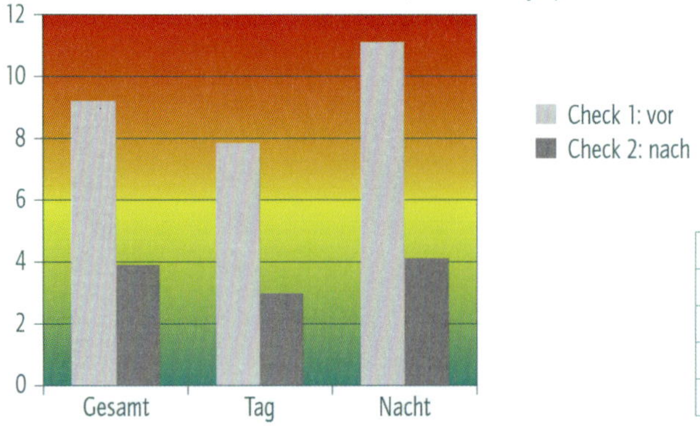

LF/HF-Ratio		
Datum	Check 1	Check 2
Gesamt	9,2	3,9
Tag	7,8	3
Nacht	11,2	4,1

Abb. 114: Vegetativer Quotient vor und nach der Mikronährstofftherapie bei 420 Frauen mit erheblichen klimakterischen Beschwerden

Am folgenden Beispiel einer 46-jährigen Lehrerin wird dargestellt, wie erfolgreich die individualisierte Mikronährstofftherapie hilft, den Frauen wieder Lebensqualität zu geben, indem die bestehenden biochemischen Störungen rechtzeitig erfasst und korrigiert werden.

6.3.6.1 Case-Report einer 46-jährigen Frau

Die 173 cm große, 60 kg schwere Lehrerin klagt über innere Unruhe, Schlafstörungen, zudem sei sie häufig antriebslos, erschöpft und müde. Sie verfüge über ein schwaches Immunsystem. Zudem bestünde eine Pollen-/Hausstauballergie. Appetitlosigkeit, Völlegefühl, häufige Wadenkrämpfe, Probleme mit den Haaren seien weitere Befindlichkeitsstörungen. Außerdem seien die Gelenke entzündet und sie habe „Rheuma".

An Medikamenten nehme sie daher Prednisolon, Pantoprazol®, Hydroxychloroquin, Folsäure und Vigantoletten 2.000 Einheiten ein. Weiterhin erhalte sie einmal pro Woche eine Methotrexainjektion (MTX).

Die Ernährungsanamnese ergibt den Verzehr von vielen leeren Kohlehydraten. Sie esse viel Obst über den Tag und abends eine halbe Tafel Schokolade.

Die Zufuhr von Kortison und die regelmäßige Injektion von MTX für die Reduzierung der rheumatischen Beschwerden ist reine Symptombekämpfung. Die Rheumafaktoren sind unauffällig. Gleichzeitig wird das Medikament Pantoprazol® verabreicht, mit der Intention, die Auswirkungen auf den Magen, die als Nebenwirkungen der anderen Medikamente auftreten, zu minimieren. Neben auftretenden starken Schmerzen kommen noch die beschriebenen Befindlichkeitsstörungen wie innere Unruhe, Schlafstörungen sowie Probleme mit der Haarstruktur hinzu.

Unsere Ergebnisse zeigen eine deutlich erniedrigte Testosteronkonzentration (Abb. 115), die für das Dihydrotestosteron und somit für die Haarstruktur von elementarer Bedeutung ist. Die gezielte Zufuhr der Aminosäure Arginin mit 4 g morgens und 4 g mittags zeigt schon nach 10 Wochen nachweislich eine verbesserte Haarstruktur, da die natürliche Aminosäure indirekt das HGH (Human Growth Hormon) aktiviert.

Eine primär gemessene Argininkonzentration von 0,49 mg/dl kann zu erheblichen Problemen mit der Haarstruktur führen. Argininkonzentrationen > 2,1 mg/dl stabilisieren nachweislich die Haarstruktur.

Ergebnisse der Blutuntersuchung vorher

TSH-basal-Wert	0,42 µIU/ml	Kalzium	2,39 nmol/l
Ferritin	342,6 ng/ml	Hämatokrit	44,3 %
Transferrin	280 mg/dl	Leukozyten	6,89 Tsd/µl
Cholesterin	198 mg/dl	Erythrozyten	4,63 Mio/µl
Harnsäure	5,6 mg/d	Thrombozyten	337 Tsd/µl
HDL	70 mg/dl	Hämoglobin	12,9 g/dl
LDL	109 mg/dl	MCV	95,7 fl
Triglyzeride	97 mg/dl	MCH	27,9 pg
HbA_{1c}	5,4 % (35,4 mM/M)	MCHC	29,1 g/dl
CRP	< 0,30 mg/dl		
Vitamin D	43,4 nmol/l		
Harnstoff	3,7 mg/dl	Zonulin: 23,30 ng/ml	
Harnsäure	3,2 mg/dl	Antikörper der Schilddrüse TPO, TRAK: unauffällig	
Kreatinin	0,57 mg/dl	Hormonstatus: beginnendes Klimakterium,	
Natrium	142 nmol/l	deutlich erniedrigter Testosteronwert 0,06 ng/ml	

Abb. 115: Laborparameter vor der Mikronährstofftherapie bei der 46-jährigen Frau mit erheblichen klimakterischen Beschwerden

Viel gravierender sind aber die Nebenwirkungen der bisher zugeführten Medikamente. Bei der bisherigen Therapie wurden die grenzwertig erniedrigten Schilddrüsenhormonwerte überhaupt nicht berücksichtigt. Eine Autoimmunerkrankung der Schilddrüse ist aber mit großer Wahrscheinlichkeit auszuschließen, da die Antikörper TPO und TRAK unauffällig sind. Ein TSH-basal-Wert von 0,45 µIU/ml führt zu einem hohen Stressindex (Abb. 116), deutlich erniedrigten pNN50 (Abb. 117) und erhöhten vegetativen Quotienten (LF/HF-Ratio; Abb. 118).

24-Stunden-HRV-Messung

Stressindex

Der Stressindex in Anlehnung an Prof. Baevsky reagiert sensitiv auf Verschiebungen des vegetativen Nervensystems.

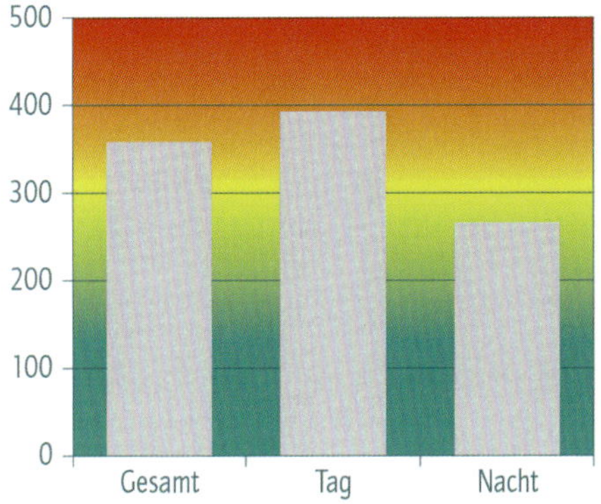

Stressindex	
Gesamt	351,67
Tag	394,34
Nacht	261,77

Abb. 116: Stressindex vor der Mikronährstofftherapie bei der 46-jährigen Frau mit erheblichen klimakterischen Beschwerden

24-Stunden-HRV-Messung

pNN50

Prozentualer Anteil aller RR-Intervalle, die sich um mehr als 50 ms voneinander unterscheiden.

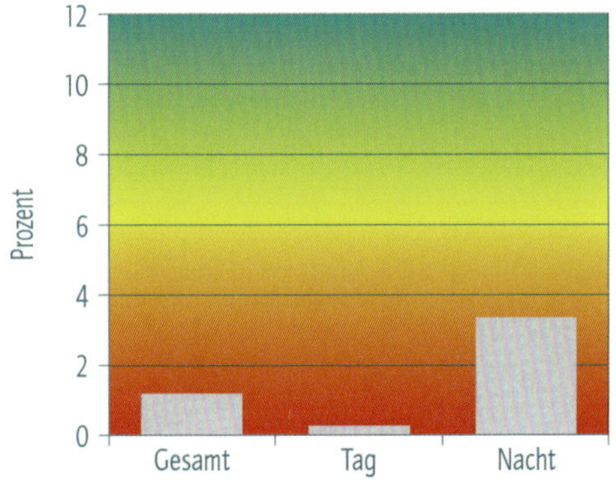

$$\frac{\text{Anzahl benachbarter Intervalle mit Abweichung} > 50\text{ ms}}{\text{Anzahl aller Intervalle}}$$

pNN50	
Gesamt	1,16 %
Tag	0,20 %
Nacht	3,36 %

Abb. 117: pNN50 vor der Mikronährstofftherapie bei der 46-jährigen Frau mit erheblichen klimakterischen Beschwerden

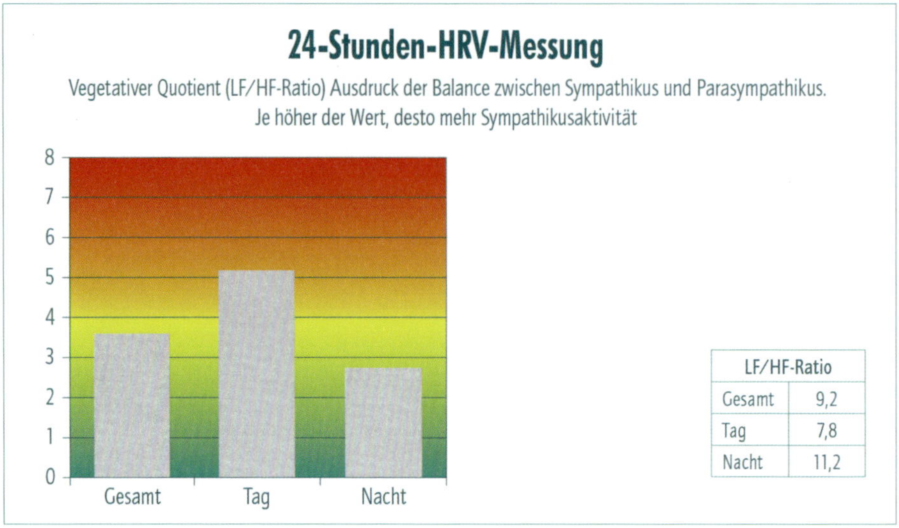

Abb. 118: Vegetativer Quotient vor der Mikronährstofftherapie bei der 46-jährigen Frau mit erheblichen klimakterischen Beschwerden

Die primäre Aufgabe der Mikronährstofftherapie liegt in der Regulierung der Schilddrüsenhormone und in der Normalisierung des vegetativen Nervensystems. Das Chronogramm der 24-Stunden-HRV-Messung (Abb. 119) der 46-jährigen Frau zeigt tagsüber und nachts keine wirkliche Möglichkeit der Entspannung.

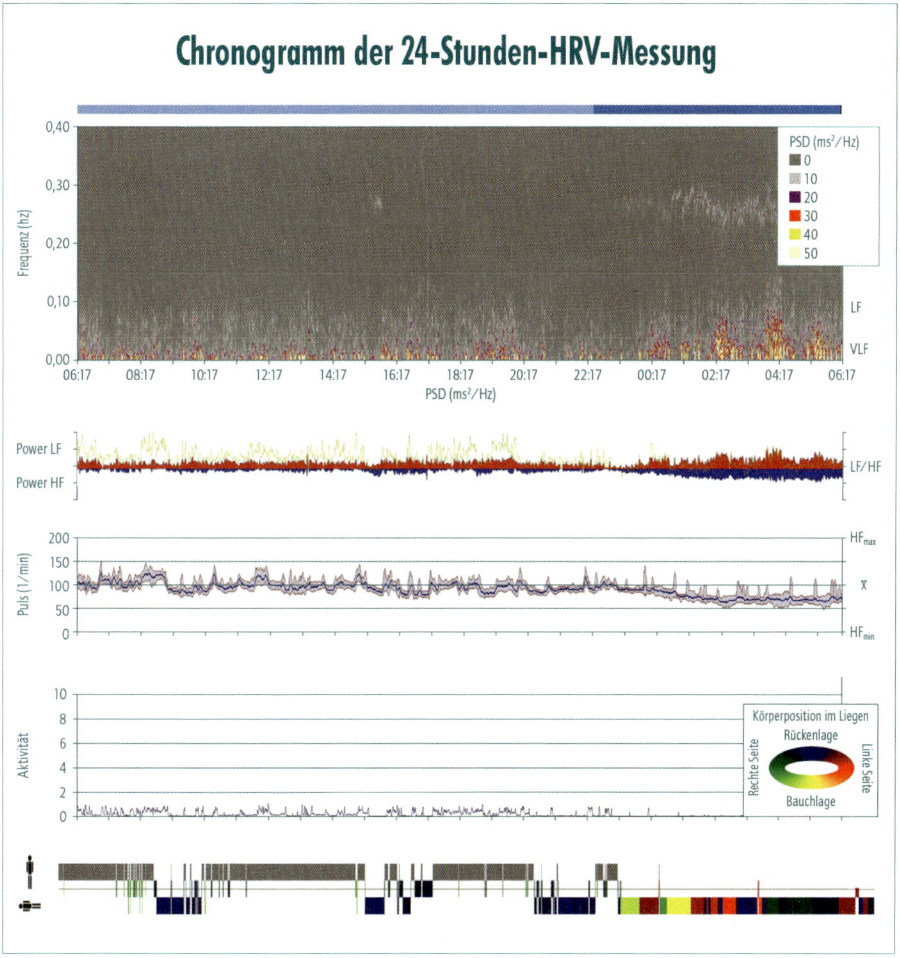

Abb. 119: Chronogramm der 24-Stunden-HRV-Messung vor der Mikronährstofftherapie bei der 46-jährigen Frau mit erheblichen klimakterischen Beschwerden

Der funktionelle Energiestoffwechsel zeigt eine deutlich erhöhte Zitronen-, Bernstein-, Fumar- und Äpfelsäure, eine erhöhte Laktat- und Pyruvatkonzentration mit gravierenden Aktivitätseinschränkungen bestimmter Enzyme (Abb. 120).

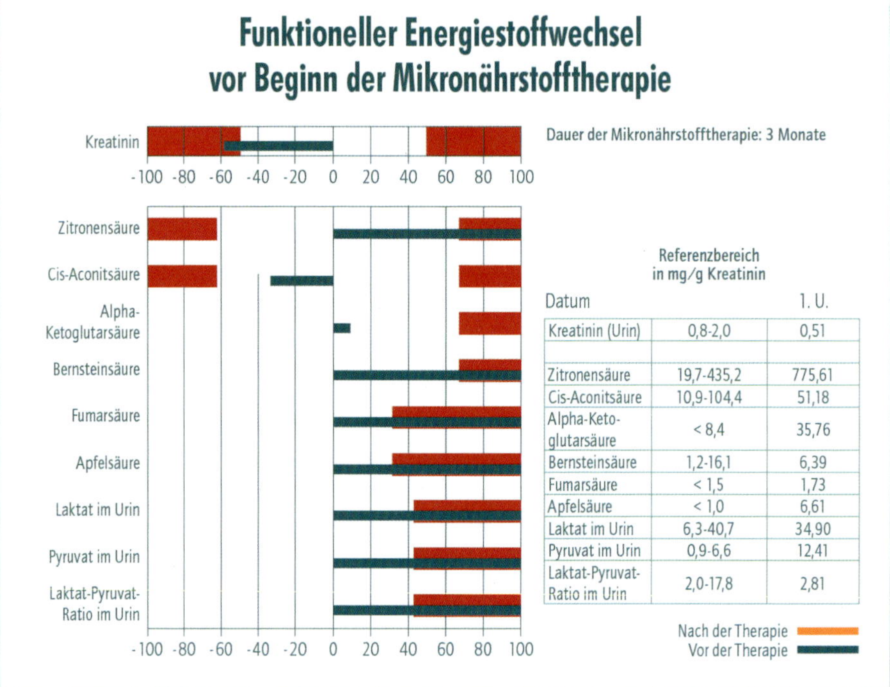

Datum	Referenzbereich in mg/g Kreatinin	1. U.
Kreatinin (Urin)	0,8-2,0	0,51
Zitronensäure	19,7-435,2	775,61
Cis-Aconitsäure	10,9-104,4	51,18
Alpha-Ketoglutarsäure	< 8,4	35,76
Bernsteinsäure	1,2-16,1	6,39
Fumarsäure	< 1,5	1,73
Apfelsäure	< 1,0	6,61
Laktat im Urin	6,3-40,7	34,90
Pyruvat im Urin	0,9-6,6	12,41
Laktat-Pyruvat-Ratio im Urin	2,0-17,8	2,81

***Abb. 120:** Funktioneller Energiestoffwechsel vor der Mikronährstofftherapie bei der 46-jährigen Frau mit erheblichen klimakterischen Beschwerden*

Die Frau erhält eine Kombination von Mikronährstoffen aus dem HCK-Baukasten-System in Form einer Magistralrezeptur (Abb. 121). Aus langjährigen Erfahrungen hilft zusätzlich die Zufuhr der Aminosäure 5-HTP mit jeweils 100 mg morgens, mittags und abends, die Schmerzsymptomatik innerhalb von vier Wochen nachweislich deutlich zu reduzieren.

Die gleichzeitig verabreichte Vitamin-B_{12}-Konzentration beträgt hier 1.890 µg, da die Holo-TC-Konzentration (aktive Form des Vitamin B_{12}) deutlich erniedrigt ist. Außerdem erhält die Patientin über den Tag verteilt Magnesium, mit der Intention, die durch den grenzwertig erniedrigten TSH-basal-Wert ausgelöste Sympathikotonie (Aktivierung des vegetativen Nervensystems) zu normalisieren.

Mikronährstoffrezeptur für eine 42-jährige Frau mit erheblichen klimakterischen Beschwerden

Wirkstoff	Tagesdosis	Wirkstoff	Tagesdosis
Vitamine		**Spurenelemente**	
Vitamin A (Retinol)	1 mg	Chrom	300 µg
Vitamin B_1 (Thiamin)	50 mg	Selen	200 µg
Vitamin B_2 (Riboflavin)	50 mg	Zink	48 mg
Niacin (Vitamin B_3)	50 mg	**Mineralstoffe**	
Vitamin B_6 (Pyridoxin)	40 mg	Kalzium	400 mg
Vitamin B_{12} (Cyanocobalamin)	1.890 µg	Silicium	40 mg
Vitamin C (Ascorbinsäure)	3.000 mg	**Quasivitamine**	
Vitamin D	200 µg	Cholin	160 mg
Natürliches Vitamin E	165,6 mg	Inositol	120 mg
Davon Alpha-Tocopherol	95,2 mg	PABA	40 mg
Gama-Tocopherol	39,1 mg	**Pflanzenextrakte**	
Natürliche Carotinoide	8 mg	Zitrusbioflavonoide	200 mg
Davon Alpha-Carotin	70 µg	**Ballaststoffe Präbiotika**	
Beta-Carotin	1,9 mg	Cellulose (HPM)	86 mg
Lutein	6 mg	Galactomannane	8.442,4 mg
Zeaxanthin	300 µg	Inulin	59,3 mg
Biotin (Vitamin H)	160 µg	Lactat (L-(+)-)	458,3 mg
Folsäure (Vitamin B_9)	1.600 µg	**Hilfsstoffe**	
Pantothensäure	60 mg	Kartoffelstärke	426,6 mg
Aminosäuren und Derivate		**Aufbaustoffe**	
Glutathion	200 mg	Methylsulfonylmethan	2.000 mg
Glutamin	2.000 mg		

Tägliche Einnahme: 30 ml Auffüllphase
1. Woche: Morgens zum Frühstück: 15 ml
Nach ca. einer Woche mittags zusätzlich: 15 ml
Erhaltungsphase nach 10 Wochen:
12 ml morgens und 12 ml mittags

Zusätzlich

- Erbsenprotein ohne L-Tryptophan, 6/6/4
- Magnesiumbisgylcinat 100 mg 1/1/2
- 2 Esslöffel Norsan Omega-3 Öl (1 EL = 1.700 mg EPA/DHA), 1/1/0
- 5-HTP (Hydrotryptophan) Griffonia 100 mg, 1/1/1
- Ubiquinol 50 mg, 2/1/0 (nach 12 Wochen nur noch 2 x 50 mg morgens)

Abb. 121: Mikronährstoffrezeptur für die 42-jährige Frau mit erheblichen klimakterischen Beschwerden

Nach acht Wochen haben sich die Schilddrüsenhormone, insbesondere der TSH-basal-Wert, auf 1,9 µIU/ml erhöht. In diesem Referenzbereich lässt sich nach neuesten wissenschaftlichen Untersuchungen (Wienecke, 2018; Wienecke, 2020) ein „Wohlgefühl" erzielen (➡ Kap. 3.1). Außerdem verbessert die gezielte Zufuhr des hydroylisierten Erbsenproteins die Elastizität des myofazialen Systems.

Hier ist aber vor allem wichtig, dass diese Aminosäurenkombination kein L-Tryptophan enthält, da dies neurotoxische Reaktionskaskaden auslösen kann. Die individualisierte Mikronährstoffrezeptur ist anhand der Daten vergleichbarer Patienten in dieser Altersstruktur mit Befindlichkeitsstörungen aus der Datenbank entwickelt worden.

Nach achtwöchiger Mikronährstofftherapie war die Lebensqualität der Patientin deutlich verbessert: Sie war kaum noch müde, litt selten unter Schlafstörungen, die Haarstruktur hat sich nachweislich deutlich verbessert, die Contenance konnte sie auch in Stresssituationen halten. Das Immunsystem war deutlich verbessert, was sich auch in einer reduzierten allergischen Symptomatik zeigte. Zudem machte das Rheuma so gut wie keine Beschwerden mehr – obwohl die Patientin Prednisolon, die MTX-Injektionen und das magenschützende Pantoprazol nicht mehr einnahm.

Das rechtzeitige Erkennen und Korrigieren biochemischer Strukturen hat bei dieser Patientin nachweislich eine sehr positive Wirkung auf die Lebensqualität. Die Blutergebnisse der Patientin und der Vergleich mit Frauen in dieser Altersstruktur mit ähnlichem Beschwerdebild zeigen gerade auch bei den gehirnaktivierenden Aminosäuren eklatante Defizite im Bereich von Phenylalanin und Tryptophan (Tab. 24 und Abb. 122). L-Tryptophan wird, wie schon erwähnt, nur in Form von 5-HTP gegeben.

Tab. 24: Aminosäuren mit Vorläufersubstanz für beruhigende und aktivierende Neurotransmitter des Gehirnstoffwechsels

	Referenzbereiche des Labors (mg/dl)	Bei der Patientin gemessener Wert (mg/dl)	Medianwert von 450 vergleichbaren Frauen in dieser Altersstruktur, Befindlichkeiten, Vorerkrankungen, sportliche Aktivität
Phenylalanin	0,743 – 2,387	0,690	2,135
Tryptophan	0,715 – 1,829	1,175	1,732

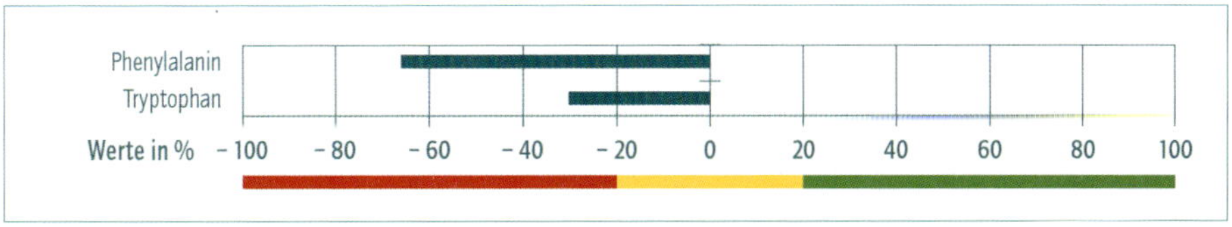

Abb. 122: Abweichungen der Aminosäuren von der Nulllinie im Vergleich zum Medianwert vergleichbarer Personen in der Altersstruktur, Befindlichkeit, Vorerkrankung, Geschlecht

6.3.7 Schlafstörungen

„Fehlende Nachtruhe: Deutschland schläft schlecht!"

Diese Headline steht immer wieder in den öffentlichen Medien. Jeder zweite bis dritte Mensch in der Bevölkerung schläft nicht gut ein oder aber durch. Der Schlaf kommt zu spät, das Aufwachen zu früh: Millionen Menschen in Deutschland leiden an Schlafstörungen. Eine der möglichen Folgen: Ein deutlicher Anstieg von Stresshormonen führt langfristig zu Erschöpfungszuständen und nachweislich zu einer Dysregulation des vegetativen Nervensystems bis hin zu deutlichen Stimmungsschwankungen und vielfältigen Befindlichkeitsstörungen.

Aber die richtige Dosierung von Mikronährstoffen führt dazu, dass man schläft!

Mithilfe der 24-Stunden-HRV-Messung haben wir an über 330 Frauen und Männern (Altersstruktur: 43,2 Jahren ± 7,8) den Stressindex, pNN50 und den vegetativen Quotienten (LF/HF-Ratio) gemessen und den Zusammenhang zwischen dem Schlafverhalten, den Schilddrüsenhormonen und dem zellulären Niveau der Mikronährstoffkonzentrationen gemessen.

90 % der untersuchten Personen zeigen TSH-basal-Werte < 1,3 µIU/ml oder > 2,5 µIU/ml (Tab. 25). Ein ausgewogenes Schlafverhalten lässt sich bei den Personen erkennen, deren TSH-basal-Werte zwischen 1,6 und 2,2 µIU/ml liegen. Die individualisierte Mikronährstoffzufuhr kann die Schilddrüsenhormone normalisieren bzw. harmonisieren.

Tab. 25: Schilddrüsenhormone und die Balance des vegetativen Nervensystems vor und nach der individualisierten Mikronährstoffzufuhr bei 330 Personen mit Schlafstörungen

	TSH-basal-Werte vor N = 135 0,97 ± 0,33	TSH-basal-Werte nach N = 135 1,58 ± 0,19	TSH-basal-Werte vor N = 195 3,51 ± 0,39	TSH-basal-Werte nach N = 195 1,98 ± 0,22
Stressindex	455 ± 34,6	153 ± 22,1	479 ± 78,1	170 ± 38,1
pNN50	6,31 ± 2,4	13,5 ± 2,3	5,99 ± 1,7	11,6 ± 2,41
LF/HF-Ratio	8,30 ± 3,2	1,91 ± 0,17	7,71 ± 3,6	2,01 ± 0,11

Diese führen dann zu einem nachweislich verbesserten Schlafverhalten, das mit der 24-Stunden-HRV-Messung nachgewiesen werden kann. Der Stressindex sowohl tagsüber wie auch nachts ist signifikant reduziert (Tab. 25 und Abb. 123). Der vegetative Quotient (LF/HF-Ratio; Tab. 25 und Abb. 125) nimmt deutlich ab, während der pNN50 (Tab. 25 und Abb. 124) als Indikator für den Parasympathikus sich deutlich erhöht und damit eine ausgewogene Balance des vegetativen Nervensystems dokumentiert. Dies führt nachts zu einem nachweislich besseren Schlafverhalten.

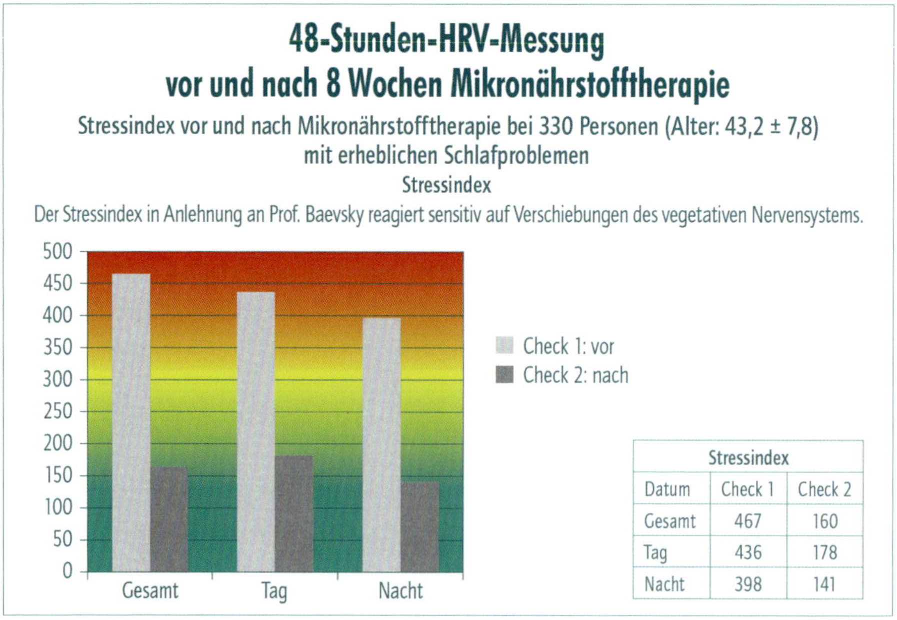

Abb. 123: Stressindex vor und nach der individualisierten Mikronährstoffzufuhr bei 330 Personen mit Schlafstörungen

48-Stunden-HRV-Messung vor und nach 8 Wochen Mikronährstofftherapie

pNN50 vor und nach Mikronährstofftherapie bei 330 Personen (Alter: 43,2 ± 7,8) mit erheblichen Schlafproblemen

pNN50

Prozentualer Anteil aller RR-Intervalle, die sich um mehr als 50 ms voneinander unterscheiden.

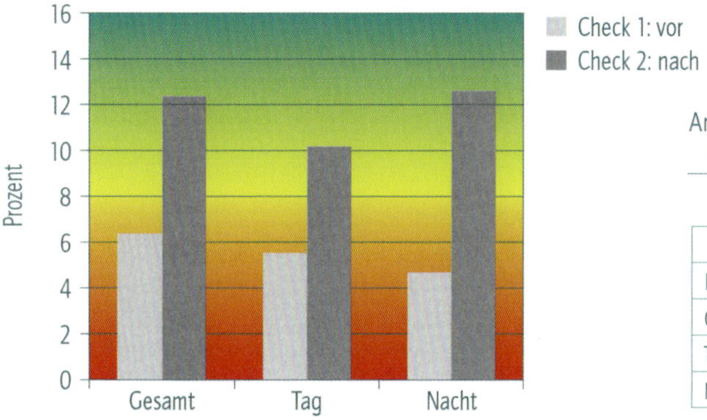

$$\frac{\text{Anzahl benachbarter Intervalle mit Abweichung} > 50\text{ ms}}{\text{Anzahl aller Intervalle}}$$

pNN50		
Datum	Check 1	Check 2
Gesamt	6,31 %	12,5 %
Tag	5,6 %	10,3 %
Nacht	4,81 %	12,9 %

Abb. 124: pNN50 vor und nach der individualisierten Mikronährstoffzufuhr bei 330 Personen mit Schlafstörungen

48-Stunden-HRV-Messung vor und nach 8 Wochen Mikronährstofftherapie

Vegetativer Quotient LF/HF-Ratio vor und nach Mikronährstofftherapie bei 330 Personen (Alter: 43,2 ± 7,8) mit erheblichen Schlafproblemen

Vegetativer Quotient (LF/HF-Ratio) Ausdruck der Balance zwischen Sympathikus und Parasympathikus. Je höher der Wert, desto mehr Sympathikusaktivität

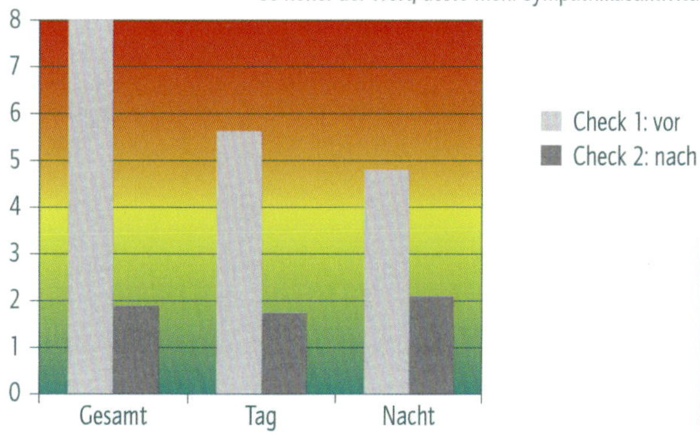

LF/HF-Ratio		
Datum	Check 1	Check 2
Gesamt	8	1,9
Tag	5,6	1,7
Nacht	4,81	2,1

Abb. 125: Vegetativer Quotient vor und nach der individualisierten Mikronährstoffzufuhr bei 330 Personen mit Schlafstörungen

MIKRONÄHRSTOFFE

Neben den individualisierten Mikronährstoffrezepturen nach dem HCK-Baukasten-System ist zusätzlich die Zufuhr von Magnesium verteilt über den Tag und der Aminosäuren 5-HTP und Ornithin von besonderer Bedeutung.

WICHTIG

Die Zufuhr der Aminosäure 5-HTP ist bei regelmäßiger Einnahme von Antidepressiva oder Antiepileptika nicht möglich. Zudem hängen die Dosierungen der Mikronährstoffe immer von den Ergebnissen der Blutanalyse ab.

Bei Menschen mit Schlafstörungen ist als Basis die Schlafhygiene essenziell. Dazu gehört nach Auffassung der Deutschen Gesellschaft für Schlafforschung und Schlafmedizin (https://www.dgsm.de/downloads/dgsm/arbeitsgruppen/ratgeber/neu-Nov2011/Schlafstoerung_A4.pdf) ein bequemes Bett in einem abgedunkelten und ruhigen, eher kühlen Raum mit frischer Luft. Keine Stimulanzien, wie Koffein oder Nikotin vor dem Schlaf, Alkohol lässt schneller einschlafen, führt aber zu Schlafunterbrechungen und Früherwachen. Entspannungsfördernde Rituale vor dem Schlafengehen und regelmäßige Aufstehzeiten fördern einen gesunden Schlaf.

WICHTIG

Vermeiden Sie nachts jeglichen „Elektrosmog“. Bitte kein Fernsehgerät im Schlafzimmer und vermeiden Sie alle elektronischen Geräte, da diese eine nachweisbare Aktivierung des Sympathikus bewirken und eine Tiefschlafphase verhindern. Bitte das Handy nicht im Schlafzimmer aufbewahren.

6.3.8 Leistungs- und Spitzensport

Erreichen Sie optimale mentale und psychische Leistungsfähigkeit mit der richtigen Dosierung fehlender Mikronährstoffe!

Die steigenden mentalen und physischen Beanspruchungen führen auch bei Spitzensportlern immer häufiger zu Ermüdungszuständen, starken Leistungsschwankungen und Stimmungsschwankungen bis hin zu vielen unerklärbaren Verletzungen. In den letzten Jahren sind über 14.450 Leistungs- und Spitzensportler von SALUTO untersucht worden (Tab. 26), sodass wir einen Überblick über den Energiehaushalt der Sportler vor und nach Mikronährstoffsupplementierung geben können (Abb. 126).

Tab. 26: Anthropometrische Daten der 14.450 untersuchten Leistungs- und Spitzensportler zwischen 1994 und 2019

	Alter (Jahre)	Größe (cm)	Gewicht (kg)	BMI (kg/m²)
Gesamt (N = 14.450)	26,3 ± 9,9	18,0 ± 4,5	71,45 ± 22,05	22,05
Weiblich (N = 6.941)	24,3 ± 7,3	175 ± 4,3	68,1 ± 4,2	22,3
Männlich (N = 7.509)	28,2 ±8,3	185 ± 4,8	74,3 ± 4,6	21,9

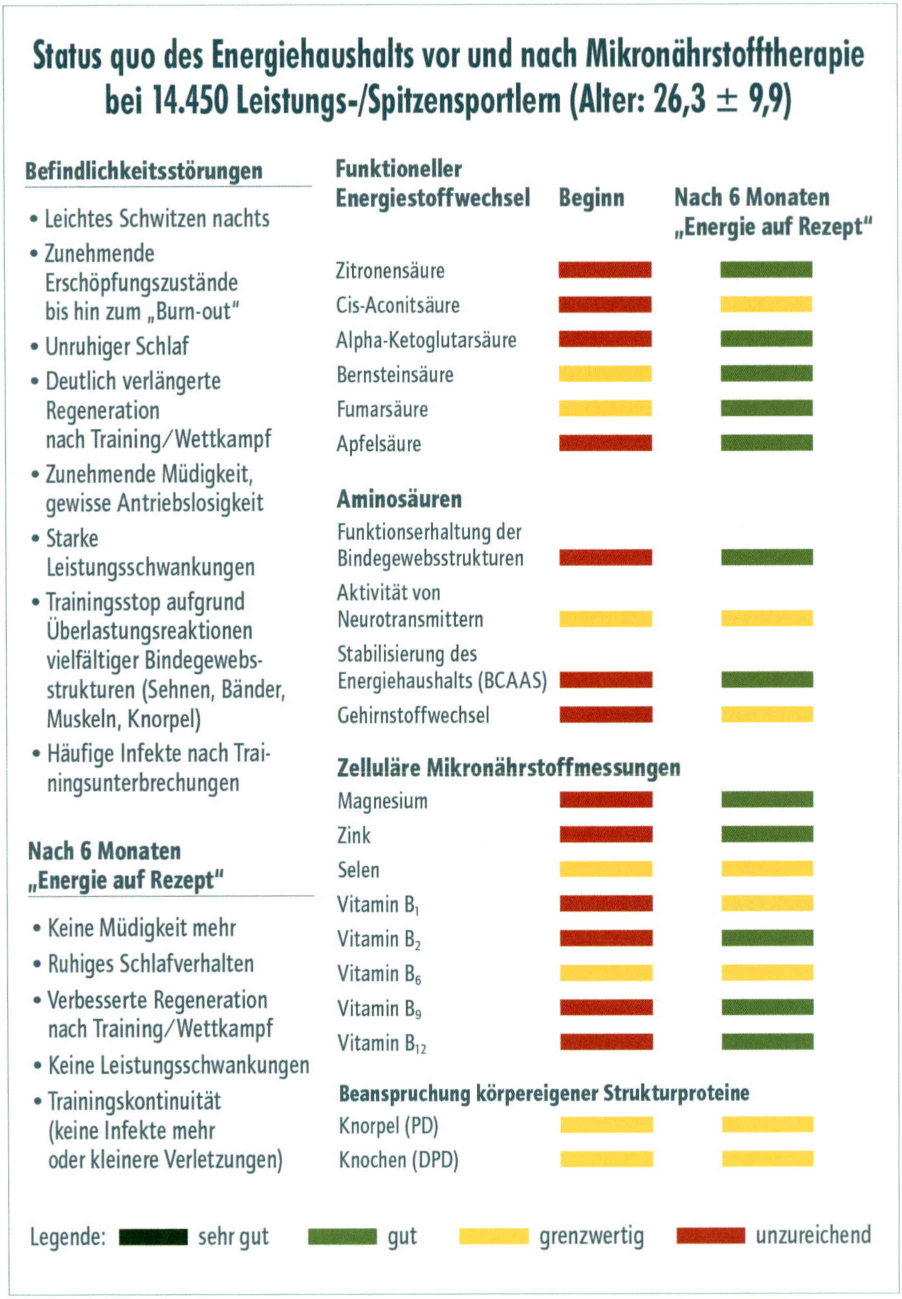

Abb. 126: Status quo des Energiehaushalts vor und nach der individualisierten Mikronährstoffzufuhr bei 14.450 Leistungs-/Spitzensportlern

Neben vielfältigen psychologischen und mentalen Trainingsmethoden zur Optimierung der Balance des vegetativen Nervensystems existieren wissenschaftlich valide Messinstrumente, die es ermöglichen, detaillierte Aussagen über vielfältige Parameter des vegetativen Nervensystems zu erfassen. Mit der 48-Stunden-HRV-Analyse ist es möglich, den Leistungs- und Erholungszustand, die Wirkung des Trainings, die Regenerationsfähigkeit sowie die damit verbundene Schlafqualität zu bewerten (Abb. 127, 128 und 129).

48-Stunden-HRV-Messung
vor und nach 20 Wochen Mikronährstofftherapie

Stressindex vor und nach Mikronährstofftherapie
bei 850 Leistungs-/Spitzensportlern (Alter: 26,3 ± 9,9)
Stressindex
Der Stressindex in Anlehnung an Prof. Baevsky reagiert sensitiv auf Verschiebungen des vegetativen Nervensystems.

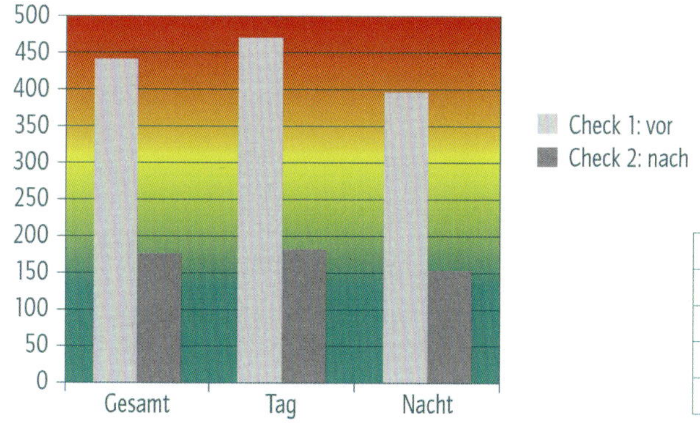

Stressindex		
Datum	Check 1	Check 2
Gesamt	445	176
Tag	469	181
Nacht	399	151

Abb. 127: Stressindex vor und nach der individualisierten Mikronährstoffzufuhr bei 850 Leistungs-/ Spitzensportlern

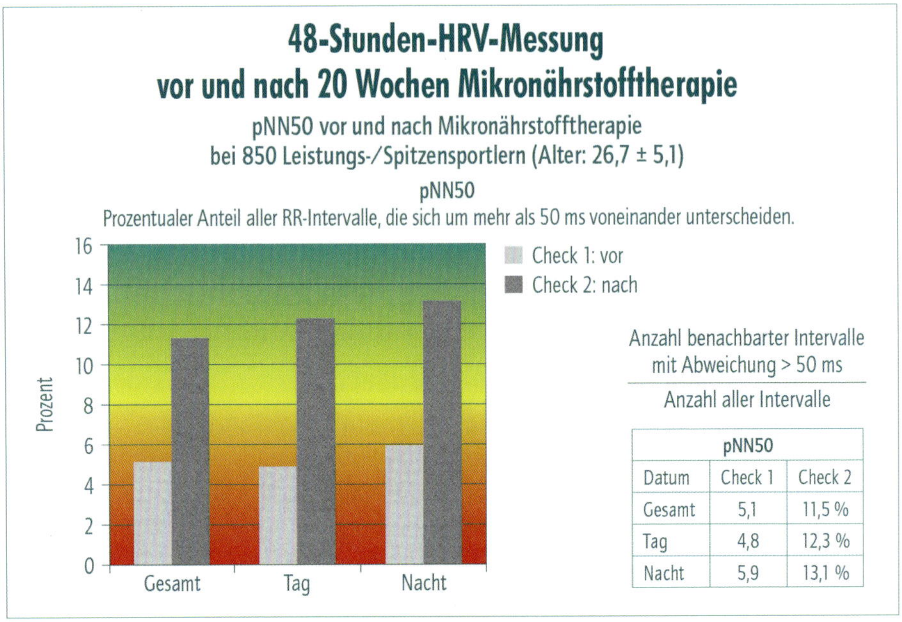

pNN50		
Datum	Check 1	Check 2
Gesamt	5,1	11,5 %
Tag	4,8	12,3 %
Nacht	5,9	13,1 %

Abb. 128: pNN50 vor und nach der individualisierten Mikronährstoffzufuhr bei 850 Leistungs-/Spitzensportlern

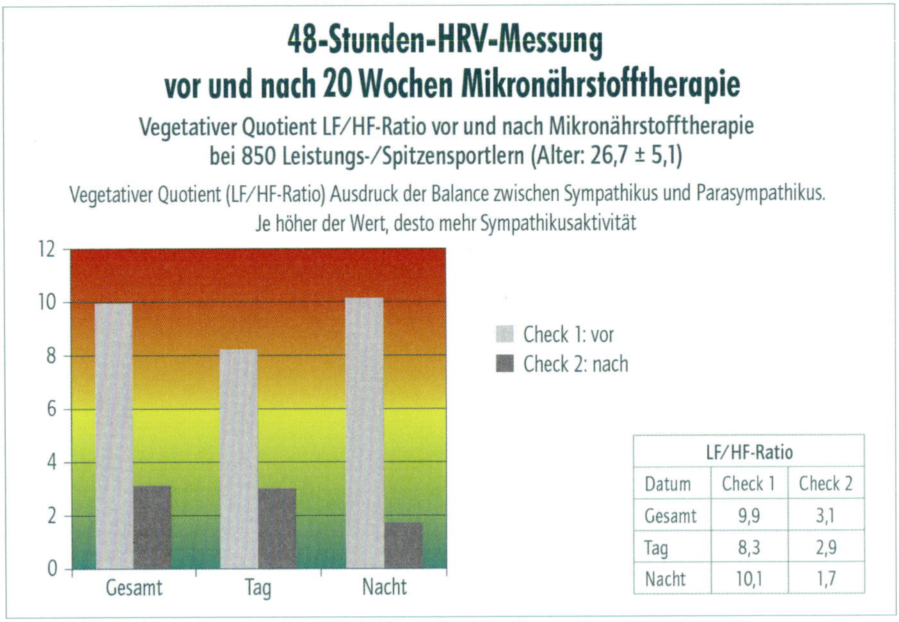

LF/HF-Ratio		
Datum	Check 1	Check 2
Gesamt	9,9	3,1
Tag	8,3	2,9
Nacht	10,1	1,7

Abb. 129: Vegetativer Quotient vor und nach der individualisierten Mikronährstoffzufuhr bei 850 Leistungs-/Spitzensportlern

Außerdem sind psychophysiologische Krankheitsbilder im Frühstadium erkennbar. In der Literatur gibt es bisher keine langfristigen Analysen, inwieweit ein optimiertes Ernährungsverhalten Einfluss auf vielfältige Parameter der 48-Stunden-HRV-Messung über längere Zeiträume haben kann.

6.3.8.1 Einfluss einer optimierten Ernährung und individualisierten Mikronährstoffzufuhr bei Leistungs- und Spitzensportlern

In einer evidenzbasierten, retrospektiven Studie ist der Einfluss einer optimierten Ernährung und einer individualisierten Mikronährstoffzufuhr auf Parameter des vegetativen Nervensystems mithilfe der 48-Stunden-HRV-Messung und die Pyridinium-Crosslinks bei Leistungs-/Spitzensportlern untersucht worden. In beiden Gruppen werden die Sportler erfasst, die jeweils über einen zweijährigen Untersuchungszeitraum ihr Ernährungsverhalten optimiert haben (anthropometrische Daten: Tab. 27 und 28). Im ersten Jahr ohne gezielte Mikronährstoffrezeptur und dann im zweiten Jahr mit individualisierter Mikronährstoffrezeptur (Abb. 130).

Tab. 27: Anthropometrische Daten bei 158 Marathonläufern

	Ohne Supplementierung N = 158	Mit Supplementierung N = 158
Alter	27,12 ± 3,13	27,49 ± 3,08
Größe	179,37 ± 6,33	179,37 ± 6,33
Gewicht	78,64 ± 4,75	79,28 ± 5,28

Tab. 28: Anthropometrische Daten bei 144 Profifußballspielern

	Ohne Supplementierung N = 144	Mit Supplementierung N = 144
Alter	27,23 ± 2,94	28,23 ± 2,94
Größe	179,67 ± 6,25	179,67 ± 6,25
Gewicht	79,11 ± 4,72	78,83 ± 4,62

MIKRONÄHRSTOFFE

Der „Kohlenhydratmythos" ist Vergangenheit

Die untersuchten Sportler haben sich sehr kohlenhydratbewusst ernährt. Das Motto „viel hilft viel" ist mittlerweile wissenschaftlich überholt und widerlegt. Gerade in Regenerationsphasen benötigt der Körper qualitativ hochwertige Strukturproteine und Fette (z. B. Omega-3-Fettsäuren, die nachweislich entzündungshemmend wirken). Die beliebte „Pastaparty" am Abend vor dem Wettkampf/Spiel gehört der Vergangenheit an ebenso wie die permanente Zufuhr von Kohlenhydraten aus möglichen Quellen wie Nudeln, Kartoffeln und Reis, die nachweislich bei zu gehäufter Zufuhr zu vermehrten Entzündungsreaktionen bei Sportlern führen können.

Lektine aus Weizen und Roggen bewirken nachweislich:

- zunehmende Entzündungen;
- einen Angriff auf Gelenkstrukturen, da Lektine Acetylglukosamin binden und so keine Möglichkeit mehr für die Funktionserhaltung der beanspruchten Strukturen besteht.
- Phytinsäure verringert den Vitamin-/Mineralstatus, da die Mineralien gebunden werden. **Nebenbemerkung:** Sportler mit Eisenproblemen sollten daher Sauerteig aus Hafer oder Dinkel konsumieren.
- Gluten im Getreide greift die Darmschleimhäute an (Glutenbegleitstoffe: ATPA, Adenosin-Tri-Phosphat-Amylase; „Weizen von heute" wirkt aggressiver auf den Darm).

Die Sportler berücksichtigen eine ausgewogene Bilanz zwischen hochglykämischen Kohlenhydraten (schneller und hoher Blutzuckeranstieg, hohe Insulinlast, schnelle Aufnahme in die Muskelzellen) und niedrigglykämischen Kohlenhydraten (langsamer und niedriger Blutzuckeranstieg, gleichmäßige Versorgung der Muskelzellen mit Glukose).

Die Sportler dieser Studie ernährten sich nach dem Prinzip: Kohlenhydrate machen bei höchster Beanspruchung Sinn. In Spielpausen und Phasen mit geringer Trainingsbelastung werden diese jedoch mit allergrößter Vorsicht angewandt. In Wettkampfsituationen erfolgt eine Kombination von hochglykämischen und niedrigglykämischen Kohlenhydraten.

Obst essen, aber richtig!

Die Sportler haben abends kein Obst mehr gegessen. Banane, Äpfel, Ananas, Birne etc. abends bedeuten eine hohe Insulinausschüttung und somit auch nachweislich ein schlechtes Schlaf- und Regenerationsverhalten. Die Sportler haben primär vielfältige Formen von Beeren (Heidel-, Blau-, Erd- und Brombeeren) vor allem auch in den Vormittagsstunden gegessen. Diese enthalten deutlich weniger Fruktose. Obst nach Möglichkeit zum Essen konsumieren und nicht, wie früher immer üblich, verteilt über den Tag.

Fit durch Fette?

Die an dieser Studie teilnehmenden Sportler haben qualitativ hochwertige Fette bevorzugt und auf Margarine, Kekse, Cracker, Fertigprodukte, Chips und Erdnussflips weitgehend verzichtet. Die Ergebnisse der Ernährungsanalysen haben ergeben, dass die Sportler ein Verhältnis von Omega-6- zu Omega-3-Fettsäuren von 2:1 aufweisen. Dies ist für Sportler fast perfekt.

Weiter haben die Ernährungsanalysen bei den Sportlern ergeben, dass mehr Fett bei gleichzeitiger kohlenhydratreduzierter Kost im Sport leistungsfördernde Effekte auslösen kann. Eine erhöhte Fettverbrennung bei körperlicher Arbeit schont die Glykogenreserven und sichert somit ausreichende Energiereserven z. B. für intensive Sprintbelastungen.

Das Ernährungsverhalten der einzelnen Sportler wurde den Trainings- und Wettkampfphasen entsprechend angepasst: kohlenhydratmodifiziert in intensiven Trainings-/ Wettkampfphasen, proteinreich und fettoptimiert.

Die Ernährungsanalysen erfolgen mit der Nährwertberechnungssoftware *Opti-Diet* der GOE. Die Grundlage für die Analyse bildete ein 7-tägiges Ernährungsprotokoll. Dieses wurde von den Läufern (N = 158) im Rahmen der Vorbereitung für den Marathonlauf dreimal ausgefüllt. Bei den Profifußballspielern (N = 144) erfolgte insgesamt eine fünfmalige Analyse im Laufe der Saison zu unterschiedlichen Untersuchungszeitpunkten.

Zusammenfassend sind einige ernährungsphysiologische Aspekte dargestellt, die die einzelnen Sportler in ihren Trainingsalltag integriert haben und den Grundprinzipien des Glykoplans von Dr. Mosetter entsprechen.

MIKRONÄHRSTOFFE

- Flüssigkeitszufuhr 40 ml/kg Körpergewicht plus 1 Liter/Stunde Training.
- Mineralwasser mit einem hohen Hydrogencarbonatanteil (> 1.500 mg).
- Kohlenhydratbewusst (reduzierte Zufuhr von Reis, Kartoffeln, Nudeln etc.) nur in intensiven Trainings-/Wettkampfphasen.
- Hochwertige Fett- und Proteinzufuhr bei gleichzeitiger kohlenhydratreduzierter Kost z. B. in Regenerationsphasen.
- Regelmäßige Zufuhr von Galaktose/Ribose (insulinunabhängiger Zucker) vor nach jeder Trainingseinheit zur Optimierung des Energiestoffwechsels.
- Täglich reichlich Gemüse und Salat.
- Bei Obst bevorzugte Zufuhr von Beeren (Heidel-, Brom-, Blau- und Erdbeeren) am Vormittag, da diese einen niedrigen glykämischen Index aufweisen.
- An normalen Trainingstagen in den Abendstunden proteinreiche und kohlenhydratreduzierte Ernährung (z. B. Omelette mit Gemüse).

Für die Erstellung der individualisierten Mikronährstoffrezepturen sind die bereits beschriebenen Blut- und Urinanalysen von elementarer Bedeutung. Tab. 29 und Abb. 130 zeigen, in welchen Referenzbereichen die Rezepturen liegen sollen.

Tab. 29: Dosierungen von 30-70 g der qualitativ hochwertigen Aminosäuremischung

Aminosäuren	Angaben bei der Einnahme von 30-70 g
L-Alanin	2,4-5,6 g
L-Arginin	2,8-6,9 g
L-Asparaginsäure	1,7-4,0 g
L-Glutaminsäure	4,1-9,5 g
L-Glycin	6,0-14,0 g
L-Histidin	0,4-0,92 g
L-Isoleucin	1,4-3,3 g
L-Leucin	1,8-4,2 g
L-Lysin	1,1-2,5 g
L-Methionin	0,2-0,4 g
L-Phenylalanin	0,6-1,4 g
L-Prolin	3,84-9,0 g

Aminosäuren	Angaben bei der Einnahme von 30-70 g
L-Serin	0,5-1,2 g
L-Threonin	0,5-1,3 g
L-Thyrosin	0,6-0,7 g
L-Valin	1,9-4,4 g

Referenzbereiche der Mikronährstoffkonzentrationen bei individueller Mikronährstoffrezeptur nach dem HCK®-Baukasten-System

Wirkstoff	Tagesdosis
Vitamine	
Vitamin A (Retinol)	0,8-1,5 mg (1.000-3.600 i.E.)
Vitamin B_1 (Thiamin)	10-70 mg
Vitamin B_2 (Riboflavin)	10-70 mg
Vitamin B_6 (Pyridoxin)	20-80 mg
Vitamin B_{12} (Cyanocobalamin)	30-1.500 µg
Vitamin C (Ascorbinsäure)	200-4.000 mg
Vitamin D_3	50-200 µg
Natürliches Vitamin E	150-400 mg
Davon Alpha-Tocopherol	85-340 mg
Gamma-Tocopherol	13-53 mg
Natürliche Carotinoide	8 mg
Davon Alpha-Carotin	70 µg
Beta-Carotin	1,9 mg
Lutein	6 mg
Zeaxanthin	15,0 µg
Biotin (Vitamin H)	45-150 µg
Folsäure (Vitamin B_9)	400-1.600 µg
Niacin (Vitamin B_3)	10-60 mg
Pantothensäure	20-80 mg
Zusätzliche Aminosäuren in Sonderfällen	
Arginin	1.000-3.000 mg
Glutamin	500-3.000 mg
5-HTP	100-400 mg
Glutathion	100-300 mg
MSM	1.000-3.000 mg

Wirkstoff	Tagesdosis
Spurenelemente	
Chrom	100-500 µg
Mangan	5-20 mg
Molybdän	50-200 µg
Selen	50-200 µg
Zink	12-48 mg
Mineralstoffe	
Kalzium	200-800 mg
Kalium	200-400 mg
Magnesium	200-600 mg
Silicium	20-60 mg
Quasivitamine	
Cholin	80-240 mg
Koenzym Q_{10}	30-200 mg
Inositol	60-180 mg
L-Carnitin	250-1.000 mg
PABA	mg
Pflanzenextrakte	
Grünteeextrakt	mg
Zitrusbioflavonoide	mg
Rotweinextrakt	mg
Ballaststoffe Präbiotika	
Guakernmehl	mg
HPM Cellulose	mg
Inulin	mg

Abb. 130: Referenzbereiche der Mikronährstoffkonzentrationen bei individueller Mikronährstoffrezeptur nach dem HCK®-Baukasten-System

Nachfolgend wird der Einfluss der individualisierten Mikronährstoffrezepturen auf die zellulären Mikronährstoffkonzentrationen und die Parameter der 48-Stunden-HRV-Messung (Stressindex, pNN50, vegetativer Quotient, LF/HF-Ratio), die nachhaltig zu einer viel besseren Stresstoleranz der Trainings- und Wettkampfbelastungen geführt haben, hier zunächst am Beispiel der 158 Marathonläufer, aufgeführt.

6.3.8.2 Marathonläufer in der Vorbereitung

Es werden die Läufer in der Vorbereitung zum Marathon evidenzbasiert retrospektiv erfasst, die ein Leistungsniveau mit einer Marathonzeit zwischen 2:30 und 2:50 h haben und ein ausgewogenes Ernährungsverhalten aufweisen (N = 158).

Es lassen sich jeweils zu unterschiedlichen Zeitpunkten in der Vorbereitungsphase zum Marathon detaillierte Erkenntnisse über den Verlauf der verschiedenen Parameter des vegetativen Nervensystems erkennen. Die 48-Stunden-HRV-Analyse erfolgt immer von dienstags bis donnerstagmorgens: vor Beginn der Vorbereitung, nach acht, 16 und 24 Wochen.

Zur individuell angepassten Auswertung erhalten die Läufer zusätzlich einen speziellen Fragebogen, den sie ausfüllen. Die Homogenitätsüberprüfung zeigt zu Beginn der Vorbereitung keine statistisch signifikanten Unterschiede für die einzelnen gemessenen Parameter. Nach acht Wochen intensiven Trainings lassen sich nachweislich bei den aufgeführten Parametern signifikante Unterschiede zwischen dem ersten Messzeitpunkt (erster MZP) und dem zweiten MZP feststellen (Tab. 30).

Tab. 30: Einfluss eines optimierten Ernährungsverhaltens und einer gezielten Mikronährstoffzufuhr auf die Parameter des vegetativen Nervensystems mithilfe der 48-Stunden-HRV-Messung bei 158 Läufern bei der Vorbereitung zum Marathon (Leistungsniveau: 2:30-2:50 h)

Parameter		Beginn	Nach 8 Wochen	Nach 16 Wochen	Nach 24 Wochen	Prozentuale Veränderungen $p < 0{,}001$ hochsignifikant***	Unterschiedsprüfung zwischen den Gruppen
	Mikronährstoffzufuhr	1. MZP	2. MZP	3. MZP	4. MZP	1. MZP → 4. MZP	1. MZP → 4. MZP
Sressindex	ohne	363,7 ± 59,8	348,6 ± 62,2	354,1 ± 63,2	378,9 ± 63,9	4,16***	p < 0,001
	mit	366,9 ± 56,5	186,5 ± 43,9	187,3 ± 50,7	178,7 ± 48,1	-51,15***	p < 0,001
pNN50 (%)	ohne	7,03 ± 0,60	7,36 ± 0,16	7,35 ± 1.02	7,36 ± 0,99	3,52***	p < 0,001
	mit	7,34 ± 0,66	12,43 ± 0,73	13,08 ± 0,99	13,37 ± 0,83	86,79***	p < 0,001
HF (ms^2)	ohne	88,5 ± 8,1	101,5 ± 8,9	107,2 ± 15,2	118,5 ± 16,6	33,45***	p < 0,001
	mit	88,6 ± 7,0	503,5 ± 6,8	515,5 ± 11,1	505,5 ± 17,5	474,69***	p < 0,001
LF (ms^2)	ohne	655,5 ± 73,7	653,0 ± 80,5	673,0 ± 84	706,5 ± 84,5	497,54***	p < 0,001
	mit	642,5 ± 83,7	852,5 ± 73	848,7 ± 69	854,4 ± 74,7	69,88***	p < 0,001
LF/HF-Ratio	ohne	7,3 ± 0,63	6,50 ± 1,02	6,55 ± 1,4	6,09 ± 1,1	-16,86***	p < 0,001
	mit	7,6 ± 1,2	1,69 ± 0,16	1,88 ± 0,28	1,70 ± 0,17	-76,76***	p < 0,001

Der Stressindex (Abb. 131) zum ersten MZP hat sich mit 363,7 ± 59,8 vor Beginn der Vorbereitungsphase bei den Läufern ohne gezielte Mikronährstoffrezeptur nach acht Wochen auf 348,6 ± 62,2 statistisch nicht verändert, während die Läufer mit gezielter Mikronährstoffrezeptur eine hochsignifikante ($p < 0{,}001$) Reduzierung von 366,9 ± 56,5 auf 186,5 ± 43,9 aufweisen.

MIKRONÄHRSTOFFE

Vom zweiten MZP bis zum vierten MZP weisen die Läufer ohne Mikronährstoffrezeptur einen statistisch deutlich höheren Stressindex auf, als die Läufer, die dann in der zweiten Saison gezielte Mikronährstoffrezepturen erhalten haben. Vom zweiten MZP bis zum vierten MZP sind keine weiteren statistischen Unterschiede beim Stressindex erkennbar. Ein niedriger Stressindex bedeutet nachweislich eine verbesserte Stresstoleranz. Dies dokumentiert auch der pNN50, der als stabiler Indikator für die Parasympathikusaktivität gilt (Abb. 132).

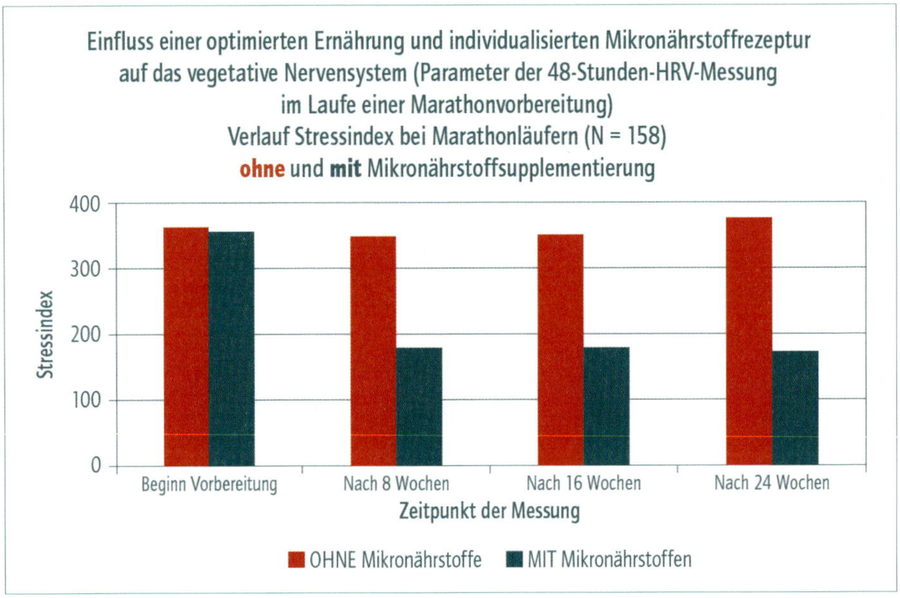

Abb. 131: Stressindex vor und nach der individualisierten Mikronährstoffzufuhr bei 158 Läufern bei der Vorbereitung zum Marathon (Leistungsniveau: 2:30-2:50h)

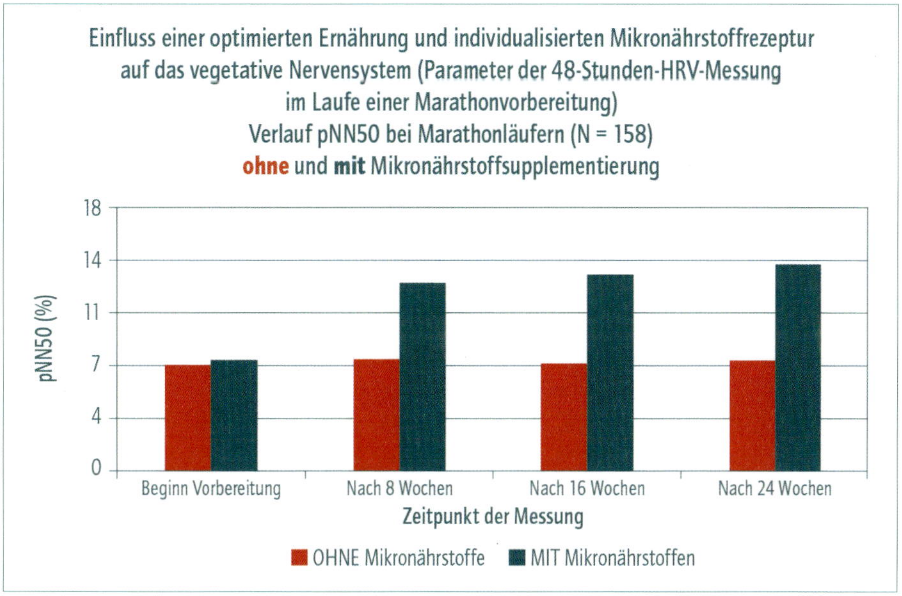

Abb. 132: pNN50 vor und nach der individualisierten Mikronährstoffzufuhr bei 158 Läufern bei der Vorbereitung zum Marathon (Leistungsniveau: 2:30-2:50 h)

Der erste MZP mit pNN50 von 7,03 ± 0,60 hat sich auch nach zweiten MZP nach acht Wochen intensiver Vorbereitungsphase mit 7,36 ± 0,16 bei den Läufern ohne Mikronährstoffrezeptur nicht verändert und zeigt eine Dysbalance des vegetativen Nervensystems in Richtung starker Sympathikusaktivierung an (Abb. 132).

85,3 % der Läufer beschreiben auch durchgehend eine vermehrte innere Unruhe, verbunden mit einem sehr schlechten Schlafverhalten, eine mentale und physische Überforderung. Der pNN50 vom zweiten MZP bis zum vierten MZP ändert sich unwesentlich. In der Vorbereitungsphase im zweiten Studienjahr mit gezielter Mikronährstoffrezeptur zeigen die Läufer einen hochsignifikanten Anstieg ($p < 0,001$) vom ersten MZP mit einem pNN50 von 7,34 ± 0,66 auf einen pNN50 von 12,43 ± 0,73 nach acht Wochen intensiver Vorbereitungsphase.

Die Ergebnisse spiegeln die subjektiven Beschreibungen der Läufer auf dem beigefügten Protokollbogen eindeutig wider. Sie beschreiben ein ausgeglichenes vegetatives Nervensystem mit einer guten mentalen und physischen Leistungsfähigkeit. Auch die nächtlichen Schlafphasen zeigen eine nachweislich reduzierte Sympathikusaktivierung.

MIKRONÄHRSTOFFE

Der pNN50 verändert sich auch bei den weiteren MZP nach 16 und 24 Wochen unwesentlich und zeigt eine ausgewogene Balance des vegetativen Nervensystems.

Dies bestätigt sich auch durch die LF/HF-Ratio (Abb. 133), als vegetativer Quotient, der die Balance von Sympathikus zu Parasympathikus dokumentiert.

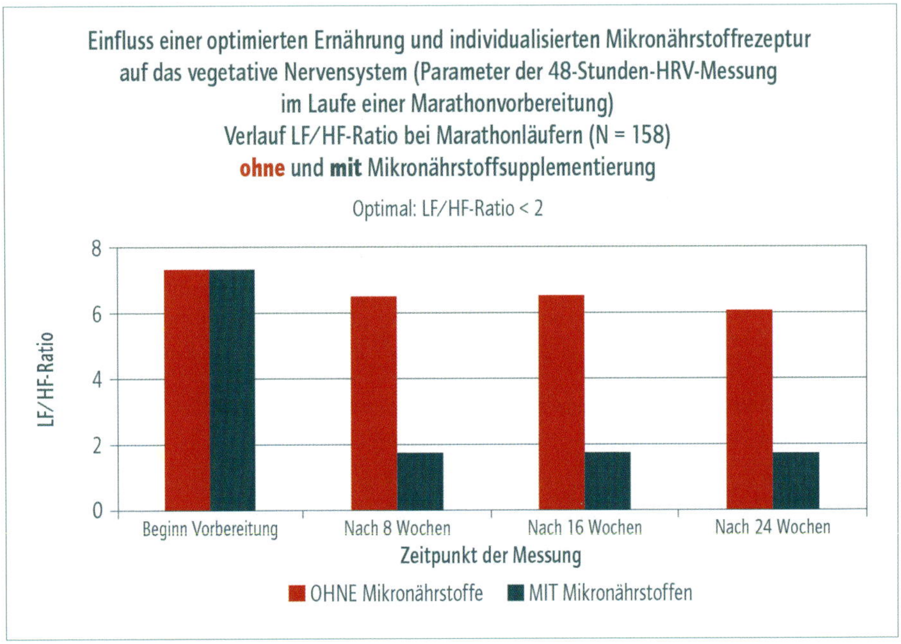

Abb. 133: Vegetativer Quotient vor und nach der individualisierten Mikronährstoffzufuhr bei 158 Läufern bei der Vorbereitung zum Marathon (Leistungsniveau: 2:30-2:50 h)

Bei den Marathonläufern mit Mikronährstoffsupplementierung konnte eine signifikante Verbesserung der intrazellulär gemessenen Mikronährstoffkonzentrationen gezeigt werden (Tab. 31 und Abb. 134).

Tab. 31: Zelluläre Mikronährstoffkonzentrationen (M ± SD) von 158 Läufern während einer Vorbereitungsphase zum Marathon mit und ohne gezielte Mikronährstoffsupplementierung. Prozentuale Veränderungen zwischen dem ersten und vierten MZP sowie Kennzahlen der Unterschiedsprüfung zwischen den Gruppen zum vierten MZP

Parameter	Beginn Vorbereitung (1. MZP)		Nach 8 Wochen Training (2. MZP)		Nach 16 Wochen (3. MZP)		Nach 24 Wochen (4. MZP)		Prozentuale Veränderung (1.MZP → 4. MZP) hochsignifikant*** p < 0,001	
	ohne	mit	ohne	mit	ohne	mit	ohne	mit	ohne	mit
Mg (mg/l Ery.)	42,30 ± 3,57	44,50 ± 3,75	39,40 ± 3,57	48,90 ± 3,12	36,6 ± 3,68	53,61 ± 3,03	33,60 ± 3,62	54,70 ± 3,62	-10,18***	22,93***
Zn (mg/l Ery.)	11,3 ± 0,21	11,0 ± 0,53	9,60 ± 0,76	13,40 ± 0,40	9,30 ± 0,59	13,8 ± 0,71	8,80 ± 0,93	14,3 ± 0,64	-21,7***	29,22***
Se (µg/l Ery.)	81,8 ± 7,86	82,9 ± 8,13	77,5 ± 6,01	119,15 ± 7,63	69,8 ± 7,13	132,53 ± 6,71	56,8 ± 6,78	138,8 ± 8,01	-26,91***	68.81***
Vit. B_1 (µg/l Ery.)	61,62 ± 4,67	62,0 ± 4,11	56,58 ± 4,26	84,80 ± 4,48	52,6 ± 5,28	90,4 ± 4,42	48,66 ± 5,28	93,8 ± 4,01	-21,03***	54.00***
Vit. B_2 (µg/l Ery.)	173,20 ± 23,2	170,62 ± 20,95	159,8 ± 15,81	377,70 ± 18,7	119,5 ± 22,5	430,3 ± 18,0	76,9 ± 24,15	456,50 ± 15,36	-45,57***	168,81***
Vit. B_9 µg/l Ery.	565,0 ± 101	632,9 ± 99,8	533,1 ± 80,75	1.024,18 ± 87,65	506,56 ± 70,36	1.067,27 ±79,3	394,02 ± 90,07	1.092,3 ± 103,6	-34,34***	73,75***
Holo-TC (pmol/l)	78,46 ± 13,42	67,90 ± 8,96	44,44 ± 11,4	131,3 ± 9,81	26,34 ± 10,91	146,45 ± 14,57	23,09 ± 10,41	156,40 ± 14,25	-71,00***	129,88***

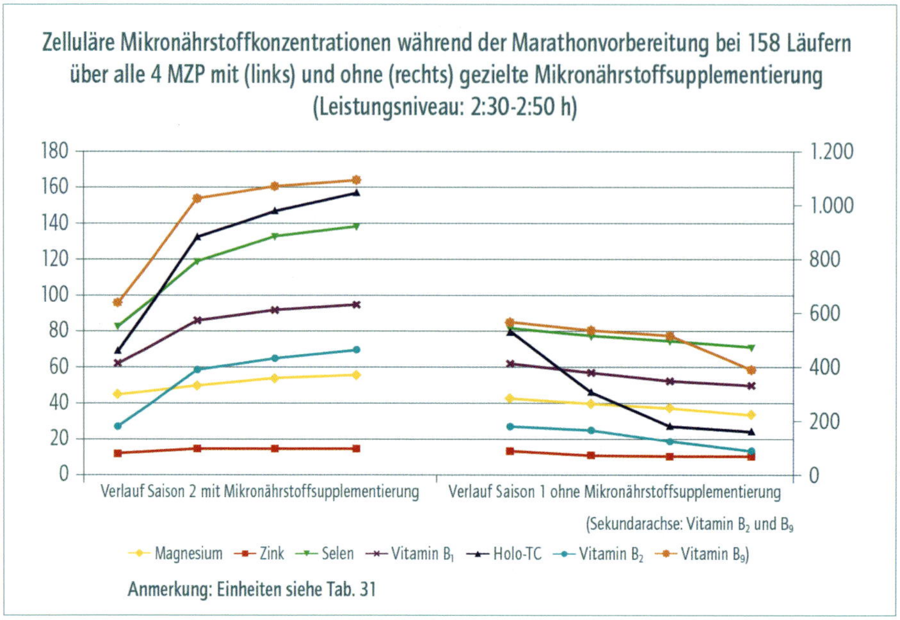

Abb. 134: Mikronährstoffkonzentrationen mit und ohne individualisierte Mikronährstoffzufuhr bei 158 Läufern bei der Vorbereitung zum Marathon (Leistungsniveau: 2:30-2:50 h)

Vergleichbare Ergebnisse konnten auch hinsichtlich der Versorgung mit Aminosäuren gezeigt werden (Tab. 32 und Abb. 135).

Tab. 32: Aminosäurenkonzentration (M ± SD) von 158 Läufern während einer Vorbereitungsphase zum Marathon mit und ohne gezielte Mikronährstoffsupplementierung. Prozentuale Veränderungen zwischen dem ersten und vierten MZP sowie Kennzahlen der Unterschiedsprüfung zwischen den Gruppen zum vierten MZP

Amino-säure (mg/dl)	Beginn Vor-bereitung (1. MZP)		Nach 8 Wochen Training (2. MZP)		Nach 16 Wochen Training (3. MZP)		Nach 24 Wochen Training (4. MZP)		Prozentuale Veränderung (1. MZP → 4. MZP) p < 0,001 hochsignifikant***		Unter-schieds-prüfung zwischen den Gruppen 1. → 4. MZP
	ohne	mit	ohne	mit	ohne	mit	ohne	mit	ohne	mit	
Arginin	0,86 ± 0,22	0,83 ± 0,11	0,66 ± 0,17	2,18 ± 0,34	0,50 ± 0,15	2,43 ± 0,41	0,40 ± 0,12	2,76 ± 0,62	-52,80***	231,73***	p < 0,001
Prolin	3,09 ± 0,64	3,03 ± 0,89	2,74 ± 0,51	4,61 ± 0,96	2,53 ± 0,55	4,91 ± 1,12	2,38 ± 0,45	5,14 ± 1,24	-22,75***	69,64***	p < 0,001
Methionin	0,63 ± 0,13	0,57 ± 0,23	0,48 ± 018	0,91 ± 0,19	0,39 ± 0,23	1,12 ± 0,32	0,15 ± 0,14	1,20 ± 0,41	-76,75***	110,00***	p < 0,001
Glycin	1,99 ± 0,43	1,96 ± 0,22	1,61 ± 0,31	2,91 ± 0,49	1,39 ± 0,24	3,24 ± 0,74	1,27 ± 0,28	3,51 ± 1,01	-36,34***	79,08***	p < 0,001
Glutamin	6,83 ± 0,97	7,01 ± 0,71	5,85 ± 0,88	9,18 ± 0,79	5,44 ± 0,87	10,59 ± 0,80	5,19 ± 0,68	11,05 ± 0,79	-23,93***	57,74***	p < 0,001
Glutamin-säure	3,94 ± 0,47	3,84 ± 0,36	3,04 ± 0,61	6,16 ± 1,47	2,28 ± 0,54	7,50 ±1,68	1,82 ± 0,44	9,14 ± 2,57	-53,71***	137,97***	p < 0,001
Leucin	2,31 ± 0,38	2,26 ± 0,51	1,97 ± 0,42	3,67 ± 0,67	1,77 ± 0,52	3,98 ± 0,89	1,63 ± 0,55	4,12 ± 1,36	-29,57***	82,30***	p < 0,001
Isoleucin	1,35 ± 0,28	1,16 ± 0,45	1,12 ± 0,33	2,49 ± 0,65	0,94 ± 0,17	2,73 ± 0,96	0,81 ± 0,21	2,91 ± 1,27	-40,25***	150,86***	p < 0,001
Valin	3,22 ± 0,39	3,30 ± 0,59	2,98 ± 0,51	3,82 ± 0,69	2,85 ± 0,55	4,09 ± 0,39	2,73 ± 0,32	4,21 ± 1,12	-15,16***	27,58***	p < 0,001

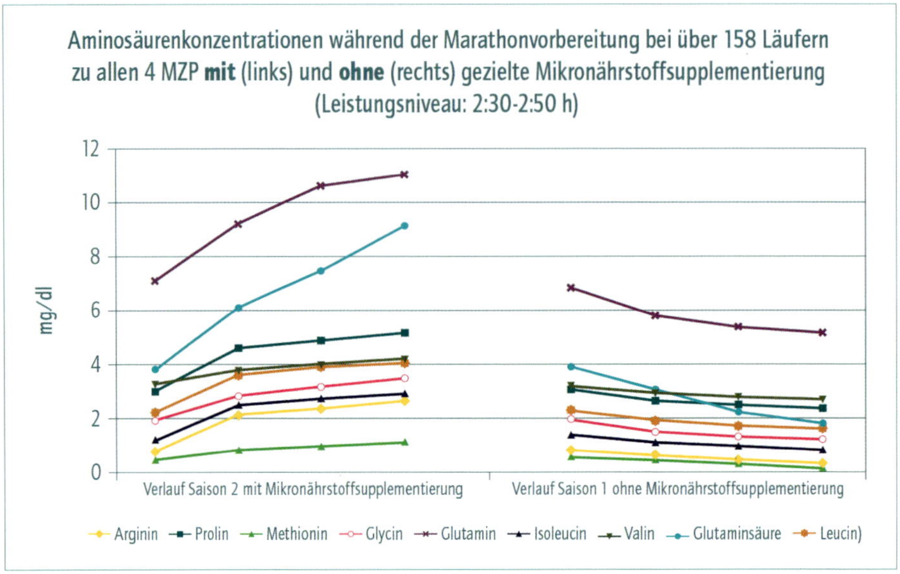

Abb. 135: Aminosäurekonzentrationen mit und ohne individualisierte Mikronährstoffzufuhr bei 158 Läufern bei der Vorbereitung zum Marathon (Leistungsniveau: 2:30-2:50 h)

Aus den einzelnen Erhebungsbögen, die die Läufer (N = 158) insgesamt viermal ausgefüllt haben, geht hervor, dass 87,3 % der Läufer mit gezielter Mikronährstoffzufuhr keine Überlastungsreaktionen der beanspruchten Bindegewebsstrukturen (u. a. Sehnen, Bänder, Muskeln) aufweisen. Nur 2,7 % der Läufer zeigten vereinzelt leichte muskuläre Beschwerden, die aber zu keinem Trainingsausfall führten.

Außerdem beschreiben diese Läufer keine gravierenden mentalen und physischen Leistungseinbußen vor und nach dem Marathonlauf. Die hochsignifikanten positiven Veränderungen der 24-Stunden-HRV-Messung im Summenscore und der Einfluss der individualisierten Mikronährstoffrezeptur lassen sich aus Tab. 31 und Tab. 32 sowie Abb. 134, Abb. 135 und Abb. 136 erkennen.

Bei der Gruppe von 158 Läufern ohne Mikronährstoffrezeptur im ersten Studienjahr zeigen 84,5 % im Laufe der Vorbereitungsphase immer wieder vermehrt auftretende Infekte, Überlastungsreaktionen der beanspruchten vielfältigen Bindegewebsstrukturen, die zu Trainingsausfällen bis zu insgesamt vier Wochen geführt haben. Weitere Beschwerden umfassen häufigere Reizungen an der Patella, der Achillessehne und unterschiedliche Beschwerden in den Kniegelenken.

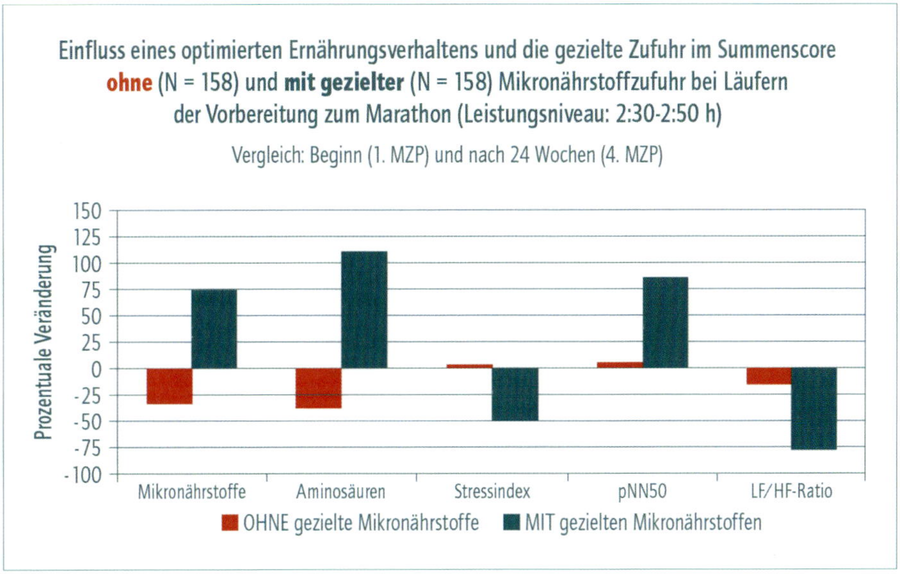

Abb. 136: Prozentuale Veränderung der Mikronährstoffe und Aminosäuren sowie verschiedener HRV-Parameter während einer Marathonvorbereitung

FAZIT

Ein optimiertes Ernährungsverhalten und die individualisierte Mikronährstoffrezeptur für den jeweiligen Sportler führt bei den Marathonläufern zu unterschiedlichen MZP zu einer signifikanten positiven Veränderung vielfältiger Parameter der 48-Stunden-HRV-Messung und zeigt den positiven Einfluss auf die Balance des vegetativen Nervensystems. Ein gutes Niveau mit Aminosäuren und zellulären Mikronährstoffen reduziert hochsignifikant den Stressindex ($p < 0,001$), erhöht den pNN50 ($p < 0,001$), und reduziert den vegetativen Quotienten (LF/HF-Ratio; $p < 0,001$).

Diese wissenschaftlich validen Parameter bestätigen die subjektiven Aussagen der Sportler in den ausgefüllten Protokollbögen. 91,3 % der Sportler mit gezielter Mikronährstoffzufuhr beschreiben während des gesamten Untersuchungszeitraums bzw. den einzelnen MZP eine deutlich verbesserte Stresstoleranz, regenerieren nach den Belastungen viel besser und zeigen eine konstante mentale und physische Leistungsbereitschaft.

86,7 % der Sportler, die ein optimiertes Ernährungsverhalten aufweisen, aber keine gezielte Mikronährstoffrezeptur erhalten haben, beschreiben zunehmende mentale/physische Erschöpfungszustände, können nach intensiven Trainings-/Wettkampfbelastungen kaum noch abschalten und zeigen erhebliche Schwankungen in der Leistungsfähigkeit.

Neben vielfältigen psychologischen und mentalen Trainingsmethoden zur Optimierung der Balance des vegetativen Nervensystems dokumentieren die vielfältige Parameter der 48-Stunden-HRV-Analyse, dass es möglich ist, den Leistungs- und Erholungszustand, die Wirkung des Trainings, die Regenerationsfähigkeit sowie die damit verbundene Schlafqualität zu bewerten.

In der Literatur wird der z. B. der Bedarf der Aminosäure L-Tryptophan zwischen 3-6 mg/kg Körpergewicht angegeben. Unsere Erfahrungen in der retrospektiven Betrachtung der letzten Jahre bei den Leistungssportlern zeigen einen Bedarf von bis 7 mg/kg Körpergewicht an. Die 91,3 % der untersuchten Sportler mit einer ausreichenden Tryptophankonzentration beschreiben eine deutlich positivere Stimmungslage nicht nur zu den einzelnen MZP, sondern vor allem im Laufe des gesamten Untersuchungszeitraums. Bei chronisch-entzündlichen Prozessen mit einer Erhöhung von IDO (Indolamin-2,3-Dioxygenase) als zentraler Regulator des Tryptophan-/Kynurenin-/Serotoninhaushalts erhielten die Sportler 5-HTP (Hydrotryptophan).

Durch die individuelle Mikronährstofftherapie bei Sportlern mit einem ausgewogenen Ernährungsverhalten lassen sich physiologische Fehlanpassungen im Sinne des „Non-Functional-Overreachings" langfristig vermeiden und ein Anstieg der Pyridinium-Crosslinks als Indikator für Beanspruchung körpereigener Strukturproteine nachweislich reduzieren (Abb. 137 und 138).

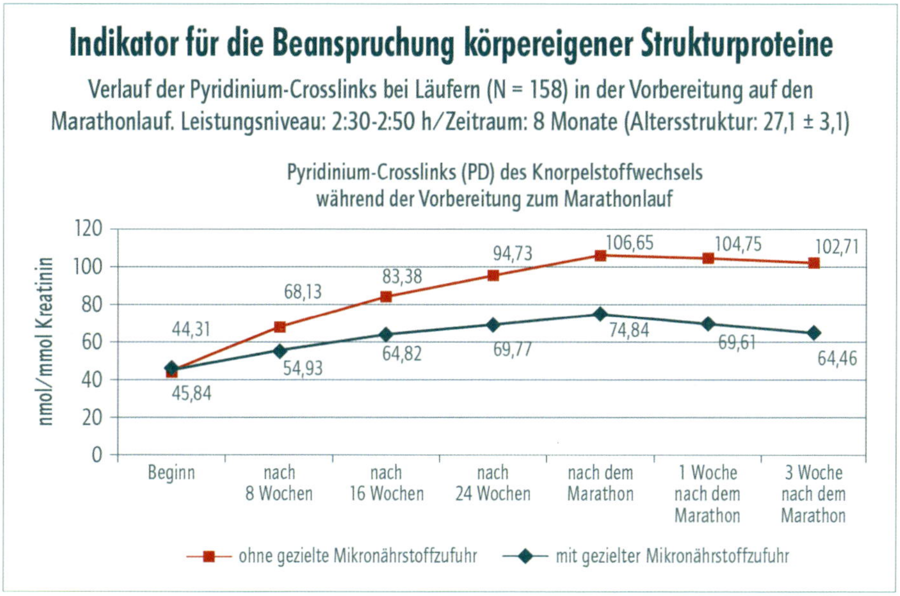

Abb. 137: Verlauf der Pyridinium-Crosslinks (PD) mit und ohne individualisierte Mikronährstoffzufuhr bei 158 Läufern bei der Vorbereitung zum Marathon (Leistungsniveau: 2:30-2:50 h)

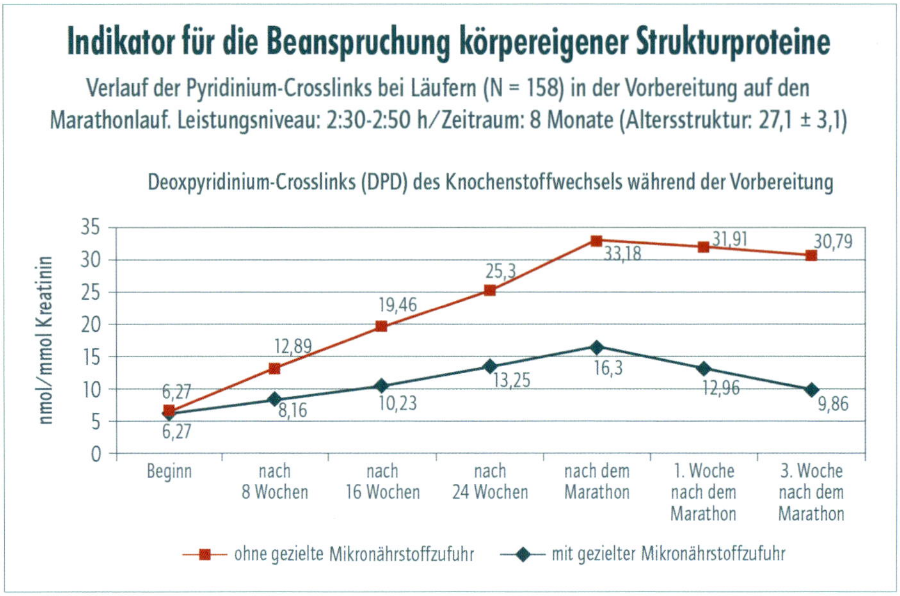

Abb. 138: Verlauf der Pyridinium-Crosslinks (DPD) mit und ohne individualisierte Mikronährstoffzufuhr bei 158 Läufern bei der Vorbereitung zum Marathon (Leistungsniveau: 2:30-2:50 h)

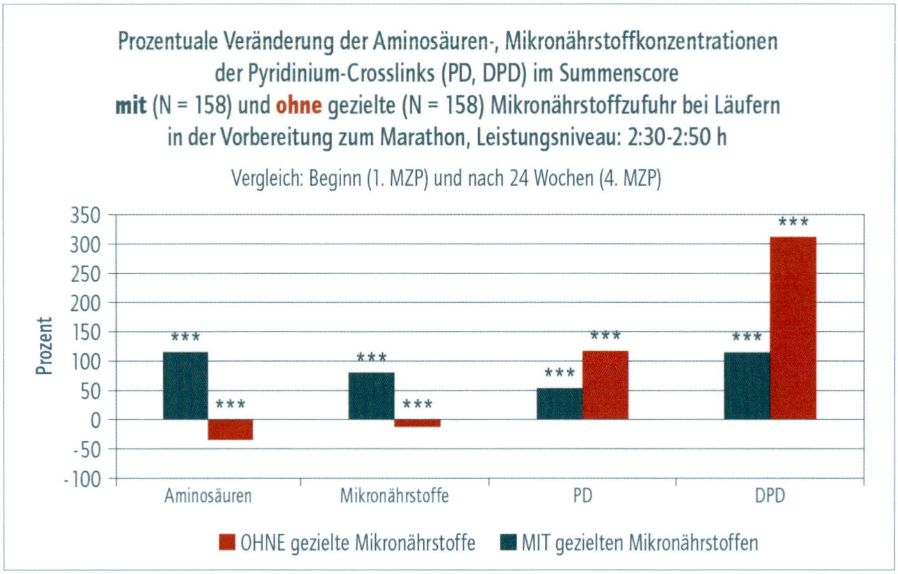

Abb. 139: Prozentuale Veränderung der Aminosäuren-, Mikronährstoffkonzentrationen und der Pyridinium-Crosslinks (PD und DPD) mit und ohne individualisierte Mikronährstoffzufuhr bei 158 Läufern bei der Vorbereitung zum Marathon (Leistungsniveau: 2:30-2:50 h)

Die Pyridinium-Crosslinks zeigen eine sehr starke Beanspruchung körpereigener Strukturproteine für den Energiestoffwechsel, in der Phase der unkontrollierten Zufuhr fehlender Mikronährstoffe. PD-Werte > 80 nmol/mmol Kreatinin und DPD-Werte > 15 nmol/mmol Kreatinin können nachweislich die mentale und physische Leistungsfähigkeit negativ beeinflussen und das Verletzungsrisiko erhöhen.

Aus Abb. 139 wird ersichtlich, dass die individualisierte Mikronährstoffzufuhr bei den 158 Läufern zu einer deutlichen Reduzierung der körpereigenen Strukturproteine führt.

6.3.8.3 Profifußballspieler

Auch bei Profifußballspielern (N = 144) wurde der Einfluss des optimierten Ernährungsverhaltens und der gezielten Mikronährstoffrezeptur auf die verschiedenen Parameter der 48-Stunden-HRV-Analyse zu verschiedenen Messzeitpunkten im Laufe der Saison mit und ohne gezielte Mikronährstoffrezeptur erhoben. Hierbei lassen sich jeweils zu unterschiedlichen Zeitpunkten im Verlaufe der Saison detaillierte Erkenntnisse über den Verlauf der verschiedenen Parameter des vegetativen Nervensystems erkennen.

Die 48-Stunden-HRV-Analyse erfolgt immer von dienstags bis donnerstagsmorgens: vor Beginn der Vorbereitung, Ende der Vorbereitung, nach sechs Wochen, Ende der Hinserie und zum Ende der Rückserie. Zur individuellen angepassten Auswertung erhalten die Sportler zusätzlich einen speziellen Fragebogen, den sie ausgefüllt haben.

Die Homogenitätsüberprüfung zeigt zu Beginn der Vorbereitung keine statistisch signifikanten Unterschiede für die einzelnen gemessenen Parameter. Nach sechs Wochen intensiver Vorbereitungsphase lassen sich bei den aufgeführten Parametern signifikante Unterschiede zwischen dem ersten MZP und dem zweiten MZP, nach sechs Wochen intensiver Vorbereitungsphase, feststellen (Tab. 33).

Tab. 33: Parameter der 48-Stunden-HRV-Messung (M ± SD) von 144 Profifußballspielern während einer Saison ohne gezielte Mikronährstoffzufuhr und während einer Saison mit gezielter Mikronährstoffzufuhr. Prozentuale Veränderungen zwischen dem ersten und zweiten MZP sowie Kennzahlen der Unterschiedsprüfung zwischen den Gruppen zum vierten MZP

Parameter		vor Beginn Vorbereitung	Ende Vorbereitung nach 6. Wochen	Ende Hinserie	Ende Rückserie	Prozentuale Veränderungen p < 0,001 hochsignifikant***	Unterschiedsprüfung zwischen den Gruppen
	Mikronährstoffzufuhr	1. MZP	2. MZP	3. MZP	4. MZP	1.MZP → 4. MZ	1.MZP → 4. MZP
Stressindex	ohne	362,9 ± 60,34	349,3 ± 62,52	352,53 ± 64,24	376,98 ± 64,92	3,95***	p < 0,001
	mit	357,85 ± 55,88	178,85 ± 40,49	178,4 ± 47,08	171,35 ± 43,79	-52,12***	p < 0,001
pNN50 (%)	ohne	7,23 ± 0,50	7,27 ± 1,15	7,35 ± 0,73	7,71 ± 0,69	6,63***	p < 0,001
	mit	7,27 ± 0,61	12,32 ± 0,68	13,08 ± 0,79	13,81 ± 1,27	89,96***	p < 0,001
HF (ms^2)	ohne	88,90 ± 8,0	101,0 ± 9,05	102,76 ± 15,52	116,0 ± 16,0	31,46***	p < 0,001
	mit	88,85 ± 6,69	501,5 ± 6,81	505,5 ± 16,65	513,65 ± 23,1	477,91***	p < 0,001
LF (ms^2)	ohne	638,0 ± 82	651,0 ± 86	671,5 ± 88	704,0 ± 87,6	10,38***	p < 0,001
	mit	644,0 ± 84,2	852,0 ± 72	847,24 ± 70,76	862,75 ± 70,28	33,99***	p < 0,001
LF/HF-Ratio	ohne	7,28 ± 1,15	6,52 ± 1,05	6,70 ± 1,45	6,19 ± 1,21	-14,94***	p < 0,001
	mit	7,31 ± 0,61	1,70 ± 0,15	1,68 ± 0,18	1,78 ± 0,21	-76,95***	p < 0,001

Der Stressindex zum ersten MZP hat sich mit 362,9 ± 60,34 vor Beginn der Vorbereitungsphase bei Spielern ohne gezielte Mikronährstoffrezeptur nach sechs Wochen auf 349,3 ± 62,52 statistisch nicht verändert, während die Spieler mit gezielter Mikronährstoffrezeptur eine hochsignifikante ($p < 0,001$) Reduzierung von 357,85 ± 55,88 auf 178,85 ± 40,49 aufweisen (Abb. 140).

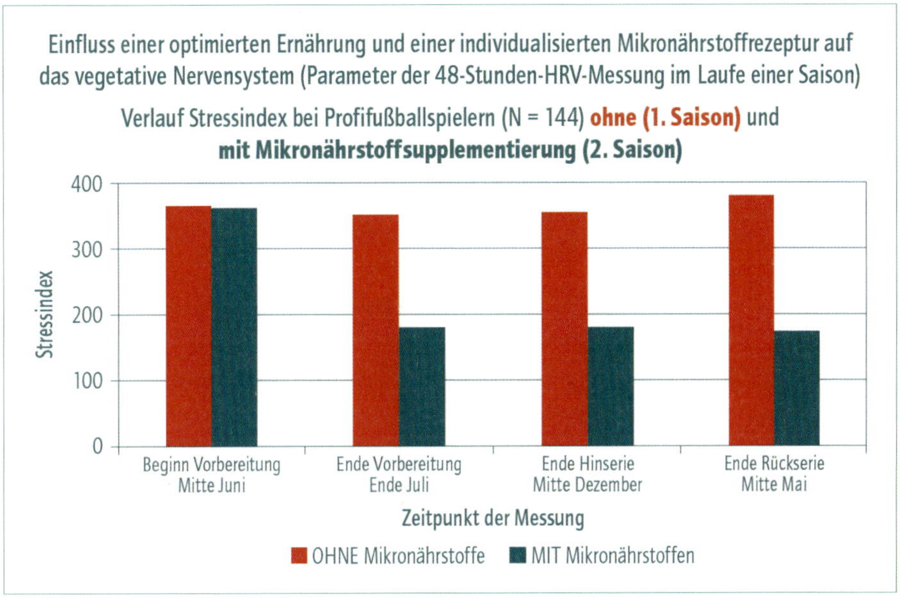

Abb. 140: Stressindex vor und nach der individualisierten Mikronährstoffzufuhr bei 144 Profifußballspielern

Vom zweiten MZP bis zum vierten MZP weisen die Spieler ohne Mikronährstoffrezeptur einen statistisch deutlich höheren Stressindex auf, als die Spieler, die dann in der zweiten Saison eine gezielte Mikronährstoffrezeptur erhalten haben. Vom zweiten MZP bis zum vierten. MZP sind keine weiteren statistischen Unterschiede beim Stressindex erkennbar. Ein niedriger Stressindex bedeutet nachweislich eine verbesserte Stresstoleranz. Dies dokumentiert auch der pNN50, der als stabiler Indikator für die Parasympathikusaktivität gilt (Abb. 141).

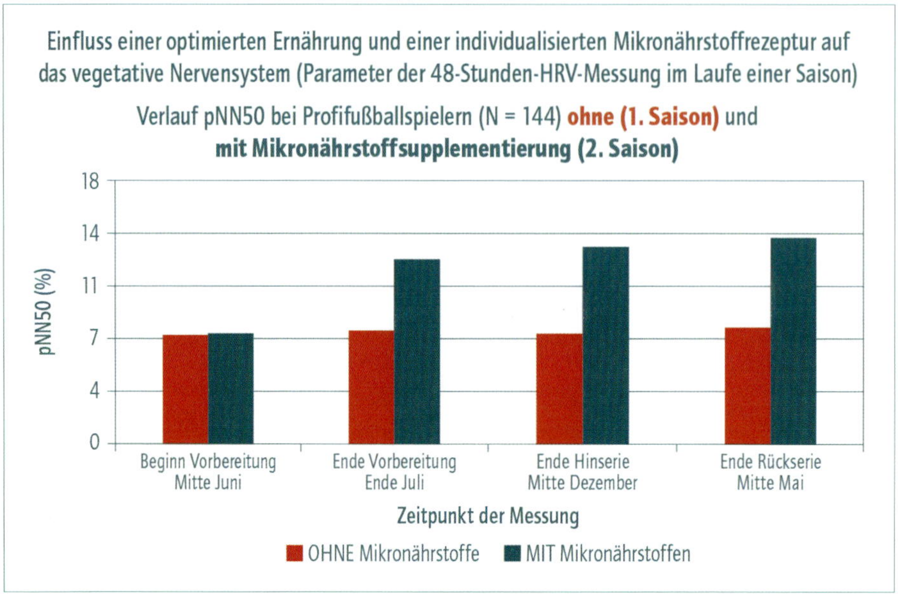

Abb. 141: pNN50 vor und nach der individualisierten Mikronährstoffzufuhr bei 144 Profifußballspielern

Der erste MZP mit pNN50 von 7,23 ± 0,50 hat sich auch nach sechs Wochen intensiver Vorbereitungsphase zum zweiten MZP mit 7,27 ± 1,15 bei den Spielern ohne Mikronährstoffrezeptur nicht verändert und zeigt eine Dysbalance des vegetativen Nervensystems in Richtung starker Sympathikusaktivierung an.

89,3 % der Spieler beschreiben auch durchgehend eine vermehrte innere Unruhe, verbunden mit einem sehr schlechten Schlafverhalten, eine mentale und physische Überforderung. Der pNN50 vom zweiten MZP bis zum vierten MZP ändert sich unwesentlich.

In der zweiten Phase mit gezielter Mikronährstoffrezeptur zeigen die Spieler einen hochsignifikanten Anstieg ($p < 0,001$) vom ersten MZP mit einem pNN50 von 7,27 ± 0,61 auf einen pNN50 von 12,32 ± 0,68 nach sechs Wochen intensiver Vorbereitungsphase.

Die Ergebnisse spiegeln die subjektiven Beschreibungen der Spieler auf dem beigefügten Protokollbogen eindeutig wider. Sie beschreiben ein ausgeglichenes vegetatives Nervensystem mit einer guten mentalen und physischen Leistungsfähigkeit. Auch die nächtlichen Schlafphasen zeigen eine nachweislich reduzierte Sympathikusaktivierung. Der pNN50 verändert sich auch bei den weiteren MZP am Ende der Hin- und Rückserie unwesentlich und zeigt eine ausgewogene Balance des vegetativen Nervensystems.

Dies bestätigt sich auch durch den vegetativen Quotienten (LF/HF-Ratio; Tab. 34), der die Balance von Sympathikus zu Parasympathikus dokumentiert (Abb. 142).

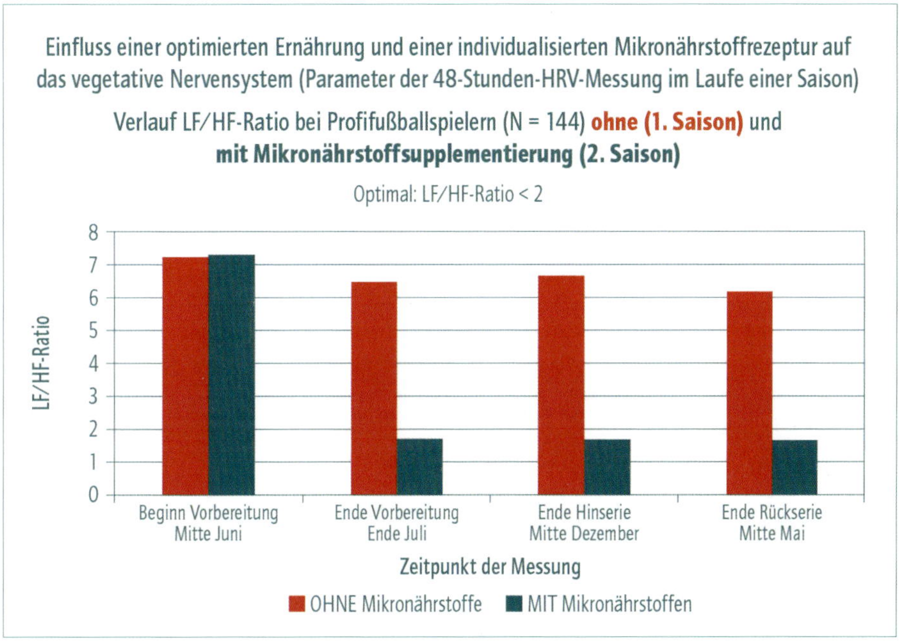

Abb. 142: Vegetativer Quotient vor und nach der individualisierten Mikronährstoffzufuhr bei 144 Profifußballspielern

Fazit und Verlauf der Pyridinium-Crosslinks (Indikator für die Beanspruchung körpereigener Strukturproteine)

In beiden Saisonbetrachtungen werden die Spieler erfasst, die jeweils über einen 2-jährigen Untersuchungszeitraum ihr Ernährungsverhalten optimiert und in der 2. Saison zusätzlich ihre individualisierte Mikronährstoffrezeptur erhalten haben. Die Spieler zeigen nur 9 % Infekt bedingte und 7 % verletzungsbedingte Ausfälle als Überlastungsreaktionen der beanspruchten Bindegewebsstrukturen (Muskel, Sehnen, Bänder). Die gleichen Spieler zeigen im Vergleich ohne Mikronährstoffrezeptur in der 1. Saison Infekt bedingte Ausfälle von 53 % und 45 % verletzungsbedingte Trainingsunterbrechungen von 12 Wochen über das Jahr verteilt. Die Ergebnisse der Pyridinium-Crosslinks (DPD) dokumentieren, dass die Profispieler in der Saison mit individualisierter Mikronährstoffzufuhr keine starke Beanspruchung körpereigener Strukturproteine aufweisen (Abb. 143.2). PD-Werte >80 nmol/mmol Kreatinin und DPD-Werte >15 nmol/mmol Kreatinin können nachweislich die mentale und physische Leistungsfähigkeit negativ beeinflussen und das Verletzungsrisiko erhöhen. Beispielhaft wird der Verlauf der DPD-Werte dargestellt. Weitere Details zu Pyridinium-Crosslinks (Seite 146-148).

Bei den Profifußballern mit Mikronährstoffsupplementierung konnte eine signifikante Verbesserung der intrazellulär gemessenen Mikronährstoffkonzentrationen gezeigt werden (Tab. 34 und Abb. 143).

Tab. 34: Zelluläre Mikronährstoffkonzentrationen (M ± SD) von 144 Profifußballspielern während einer Saison ohne gezielte Mikronährstoffsupplementierung und während einer Saison mit gezielter Mikronährstoffsupplementierung. Prozentuale Veränderungen zwischen dem ersten und dem vierten MZP sowie Kennzahlen der Unterschiedsprüfung zwischen den Gruppen zum vierten MZP

Parameter	Beginn Vorbereitung Mitte Juni (1. MZP)		Ende Vorbereitung Ende Juli (2. MZP)		Ende Hinserie Mitte Dezember (3. MZP)		Ende Rückserie Mitte Mai (4. MZP)		Prozentuale Veränderung 1. MZP 4. MZP hochsignifikant*** p < 0,001	
	ohne	mit	ohne	mit	ohne	mit	ohne	mit	ohne	mit
Mg (mg/l Ery.)	42,25 ± 3,74	44,10 ± 3,33	39,35 ± 3,04	48,50 ± 2,99	38.45 ± 3,25	54,50 +-3,53	37,94 ± 3,24	54,50 ± 3,53	-10,20***	23,60***
Zn (mg/l Ery.)	11,33 ± 0,56	11,10 ± 0,77	9,57 ± 0,76	13,00 ± 0,40	9,25 ± 0,59	14,40 ± 0,64	8,87 ± 0,93	14,40 ± 0,64	-21,63***	28,71***
Se (µg/l Ery.)	81,84 ± 7,86	82,01 ± 8,00	77,84 ± 8,01	119,75 ± 7,63	68,64 ± 7,13	138,75 ± 7,36	8,87 ± 0,93	138,75 ± 7,35	-26,88***	69,71***
Vit. B_1 (µg/l Ery.)	61,26 ± 4,27	61,70 ± 5,11	56,36 ± 5,26	84,70 ± 4,98	53,0 ± 5,28	94,36 ± 4,61	48,36 ± 5,98	94,36 ± 4,61	-21,06***	53,03***
Vit. B_2 (µg/l Ery.)	170,20 ± 20,12	172,22 ± 22,95	159,4 ± 18,81	379,10 ± 19,12	115,5 ± 24,07	458,50 ± 17,36	76,7 ± 20,15	458,50 ± 17,36	-55,48***	169,05***
Vit. B_9 (µg/l Ery.)	557,0 ± 105	626,10 ± 98,9	524,10 ± 82,75	1.015,38 ± 97,65	501,46 ± 73,56	1.083,0 ± 100	396,02 ± 94,07	1083,0 ± 100	-28,96***	72,95***
Holo-TC (pmol/l)	78,59 ± 11,42	67,60 ± 10,96	44,59 ± 13,4	132,0 ± 11,80	26,09 ± 10,71	156,20 ± 11,25	23,09 ± 13,41	156,20 ± 11,25	-70,62***	131,07***

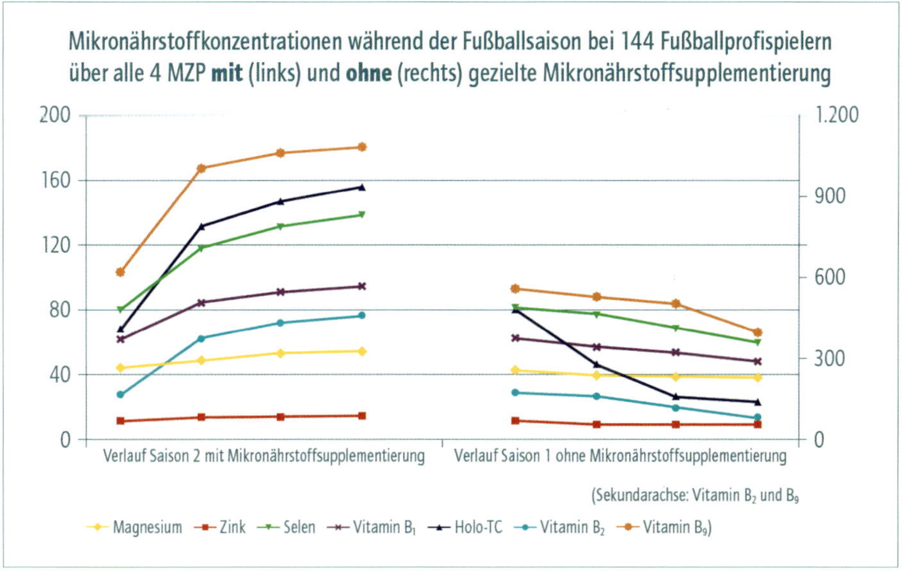

Abb. 143.1: Verlauf der zellulären Mikronährstoffkonzentrationen (M ± SD) von 144 Profifußballspielern während einer Saison zu unterschiedlichen MZP (vor Beginn der Vorbereitung; Ende der Vorbereitung nach sechs Wochen, Ende der Hinserie, Ende der Rückserie) ohne gezielte Mikronährstoffsupplementierung und während einer Saison mit gezielter Mikronährstoffsupplementierung

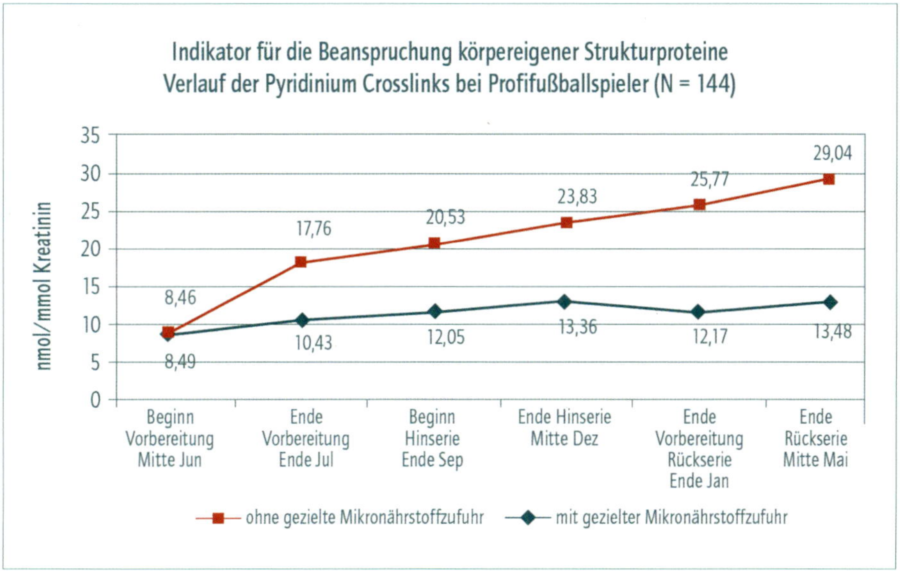

Abb. 143.2: Verlauf der Pyridinium-Crosslinks (DPD) des Knochenstoffwechsels mit und ohne individualisierte Mikronährstoffzufuhr bei 144 Profifußballspielern innerhalb von 2 Jahren

MIKRONÄHRSTOFFE

Vergleichbare Ergebnisse konnten auch hinsichtlich der Versorgung mit Aminosäuren gezeigt werden (Tab. 35 und Tab. 36 sowie Abb. 144 und Abb. 145).

Tab. 35: Verlauf der Aminosäurenkonzentrationen (M ± SD) von 144 Profifußballspielern während einer Saison zu unterschiedlichen MZP (erster MZP: vor Beginn der Vorbereitung; Ende der Vorbereitung nach sechs Wochen, Ende der Hinserie, Ende der Rückserie) ohne gezielte Mikronährstoffsupplementierung und während einer Saison mit gezielter Mikronährstoffsupplementierung

Amino-säure (mg/dl)	Beginn Vorbereitung Mitte Juni (1. MZP)		Ende Vorbereitung Ende Juli (2. MZP)		Ende Hinserie Mitte Dezember (3. MZP)		Ende Rückserie Mitte Mai (4. MZP)		Prozentuale Veränderung (1. MZP → 4. MZP) p < 0,001 hochsignifkant***		Unterschiedsprüfung 1. → 4. MZP zwischen den Gruppen
	ohne	mit	ohne	mit	ohne	mit	ohne	mit	ohne	mit	
Arginin	0,86 -0,22	0,83 -0,11	0,66 -0,17	2,18 -0,34	0,50 -0,15	2,43 -0,12	0,40 -0,12	2,76 -0,62	-52,75***	231,73***	p < 0,001
Prolin	3,09 -0,64	3,03 -0,89	2,74 -0,51	4,61 -0,96	2,53 0,55	4,91 -1,12	2,38 -0,45	5,14 1,24	-22,75***	69,64***	p < 0,001
Methionin	0,63 -0,13	0,57 -0,23	0,42 ±0,18	0,91 -0,19	0,39 -0,23	1,12 -0,32	0,15 -0,14	1,20 -0,41	-76,75***	110,00***	p < 0,001
Glycin	1,99 ± 0,13	1,96 -0,22	1,61 -0,31	2,91 -0,49	1,39 -0,24	3,24 -0,24	1,27 -0,28	3,51 -1,01	-36,34***	79,08***	p < 0,001
Glutamin	6,83 -0,87	7,01 -0,71	5,85 -0,88	9,18 -0,79	5,44 -0,87	10,59 -0,80	5,19 -0,68	11,05 -0,79	-23,93***	57,74***	p < 0,001
Glutamin-säure	3,94 -0,47	3,84 -0,36	3,04 -0,61	6,16 -1,47	2,28 -0,54	7,50 -1,68	1,82 -0,44	9,14 -2,57	-53,71***	137,97***	p = 0,001
Leucin	2,31 -0,38	2,26 -0,51	1,97 -0,42	3,67 -0,67	1,77 -0,52	3,98 -0,89	1,63 -0,55	4,12 -1,36	-29,57***	82,30***	p = 0,001
Isoleucin	1,35 -0,28	1,16 -0,45	1,12 -0,33	2,49 -0,65	0,94 -0,17	2,73 -0,96	0,81 -0,21	2,91 -1,27	-40,25***	150,86***	p = 0,001
Valin	3,22 -0,39	3,30 -0,59	2,98 -0,51	3,82 -0,69	2,85 -0,55	4,09 -0,39	2,73 -0,32	4,21 -1,12	-15,16***	27,58***	p = 0,001

Tab, 36: Verlauf der Aminosäurenkonzentrationen (M ± SD) von 144 Profifußballspielern während einer Saison zu unterschiedlichen MZP (erster MZP: vor Beginn der Vorbereitung; Ende der Vorbereitung nach sechs Wochen, Ende der Hinserie, Ende der Rückserie) ohne gezielte Mikronährstoffsupplementierung und während einer Saison mit gezielter Mikronährstoffsupplementierung

Aminosäure (mg/dl)	Beginn Vorbereitung Mitte Juni (1. MZP)		Ende Vorbereitung Ende Juli (2. MZP)		Ende Hinserie Mitte Dezember (3. MZP)		Ende Rückserie Mitte Mai (4. MZP)		Prozentuale Veränderung (1. MZP → 4. MZP) p < 0,001 hochsignifikant***		Unterschiedsprüfung zwischen den Gruppen 1. → 4. MZP
	ohne	mit	ohne	mit	ohne	mit	ohne	mit	ohne	mit	
Alanin	2,73 -0,34	2,93 -0,50	2,52 -0,58	4,65 -0,96	2,32 -0,29	4,87 -1,33	2,16 -0,42	5,38 -1,51	-20,88***	83,62***	p < 0,001
Asparaginsäure	0,26 -0,05	0,24 -0,11	0,16 -0,09	0,67 -0,13	0,13 -0,13	0,81 -0,25	0,11 -0,07	0,92 -0,37	-56,03***	282,92***	p < 0,001
Ornithin	1,00 -0,21	0,98 -0,44	0,87 -0,32	1,65 -0,56	0,76 -0,21	1,89 -0,85	0,62 -0,29	2,01 -0,95	-37,47***	105,10***	p < 0,001
Taurin	1,25 -0,39	1,29 -0,44	0,91 -0,29	2,62 -0,74	0,67 -0,31	2,89 -0,95	0,57 -0,24	3,06 -1,11	-54,65***	137,21***	p < 0,001
Histidin	1,61 -0,39	1,54 -0,49	1,24 -0,29	2,49 -0,51	1,03 -0,18	2,81 -0,87	0,91 -0,39	2,96 -1,23	-43,42***	92,21***	p < 0,001
Lysin	3,13 -0,52	3,12 -0,32	2,76 ± 0,42	3,95 -0,73	2,48 -0,50	4,35 -0,92	2,31 -0,46	4,51 -1,32	-26,12***	44,58***	p = 0,001
Phenylalanin	1,20 -0,27	1,12 -0,14	1,00 -0,17	2,54 -0,34	0,85 -0,31	2,75 -0,71	0,74 -0,24	2,94 -1,16	-38,72***	163,44***	p = 0,001
Tryptophan	1,32 -0,37	1,27 -0,22	1,18 -0,27	1,61 -0,41	0,97 -0,31	1,82 -0,69	0,84 -0,38	1,99 -0,89	-36,63***	56,69***	p = 0,001
Tyrosin	1,33 -0,36	1,40 -0,27	1,02 -0,28	2,38 -0,46	0,90 -0,30	3,24 -0,75	0,69 -0,23	3,45 -1,21	-48,50***	146,92***	p = 0,001

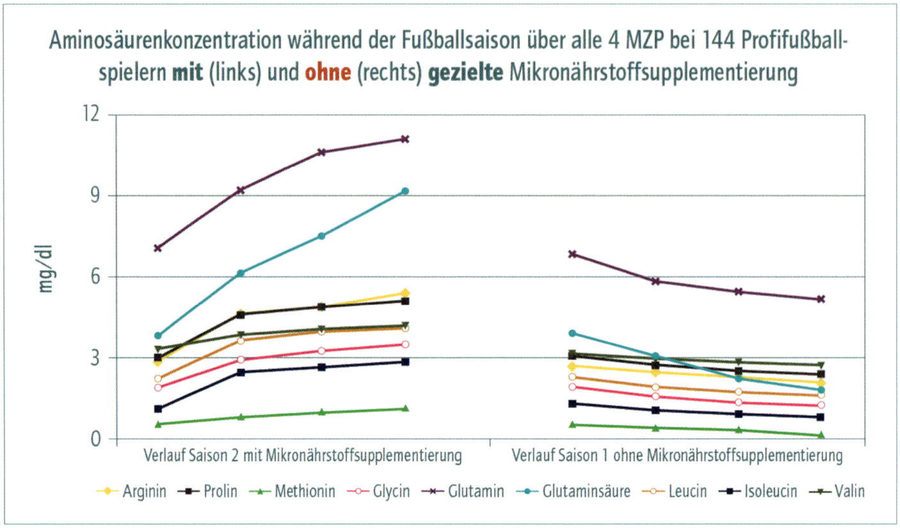

Abb. 144: Verlauf der Aminosäurenkonzentrationen (M ± SD) von 144 Profifußballspielern während einer Saison zu unterschiedlichen MZP (vor Beginn der Vorbereitung; Ende der Vorbereitung nach sechs Wochen, Ende der Hinserie, Ende der Rückserie) ohne gezielte Mikronährstoffsupplementierung und während einer Saison mit gezielter Mikronährstoffsupplementierung

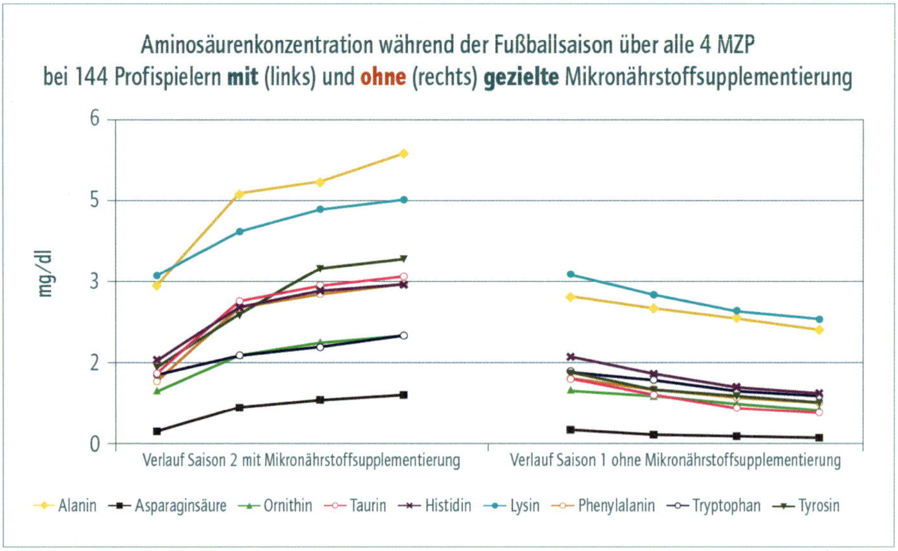

Abb. 145: Verlauf der Aminosäurenkonzentrationen (M ± SD) von 144 Profifußballspielern während einer Saison zu unterschiedlichen MZP (vor Beginn der Vorbereitung; Ende der Vorbereitung nach sechs Wochen, Ende der Hinserie, Ende der Rückserie) ohne gezielte Mikronährstoffsupplementierung und während einer Saison mit gezielter Mikronährstoffsupplementierung

Der Verlauf der einzelnen Aminosäurenkonzentrationen zu den einzelnen Messzeitpunkten zeigt einen hochsignifikanten Abfall ($p < 0{,}001$) vom ersten bis zum zweiten MZP bei den Profispielern, die in der ersten Saison keine individualisierte Mikronährstoffrezeptur erhalten haben, aber ein optimiertes Ernährungsverhalten aufweisen, an. Im Vergleich zur zweiten Saison zeigen die Aminosäurenkonzentrationen im Laufe der Saison einen hochsignifikanten Anstieg ($p > 0{,}001$) bei den Profispielern mit gezielter Mikronährstoffrezeptur.

Der Zusammenhang zwischen den einzelnen Parametern der 48-Stunden-HRV-Messung und dem guten zellulären Niveau der Mikronährstoffkonzentrationen sowie der Verlauf der Aminosäurenkonzentrationen wird wissenschaftlich durch die retrospektiven Studienergebnisse belegt. Die Profifußballspieler mit gezielter Mikronährstoffrezeptur zeigen bei den vielfältigen einzelnen Parametern der 48-Stunden-HRV-Messung eine hochsignifikante Veränderung, die zu einer nachweislich verbesserten Balance des vegetativen Nervensystems geführt hat (Abb. 146).

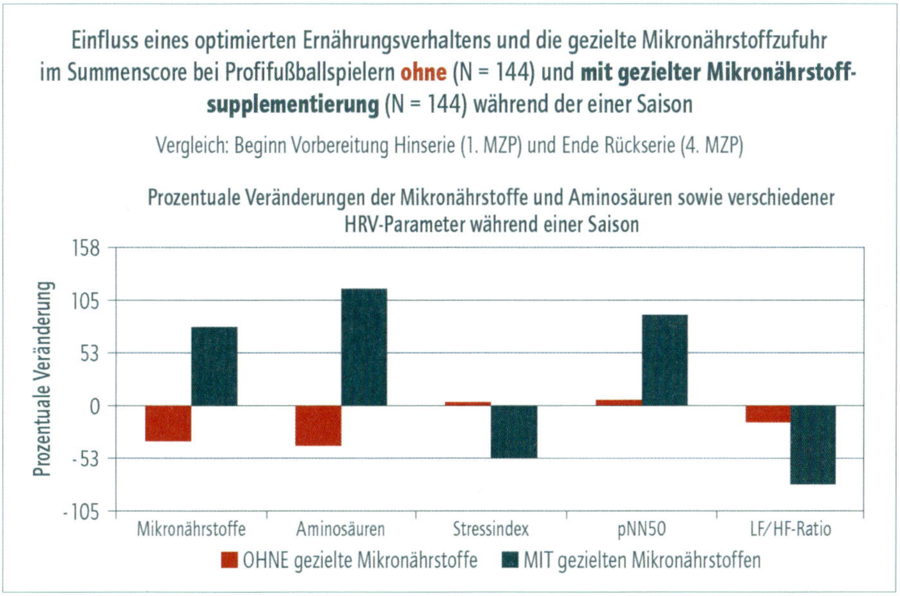

Abb. 146: Prozentuale Veränderung der Aminosäuren-, Mikronährstoffkonzentrationen mit und ohne individualisierte Mikronährstoffzufuhr bei 144 Profifussballspielern

ANHANG

1 Tabellen

Eine Übersicht über die einzelnen Aminosäuren, Mikronährstoffe und Vitamine hinsichtlich der Dosierung und Wirkung erhalten Sie in den Tab. 37, 38 und 39.

Tab. 37: Dosierungsempfehlungen von Aminosäuren im Sinne der individuellen Mikronährstoffrezepturen, basierend auf den Ergebnissen unserer intrazellulären Blut-, Urinanalysen – funktioneller Energiestoffwechsel, retrospektiven evidenzbasierten Studien, der weltweit einmaligen Datenbank mit über 60.000 untersuchten Personen von SALUTO, mit denen der Deutschen Gesellschaft für Ernährung, die gleichzeitig Richtlinien der Deutschen Gesellschaft für Sportmedizin und Prävention (DGSP) sind. Eine Interpretation der Mikronährstoffanalysen erfolgt nicht aufgrund der einzelnen Elementkonzentrationen, sondern wegen der Abweichung vom jeweiligen Medianwert der einzelnen Zielreferenzwerte.

Aminosäuren	Wichtige Stoffwechselfunktion	Empfohlene Zufuhr/Tag (DGE: Erw.)*3	Lebensmittelquellen
Arginin bedingt essenziell	Energiestoffwechsel Regeneration nach Belastungen, wichtig für Aufbau des Bindegewebes Stimulierung des Immunsystems, Ausschüttung des Wachstumshormons	–	Fisch Fleisch Sojaprodukt Vollreis Erdnüsse Mandeln
Glutamin nicht essenziell	Immunstabilität Energiegewinnung Stabilisierung des Blutzuckerspiegels Regeneration	–	Vollkornprodukte Sojaprodukte Milchprodukte
Glycin nicht essenziell	Stimulierung des Immunsystems Bildung von Immunglobulinen Entgiftungsprozesse der Leber	–	Rindfleisch Gelantine
Leucin/Isoleucin/ Valin essenzielle verzweigte Aminosäuren	Energiegewinnung Schutz vor vorzeitiger Ermüdung Regeneration	Leucin: 14 mg/kg Körpergewicht Isoleucin: 10 mg/kg Körpergewicht Valin: 14 mg/kg Körpergewicht	Hülsenfrüchte Hafer Kartoffeln Vollkornprodukte Parmesan Eier, Fleisch, Reis, Milchprodukte

Mögliche Symptome einer Unterversorgung	Optimale Mikronährstoff-konzentrationen durch Blutanalysen Serum/Plasma *2	Dosierungs-empfehlungen: Patienten mit unterschiedlichen Erkrankungen *1	Dosierungs-empfehlungen: (Hoch-)Leistungs sportler *2
Immunschwäche (vermehrte Infektionen) Erhöhte Verletzungsgefahr Vielfältige Bindegewebs-strukturen (Sehnen, Bandap-parat etc.)	Serum/Plasma: Defizitär: < 2,2 mg/dl Optimal: > 20 % oberhalb des Medianwertes	3-5g *1	3-8 g
Abfall der körperlichen Leistungsfähigkeit, erhöhte Infektneigung, Störungen der Darmfunktion	Serum/Plasma: Defizitär: < 9,8 mg/dl Optimal: > 20 % oberhalb des Medianwertes	2-5 g *1	4-10 g
Störung des Immunsystems, erhöhte Verletzungsgefahr vielfältiger Bindegewebs-strukturen (Sehnen, Bänder etc.)	Serum/Plasma: Defizitär: < 2,8 mg/dl Optimal: > 20 % oberhalb des Medianwertes	6-10 g *1	6-14 g
Rasche physische und psychische Ermüdung, Muskelschwäche, gestörte Ammoniakentgiftung	Serum/Plasma: Defizitär: Leucin: < 3,3 mg/dl Isoleucin: < 2,2 mg/dl Valin: < 4,1 mg/dl Optimal: > 20 % oberhalb des Medianwertes	Leucin: 2 g Isoleucin: 1,5 g Valin: 2 g	Leucin: 2-4 g Isoleucin: 1,5-3 g Valin: 2-4,4 g

MIKRONÄHRSTOFFE

Aminosäuren	Wichtige Stoffwechselfunktion	Empfohlene Zufuhr/Tag (DGE: Erw.)*3	Lebensmittelquellen
Lysin essenziell	Stimulierung des Immunsystems Kollagensynthese Carnitinsynthese Aufbau von Bindegewebsstrukturen	10 mg/kg Körpergewicht	Kartoffeln Weizen Sojaprodukte Eier (Eiweiß) Fleisch
Methionin essenziell schwefelhaltige Aminosäure	Aufbau von vielfältigen Bindegewebsstrukturen (Bänder, Sehnen, etc.) Bildung von Glutathion (zusammen mit Cystein) Aufbau von Koenzym Q_{10}, für die Synthese der CP-Speicher	13 mg/kg Körpergewicht	Linsen Sojaprodukte Magermilchprodukte Eier Fisch
Tryptophan essenziell	Bildung der Hormone Serotonin, Melantonin und des Vitamins Niacin	3 mg/kg Körpergewicht	Bananen Soja Linsen Erdnüsse, Parmesan Milchprodukte
Cystein bedingt essenzielle schwefelhaltige Aminosäure	Immunkompetenz Zellschutz vor freien Radikale Glutathionsynthese (zusammen mit Methionin)	–	Maiskörner Hafer Eier (Eiweiß) grünes Gemüse (Spinat, Brokkoli, etc.) Spargel
Taurin (aminosäurenähnlich) bedingt essenziell	Stabilisierung des Immunsystems starkes Antioxidans	–	Innereien Fleischextrakte Fleisch

*1 individuelle Mikronährstoffrezepturen basieren auf den Ergebnissen der intrazellulären Blutanalyse, weiterer gemessener Blutparameter, den Ergebnissen der Ernährungsanalyse und der umfassenden, weltweit einmaligen SALUTO-Datenbank.

*2 Dosierungen, die nachweislich das Verletzungs- und Infektrisiko der Sportler deutlich reduziert haben.

*3 Die bisher empfohlene Zufuhr leitet sich nur aus grundsätzlichen Überlegungen zur Beziehung zwischen Energieverbrauch und erhöhtem Nährstoffbedarf ab. Die aufgeführten Empfehlungen sind gemeinsame Empfehlungen deutschsprachiger Ernährungsgesellschaften (Deutschland, Österreich, Schweiz). Es fehlen weitgehend bis heute sportmedizinisch-leistungsphysiologische Daten zur praktischen Überprüfung der klinischen Relevanz der bisherigen Dosierungsempfehlungen.

Mögliche Symptome einer Unterversorgung	Optimale Mikronährstoff-konzentrationen durch Blutanalysen Serum/Plasma *2	Dosierungs-empfehlungen: Patienten mit unterschiedlichen Erkrankungen *1	Dosierungs-empfehlungen: (Hoch-)Leistungs sportler *2
Erhöhte Infektanfälligkeit Erhöhte Verletzungsanfälligkeit vielfältiger Bindegewebsstrukturen (Sehnen, Bänder etc.) Störungen im Carnitin- und Fettstoffwechsel	Serum/Plasma: Defizitär: < 3,4 mg/dl Optimal: > 20 % oberhalb der Ziel-Referenzwerte	1 g *1	bis zu 2,5 g
Verschlechterung der Immunfunktion, erhöhte Verletzungsanfälligkeit von vielfältigen Bindegewebsstrukturen, Schlechtere Regeneration nach Sprintbelastungen	Serum/Plasma: Defizitär: < 0,9 mg/dl Optimal: > 20 % oberhalb der Ziel-Referenzwerte	0,2 g *1	bis zu 0,4 g
Schlafstörungen Schlechte Stimmungslage Depressive Verstimmung	Serum/Plasma: Defizitär: < 2,0 mg/dl Optimal: > 20 % oberhalb der Ziel-Referenzwerte	3 x 50-100 mg *1 5-HTP zur Schmerzreduzierung, isolierte Zufuhr über den Tag verteilt	200-400 mg 5-HTP isolierte Zufuhr abends 2 Stunden vor dem Schlafen
Störungen der Immunfunktion Oxidativer Stress Aufbau vielfältiger Bindegewebsstrukturen (Sehnen, Bänder etc.)	Plasma/Serum: Defizitär < 1,8 mg/dl Optimal: > 20 % oberhalb der Ziel-Referenzwerte	0,5-1 g Cystein als N-Acetylcystein *4 isoliert je nach Bedarf zugeführt	1-2 g Cystein als N-Acetylcystein *4 isoliert je nach Bedarf zugeführt
Störung der Immunfunktion Oxidativer Stress	Serum/Plasma: Defizitär: > 3,2 mg/dl Optimal: > 20 % oberhalb der Ziel-Referenzwerte	0,2-0,4 g *1 bisher haben wir kein zusätzliches Taurin zugeführt	0,4-0,8 g bisher haben wir kein zusätzliches Taurin zugeführt

*4 Bei Sportlern mit besonderem Hautbild (wie Akne, Neurodermitis, Schuppenflechte) kann es in Einzelfällen bei Erhöhung einiger B-Vitamine zu einer Verschlechterung des Hautbildes kommen Allgemeine Anmerkungen: Gezielte intravenöse Therapie bei Erschöpfungszuständen wird hier nicht berücksichtigt, sie kann aber in Einzelfällen von den beratenden Medizinern nach besonderer Indikationsstellung durchgeführt werden.

*5 Vitamin A und D sollten die aufgeführten Referenzwerte nicht überschreiten.

*6 Vorgaben von Gröber aus „Metabolic Tuning statt Doping" – Hirzel Verlag – Wissenschaftliche Verlagsgesellschaft Stuttgart (3. Auflage).

MIKRONÄHRSTOFFE

Tab. 38: Dosierungsempfehlungen von Mikronährstoffen im Sinne der individuellen Mikronährstoffrezepturen, basierend auf den Ergebnissen unserer intrazellulären Blut-, Urinanalysen – funktioneller Energiestoffwechsel, retrospektiven, evidenzbasierten Studien, der weltweit einmaligen Datenbank mit über 60.000 untersuchten Personen von SALUTO, mit denen der Deutschen Gesellschaft für Ernährung, die gleichzeitig Richtlinien der Deutschen Gesellschaft für Sportmedizin und Prävention (DGSP) sind. Eine Interpretation der Mikronährstoffanalysen erfolgt nicht aufgrund der einzelnen Elementkonzentrationen, sondern wegen der Abweichung vom jeweiligen Medianwert der einzelnen Zielreferenzwerte.

Vitaminoide	Wichtige Stoffwechselfunktion *3	Empfohlene Zufuhr/Tag (DGE: Erw.) *3	Lebensmittelquellen
L-Carnitin	Energiegewinnung aus Fetten (Mitochondrien und Fettsäuretransport)	etwa 100 mg (DGE: keine Empfehlung)	Schafsfleisch Rindfleisch
Koenzym Q_{10}	Antioxidans Stabilisierung der Zellmembran Zelluläre Energieproduktion	nicht bekannt	Olivenöl Eier Leber
Alpha-Liponsäure	Energiegewinnung aus Kohlenhydraten (in Verbindung mit B_1)	nicht bekannt	-
Omega-3-Fettsäuren	Baustein für jede Zellmembran Immunstabilisierend Antientzündlich Steigert mentale Leistungs- und Konzentrationsfähigkeit Verbesserte Sauerstoffversorgung der Organe	nicht bekannt	Öl von Seefischen (Hering Wildlachs) Sojaöl Meiskeimöl Fischöl enthält i. d. R. etwa 30-35 % Omega-3-FS

*1 Individuelle Mikronährstoffrezepturen basieren auf den Ergebnissen der intrazellulären Blutanalyse, weiterer gemessener Blutparameter, den Ergebnissen der Ernährungsanalyse und der umfassenden, weltweit einmaligen SALUTO-Datenbank.

*2 Dosierungen, die nachweislich das Verletzungs- und Infektrisiko der Sportler deutlich reduziert haben.

*3 Die bisher empfohlene Zufuhr leitet sich nur aus grundsätzlichen Überlegungen zur Beziehung zwischen Energieverbrauch und erhöhtem Nährstoffbedarf ab. Die aufgeführten Empfehlungen sind gemeinsame Empfehlungen deutschsprachiger Ernährungsgesellschaften (Deutschland, Österreich, Schweiz). Es fehlen weitgehend bis heute sportmedizinisch-leistungsphysiologische Daten zur praktischen Überprüfung der klinischen Relevanz der bisherigen Dosierungsempfehlungen.

Mögliche Symptome einer Unterversorgung	Optimale Mikronährstoff-konzentrationen durch Blutanalysen Serum/Plasma* 1,4 Vollblut, intrazellulär	Dosierungs-empfehlungen: Patienten mit unterschiedlichen Erkrankungen *1	Dosierungs-empfehlungen: Leistungs- und Hoch-leistungssportler *2
gestörter Fett- und Kohlenhydratstoffwechsel Infektanfälligkeit Müdigkeit	Freies Carnitin (FC) im Plasma: 40-60 µmol/l Verhältnis von Acyl-Carnitin/freiem Carnitin AC/FC-Quotient: Normale bzw. gute Versorgung: Nüchtern: < 0,7 Postprandial: < 0,4	750-2.000 g *1	1.000-3.000 mg
noch nicht bekannt	Im Vollblut: Defizitär: > 1,5 mg/l Cholesterinkorrigiert: < 0,2 µmol/mmol Optimal: 20 % oberhalb der Ziel-/Referenzwerte	60-300 mg *1	30-150 mg
noch nicht bekannt	–	60-200 mg *1	200-400 mg
Geringe Stresstoleranz, niedrige mentale Leistungs- und Konzentrationsfähigkeit, erhöhte Gefahr der Schädigung von Zellmembranen, erhöhte Infektanfälligkeit	Optimale Diagnostik Membranlipide in den Ery. Serum: Alpha-Linolensäure: Defizitär: < 30 mg/l Defizitär EPA: < 30 mg/l DHA: < 110 mg/l Optimal: 20 % oberhalb des Ziel-Referenzwerte	1,0-5 g *1 Hinweis: 1 g (Omega-3-FS = ca. 3 g Fischöl) (Hochkonzentrate enthalten 85 %)	3-7 g Hinweis: 1 g (Omega-3-FS = ca. 3 g Fischöl) (Hochkonzentrate enthalten 85 %)

*4 Bei Sportlern mit besonderem Hautbild (wie Akne, Neurodermitis, Schuppenflechte) kann es in Einzelfällen bei Erhöhung einiger B-Vitamine zu einer Verschlechterung des Hautbildes kommen Allgemeine Anmerkungen: Gezielte intravenöse Therapie bei Erschöpfungszuständen wird hier nicht berücksichtigt, sie kann aber in Einzelfällen von den beratenden Medizinern nach besonderer Indikationsstellung durchgeführt werden.

*5 Vitamin A und D sollten die aufgeführten Referenzwerte nicht überschreiten.

*6 Vorgaben von Gröber aus „Metabolic Tuning statt Doping" – Hirzel Verlag – Wissenschaftliche Verlagsgesellschaft Stuttgart (3. Auflage).

MIKRONÄHRSTOFFE

Mineralstoffe	Wichtige Stoffwechselfunktion	Empfohlene Zufuhr/Tag (DGE: Erw.) *3	Lebensmittelquellen
Kalzium	Stabilisierung der Zellmembranen Wichtige Aufgaben bei Herz-Nerven-Muskelfunktion, Stabilisierung der Knochenstruktur	1.000-1.200 mg	Milchprodukte Grünkohl
Magnesium	Kohlenhydrat-, Fett- und Eiweißstoffwechsel Aktivierung von mehr als 300 Enzymen (wichtig für den Energiestoffwechsel) Stabilisierung der Zellmembranen Kalziumantagonist	300-400 mg	spezielle Mineralwässer Vollkorn Bananen Nüsse
Kalium	Kurzfristige Auffüllung der Kohlenhydratspeicher in Leber und Muskulatur Säuren-Basen-Haushalt Erregung von Nerven- und Muskeln Reizleitung im Herzmuskel	2.000 mg (Schätzwert für minimale Zufuhr)	Bananen Kartoffeln Gemüse 100 % direkt gepresste Säfte Weizenkeime
Natrium, Chlorid	Regulation des Wasser- und Elektrolythaushalts Aufrechterhaltung des Membranspotenzials	2.000 mg Natrium 3.000 mg Chlorid	Speisesalz Mineralwasser
Eisen	Sauerstoffversorgung der Organe, Blutbildung Bestandteil von Enzymen (für die Energiebereitstellung)	10-15 mg	Fleisch Pfifferlinge Ungeschwefelte Aprikosen Heidelbeerextrakte

Mögliche Symptome einer Unterversorgung	Optimale Mikronährstoffkonzentrationen durch Blutanalysen Serum/Plasma *4 intrazellulär *1	Dosierungsempfehlungen: Patienten mit unterschiedlichen Erkrankungen *1	Dosierungsempfehlungen: Leistungs- und Hochleistungssportler *2
Gesteigerte Erregbarkeit der Nerven Muskelzuckungen Krampfzustände (Tetanie)	Kalzium-Status: *4 Serum-Konzentration 2,2-2,65 mmol/l (= 8,8-10,6 mg/dl)	200-400 mg	400-700 mg
erhöhte Stressanfälligkeit, Übererregbarkeit schlechtere Regeneration Krämpfe Lid- und Muskelzuckungen keine optimale Entwicklung der Ausdauerleistungsfähigkeit	Intrazellulär (in den Ery.): *1 Defizitär: < 50 mg/l Ery. Optimal: 20 % oberhalb des Medianwertes	200-700 mg *1 verteilt über Tag z. B. Magnesiumbisglycinat führt zu keinen Magen-Darm-beschwerden	300-800 mg: Optimal für Sportler: Magnesiumbisglycinat. Verteilt über den Tag führt zu keinen Magen-Darmbeschwerden
Muskelschwäche Appetitlosigkeit Schlechtere Regeneration Herzrhythmusstörungen	Optimal intrazellulär: *1 technisch kaum machbar, da das Blut nur im Gefrierzustand transportierbar ist Alternativ: Vollblut Defizitär: < 1.798 mg/l Optimal: 20 % oberhalb der Ziel-Referenzwerte	200-500 mg	500-1000 mg V. a. bei Ausdauersportarten in der Regenerationsphase
Vermehrte Krampfneigung Unzureichende Regeneration nach sportlichen Belastungen Schwindelgefühl	Serum/Plasma: *4 136-145 mmol/l	Bei Bluthochdruck natriumarme Ernährung	3.000-6.000 mg Natrium, 4.500-9.000 mg Chlorid
Müdigkeit schlechte Regeneration verhindert optimale Entwicklung der Ausdauer Schwindel blasse Haut Nervösität Haarausfall	Serum-Ferritin: *1 Optimal für Leistungssportler Männer: > 120 µg/l Frauen: > 60 µg/l	10-100 mg. *1 Einnahme nur nach Blutanalyse und ärztlicher Verordnung Gegebenenfalls Eiseninfusion	10-100 mg *1 Einnahme nur nach Blutanalyse und ärztlicher Verordnung Gegebenenfalls Eiseninfusion

MIKRONÄHRSTOFFE

Spurenelemente	Wichtige Stoffwechsel-Funktion im Sport	Empfohlene Zufuhr/Tag (DGE: Erw.) *3	Lebensmittelquellen
Jod	Energiehaushalt Bildung der Schilddrüsenhormone	150-200 µg	Seefisch Jodsalz
Zink	Immunstabilisierung unterstützt zahlreiche Funktionen im Kohlenhydrat-, Fett- und Eiweißstoffwechsel Insulinspeicherung	7-10 mg	Austern Käse Hülsenfrüchte Rinderfilet
Selen	Regulation der Schilddüsenhormone Antioxidans Immunstabilität	30-70 µg (Schätzwerte für eine angemessene Zufuhr)	Vollkorn-(Produkte) Seefisch Leber
Chrom	Fettstoffwechsel optimiert die Auffüllung der Glykogenspeicher	30-100 µg	Fleisch Käse Pilze Bierhefe
Kupfer	Eisentransport Immunstabilität Blutbildung Synthese von Kollagen und Neurotransmittern	1-1,5 mg	Nüsse
Mangan	Kohlenhydratstoffwechsel Antioxidans Knochen- und Knorpelwachstum	2-5 mg	–

Mögliche Symptome einer Unterversorgung	Optimale Mikronährstoff-konzentrationen durch Blutanalysen Serum/Plasma *4 Intrazellulär *1	Dosierungs-empfehlungen: Patienten mit unterschiedlichen Erkrankungen *1	Dosierungs-empfehlungen: Leistungs- und Hoch-leistungssportler *2
Leistungsschwäche, schwitzen nachts, vermehrte Müdigkeit, Antriebslosigkeit, mangelnde Konzentrationsfähigkeit schlechte Regeneration nach Belastungen, Kropfbildung	Jodstatus: Ausscheidung im Urin zwischen 100-150 µg/d > 100 µg/g Kreatinin	50-200 µg (wenn TSH-Wert < 1,3 µIU/l, dann sollte kein Jod zugeführt werden, da Stressindex deutlich erhöht ist	100-400 µg (wenn keine belastungsinduzierte TSH-Erhöhung > 2,5µIU/l, dann sollte zunächst gezielt Jod zugeführt werden)
Allergische Reaktionen: vermehrt auftretende Pollenallergie erhöhte Infektanfälligkeit Haarausfall, Geruchs- und Geschmacks-störungen	Intrazellulär (in den Ery.) *1 Defizitär: < 14 mg/l Ery. bei Sportlern mit Pollen-allergie < 15 mg/l Ery. Optimal: > 20 % oberhalb des Ziel-Referenzwertes	10-45 mg *1 kurzfristig bei vorliegenden Infekten auch mehr	20-50 mg kurzfristig bei vorliegenden Infekten auch mehr
Erhöhte Infektanfälligkeit Störung der Schilddrüsenfunktion	Intrazellulär (in den Ery.) *1 Defizitär: < 114,4 µg/l Ery. Optimal: > 20 % ober-halb der Ziel-Referenzwerte	50-250 µg	100-200 µg langfristige Einnahmen von mehr als 200 µg können toxische Wirkung zeigen
Störungen der Glukoseverwertung in der Energiegewinnung und des Fettstoffwechsels	Vollblutstatus: *2, 4 < 90 µmol/l Serum: 13 mmol/l Die Normwerte zeigen erheblich Unterschiede Optimal: 20 % oberhalb der Ziel-Referenzwerte	100-500 µg *1	200-600 µg
Erhöhte Infektrate Blutarmut (Anämie) Fettstoffwechsel Knochenbrüchigkeit	Kupfer-Status: Serum: *4 Männer: 80-130 mg/dl Frauen: 75-120 µg/dl (Urin: 10 bis µg /24 h) bei akuten und chronischen Infekten ist der Serum-Kupfer-Spiegel häufig erhöht Vollblutstatus: *2 Defizitär: < 0,7 mg/l Optimal: > 20 % oberhalb des Medianwertes	2-4 mg	4-8 mg optimales Verhältnis von Zink/Kupfer ist wichtige Voraussetzung für eine entsprechende Resorption aus dem Magen-Darm-Trakt
Störungen im Kohlenhydratstoffwechsel Blockierung des Knochen- und Knorpelwachstums	Referenzbereich: Defizitär: Vollblut: < 7,0 µg/l Optimal: 20 % oberhalb des Medianwertes	5-10 mg	10-20 mg

Tab. 39: Dosierungsempfehlungen von Vitaminen im Sinne der individuellen Mikronährstoffrezepturen, basierend auf den Ergebnissen unserer intrazellulären Blut-, Urinanalysen – funktioneller Energiestoffwechsel, retrospektiven, evidenzbasierten Studien, der weltweit einmaligen Datenbank mit über 60.000 untersuchten Personen von SALUTO mit denen der Deutschen Gesellschaft für Ernährung, die gleichzeitig Richtlinien der Deutschen Gesellschaft für Sportmedizin und Prävention (DGSP) sind. Eine Interpretation der Mikronährstoffanalysen erfolgt nicht aufgrund der einzelnen Elementkonzentrationen, sondern wegen der Abweichung vom jeweiligen Medianwert der einzelnen Zielreferenzwerte.

Vitamine	Wichtige Stoffwechselfunktion	Empfohlene Zufuhr/Tag (DGE: Erw.) *3	Lebensmittelquellen
Vitamin C Ascorbinsäure wasserlöslich	Carnitin-Biosynthese Stressresistenz Neurotransmitterhaushalt Antioxidativer Zellschutz Eisenverwertung, Gefäßschutz (Endothel) Hormonstoffwechsel	100 mg	Kiwi Brokkoli Paprika
Vitamin B_1 Thiamin wasserlöslich	Mentale Leistungsfähigkeit energetische Verwertung von Kohlenhydraten (Mitochondrien) Herz-, Nerven- und Muskelstoffwechsel	1,2 mg bei Sportlern: 0,5 mg/1.000 kcal Energieumsatz	Getreidekeime Sojamehl Schweinefleisch Kleie Gemüse Nüsse Innereien
Vitamin B_2 Riboflavin wasserlöslich	Antioxidativer Zellschutz Stabilisierung des Immunsystems	1,4 mg bei Sportlern: 0,6 mg/1.000 kcal Energieumsatz	Weizenkeime Weizenkleie Milchprodukte Getreide
Vitamin B_3 Niacin/Niacinamid wasserlöslich	Antioxidativer Zellschutz Stabilisierung des Immunsystems mitochondrialer Energiestoffwechsel	13-17 mg Niacin-Äquivalent = 60 g Trypthophan bei Sportlern: 6,6 mg/1.000 kcal Energieumsatz	Fleisch Fisch Innereien Milchprodukte Getreide

Mögliche Symptome einer Unterversorgung	Optimale Mikronährstoff-konzentrationen durch Blutanalysen Serum/Plasma *6 Exkretion/Urin *6 Intrazellulär *1 (in den Erythrozyten)	Dosierungs-empfehlungen: Patienten mit unterschiedlichen Erkrankungen *1	Dosierungs-empfehlungen: Leistungs- und Hoch-leistungssportler *1
Geringe Stressresistenz und Regeneration Infektanfälligkeit Muskelschwäche Glieder- und Gelenkschmerzen, Antriebs-, Konzentrations- und Leistungsschwäche Reizbarkeit	Plasma/Serum: gute Versorgung: *1 > 90-170 µmol/l Hochleistungssportler: *6 150-200 µmol/l	1.000-5.000 mg *1	500-3.000 mg (bei Infekten und Sportverletzungen auch intravenös)
Geringe Stressresistenz und Regeneration Infektanfälligkeit Muskelschwäche Gliederschmerzen Schlaflosigkeit Reizbarkeit Appetitlosigkeit Antriebs-, Konzentrations- und Leistungsschwäche	Intrazellulär (in den Ery.) *1 Defizitär: < 73 µg/l Ery. Optimal: 20 % oberhalb des jeweiligen Zielwertes	5-70 mg *1	10-70 mg *4
Infektanfälligkeit Antriebs-, Konzentrations- und Leistungsschwäche Muskelschwäche	Intrazellulär (in den Ery.) *1 Defizitär < 380,1 µg Optimal: 20 % oberhalb des jeweiligen Zielwertes	10-70 mg *1	20-70 mg *4
Infektanfälligkeit Appetitlosigkeit Muskelschwäche Antriebs-, Konzentrations- und Leistungsschwäche	Vitamin B_3-Status: *6 Verhältnis der renalen Exkretion von N-Methyl-2-pyridon-3-carboxamid und N-Methylnicotinamid im Urin normal: 1,3-4,0; Mangel: < 1,0	10-70 mg *1	20-60 mg *4 Sportler können mit hautallergischen Reaktionen bei Dosierungen von > 30 mg reagieren

MIKRONÄHRSTOFFE

Vitamine	Wichtige Stoffwechselfunktion	Empfohlene Zufuhr/Tag (DGE: Erw.) *3	Lebensmittelquellen
Vitamin B_5 Pantothensäure wasserlöslich	Kohlenhydrat-, Fett- und Proteinverwertung, Synthese der Stresshormone, Verfügbarkeit von Acetyl-CoA (universeller Stoffwechselbaustein)	6-10 mg	Fisch Pilze Hülsenfrüchte
Vitamin B_6 (Pyridoxin)	Immunkompetenz Regulation des Aminosäurenstoffwechsels (Proteinaufbau) Neurotransmittersynthese Glykogenstoffwechsel Homocysteinentgiftung	1,4-1,5 mg bei Sportlern: abhängig von der Proteinaufnahme: 0,15 mg/mg Protein/Tag	Vollkornprodukte Hefe Fisch Geflügel
Vitamin B_9 Folsäure wasserlöslich	Energiestoffwechsel Proteinaufbau Zellregeneration (Schleimhäute) DNA-Bildung, Nervenaufbau und- schutz	0,4 mg Folatäquivalente	Grünes Blattgemüse Vollkorn
Vitamin B_{12} Cobalamin	Energiestoffwechsel, Nervenaufbau und -schutz Blutbildung (Hämatopoese) Zellregeneration DNA-Bildung	3,0 µg	Leber Milchprodukte Fisch Eier
Biotin Vitamin H wasserlöslich	–	30-60 µg (Schätzwert für eine angemessene Zufuhr)	Innereien Erbsen Nüsse

Mögliche Symptome einer Unterversorgung	Optimale Mikronährstoff-konzentrationen durch Blutanalysen Serum/Plasma *6 Exkretion/Urin *6 Intrazellulär *1 (in den Erythrozyten)	Dosierungs-empfehlungen: Patienten mit unterschiedlichen Erkrankungen *1	Dosierungs-empfehlungen: Leistungs- und Hoch-leistungssportler *1
Geringe Stressresistenz und Regeneration	Pantothensäurestatus im Harn *1, 6 Normalwert: > 1 mg/d	10-70 mg	20-80 mg *4
Infektanfälligkeit Geringe Stressresistenz und Regeneration Muskelschwäche Schlaflosigkeit Appetitlosigkeit Reizbarkeit Antriebs-, Konzentrations- und Leistungsschwäche	Intrazellulär (in den Ery.) Defizitär: < 215 μg/l Ery. Optimal: 20 % oberhalb des Zielwertes	5-60 mg	10-80 mg *4
Geringe Stressresistenz und Regeneration Infektanfälligkeit Muskelschwäche Schlaflosigkeit Muskelschwäche Reizbarkeit Antriebs-, Konzentrations- und Leistungsschwäche	Intrazellulär (in den Ery.) Defizitär: < 796 μg/l Ery. *1 Optimal: > 20 % oberhalb des Medianwertes	0,4-2,0 g	0,8-1,6 g *4
Infektanfälligkeit Antriebs-, Konzentrations- und Leistungsschwäche Reizbarkeit Muskelschwäche Geringe Stresstoleranz und Regeneration Schlaflosigkeit	Serum-Holo-TC-Konzentration: *1 Intrazellulär nicht messbar, da Schwankung zu groß Defizitär: < 80 pmol/l Optimal: 20 % oberhalb des Zielwertes	20-60 μg	30-400 μg *4
Muskelschmerzen Geringe Stresstoleranz und Regeneration Antriebs-, Konzentrations- und Leistungsschwäche	Biotin-Exkretion im Urin: *6 25-50μg/24h	45-100 μg	45-200 μg

MIKRONÄHRSTOFFE

Vitamine	Wichtige Stoffwechselfunktion	Empfohlene Zufuhr/Tag (DGE: Erw.) *3	Lebensmittelquellen
Vitamin D *5 Califerole Fettlöslich	Knochenstoffwechsel Kalziumresorption- und verwertung Muskelkontraktion Stärkung des Immunsystem	5-25 µg (200-2.000 i.E.)	Seefisch Kalbfleisch Pilze, Eigelb, Butter, Hartkäse, um Vitamin-D-Vorstufen unzuwandeln: Sonnenlicht
Vitamin A *5 Retinol Fettlöslich	Aufbau und Erhalt der Schleimhäute, Stärkung des Immunabwehr Antioxidative Schutzfunktion Hormonstoffwechsel	0,8-1 mg (2.500-3.500 i.E.)	Lebertran Innereien Eier Milchprodukte
Vitamin E (alpha, gamma tocopherole etc.	Antioxidative Schutzfunktion Regulation des Immun-systems und Entündungs-stoffwechsels Gefäßschutz	12-15 mg Tocopherol-Äquivalent bzw. 18-22 i.E. (Schätzwert für eine angemessene Zufuhr)	Olivenöl Weizenkeimöl Walnüsse
Vitamin K Phyllcochinon	Knochenstoffwechsel Knochenaufbau Blutbildung und -gerinnung	60-80 µg (Schätzwert für eine angemessene Zufuhr)	Grünes Blattgemüse Sauerkraut

*1 individuelle Mikronährstoffrezepturen basieren auf den Ergebnissen der intrazellulären Blutanalyse, weiterer gemessener Blutparameter, den Ergebnissen der Ernährungsanalyse und der umfassenden, weltweit einmaligen SALUTO-Datenbank.

*2 Dosierungen, die nachweislich das Verletzungs- und Infektrisiko der Sportler deutlich reduziert haben.

*3 Die bisher empfohlene Zufuhr leitet sich nur aus grundsätzlichen Überlegungen zur Beziehung zwischen Energieverbrauch und erhöhtem Nährstoffbedarf ab. Die aufgeführten Empfehlungen sind gemeinsame Empfehlungen deutschsprachiger Ernährungsgesellschaften (Deutschland, Österreich, Schweiz). Es fehlen weitgehend bis heute sportmedizinisch-leistungsphysiologische Daten zur praktischen Überprüfung der klinischen Relevanz der bisherigen Dosierungsempfehlungen.

Mögliche Symptome einer Unterversorgung	Optimale Mikronährstoffkonzentrationen durch Blutanalysen Serum/Plasma *6 Exkretion/Urin *6 Intrazellulär *1 (in den Erythrozyten)	Dosierungsempfehlungen: Patienten mit unterschiedlichen Erkrankungen *1	Dosierungsempfehlungen: Leistungs- und Hochleistungssportler *1
Anfälligkeit für Ermüdungsbrüche Muskelschwäche Infektanfälligkeit Verzögerte Regeneration Geringe Knochendichte und ossäre Belastbarkeit	Vitamin-D-Status: *1, 6 25-OH-Vitamin D_3 im Serum: Defizitär: < 130 nmol/l Optimal: 20 % oberhalb des Zielwertes	3.000-5.000 i.E. pro Tag v. a. im Herbst und Winter, zusätzlich auf gute Kalziumversorgung achten	4.000-8.000 i.E. pro Tag *1 v. a. im Herbst und Winter, bei Hallensportarten, zusätzlich auf gute Kalziumversorgung achten
Infektanfälligkeit Geringe Belastbarkeit Verzögerte Regeneration	Serumspiegel (gute Versorgung): *1 ,6 > 30 µg/dl Interpretation der Serumwerte ist schwierig aufgrund der Retinol-Homöstase	0,8-1 mg 2.500-3.500 i.E.	1-3 mg *6 2.500-10.000 i.E. Langfristig sollen Ausdauersportler nicht mehr als 10.000 i.E. zuführen; sinnvoll für Ausdauersportler, die häufig mit Infekten der oberen Atemwege Probleme haben
Leistungsschwäche Muskelschmerzen Risiko für oxidative Muskelschäden Gestörte Regenerationsfähigkeit Infektfanfälligkeit	Vitamin E-(alpha-tocopherol) Status: *1, 2, 6 Plasmakonzentration Defizitär: < 38 µmol/l Optimal: 20 % oberhalb des Zielwertes	150-250 mg 275 i.E.-375 i.E.	200-400 mg 300 i.E.-600 i.E.
–	Vitamin-K-Status *6 Plasma: Normalwert: um 1,0 nmol/l	60-150 µg	150-500 µg (Vorsicht bei Einnahme von blutverdünnenden Medikamenten)

*4 Bei Sportlern mit besonderem Hautbild (wie Akne, Neurodermitis, Schuppenflechte) kann es in Einzelfällen bei Erhöhung einiger B-Vitamine zu einer Verschlechterung des Hautbildes kommen Allgemeine Anmerkungen: Gezielte intravenöse Therapie bei Erschöpfungszuständen wird hier nicht berücksichtigt, sie kann aber in Einzelfällen von den beratenden Medizinern nach besonderer Indikationsstellung durchgeführt werden.

*5 Vitamin A und D sollten die aufgeführten Referenzwerte nicht überschreiten.

*6 Vorgaben von Gröber aus „Metabolic Tuning statt Doping" – Hirzel Verlag – Wissenschaftliche Verlagsgesellschaft Stuttgart (3. Auflage).

2 Literaturliste

- Bechthold, A., Albrecht, V., Leschik-Bonnet, E. & Heseker, H. (2012a). Beurteilung der Vitaminversorgung in Deutschland. Teil 1: Daten zur Vitaminzufuhr. *Ernährungs Umschau, 59,* 324-336.
- Bechthold, A., Albrecht, V., Leschik-Bonnet, E. & Heseker, H. (2012b). Beurteilung der Vitaminversorgung in Deutschland. Teil 2: Kritische Vitamine und Vitaminzufuhr in besonderen Lebenssituationen. *Ernährungs Umschau, 59,* 396-401.
- Biesalski, K., Bischoff, S. C. & Puchstein, C. (2010). *Ernährungsmedizin: Nach dem Curriculum Ernährungsmedizin der Bundesärztekammer.* (4. vollständig überarbeitete und erweiterte Auflage). Thieme, Stuttgart.
- Bischoff-Ferari, H. A., Giovannucci, E. & Willet, W. C. et al (2006). Estimation of optimal serum concentrations of 25-hydroxyvitamin D for multiple health outcomes. *Am J Clin Nutr, 84,* 18-28, https://doi.org/10.1093/ajcn/84.1.18.
- Blicharz, T. M., Gong, P. & Bunner, B. M. et al. (2018). Microneedle-based device for the one-step painless collection of capillary blood samples. *Nature biomedical engineering, 2,* 151-157.
- Bolland, M. J., Grey, A. & Avenell, A. (2018). Effects of vitamin D supplementation on musculoskeletal health: A systematic review, meta-analysis, and trial sequential analysis. *Lancet Diabetes & Endocrinology, 6,* 847-858. DOI:https://doi.org/10.1016/S2213-8587(18)30265-1.
- Eckert, N. (2018). Kardiovaskuläre Prävention: Rolle der Omega-3-Fettsäuren ist unklar. *Deutsches Ärzteblatt, 115 (9),* A-388/B-327/C-327.
- Global Burden of Disease Study 2013 Collaborators (2015). Global, regional, and national incidence, prevalence, and years lived with disability for 301 acute and chronic diseases and injuries in 188 countries, 1990-2013: A systematic analysis for the Global Burden of Disease Study 2013. *Lancet, 386,* 743-800.
- Gröber, U. (2015). *Interaktionen: Arzneimittel und Mikronährstoffe.* (2. Auflage). Wissenschaftliche Verlagsgesellschaft, Stuttgart.
- Gröber, U. (2018). *Arzneimittel und Mikronährstoffe Medikationsorientierte Supplementierung.* (4. aktualisierte und erweiterte Auflage). Wissenschaftliche Verlagsgesellschaft, Stuttgart.

- Gronegger, I. (2015). *Schilddrüsen-Unterfunktion, Hashimoto und Hormone.* ISBN 978-1517358907; https://schilddruesen-unterfunktion.de
- Henz, D., Schöllhorn, W. & Poeggeler, B. (2018). Mobile phone chips reduce increases in EEG brain activity induced by mobile phone-emitted electromagnetic fields. Orginal research. *Frontiers of Neuroscience*, April 2018.
- Henz, D. (2019). Application of a bluetooth headset, cable headset, and a smartphone chip on the smartphone. Do these devices reduce effects on EEG brain activity induced by smartphone-emitted electromagnetic fields? *Psychophysiology, 56*, S 1, S 53.
- Herbst, R. (2020). Der Einfluss von Aminosäuren auf die Schmerzsymptomatik und das allgemeine Wohlempfinden. In A. Dreier, R. Merk & B. Seel (Hrsg.) *Meilensteine in der Gesundheitsmedizin.* (Schriftenreihe der FHM). Heft 12, 46-59.
- Holick, M. F. (2007). Vitamin D deficiency. *N Engl J Med, 357*, 266-281.
- Konofal, E., Lecendreux, M., Arnulf, I. & Mouren, M. C. (2004). Iron deficiency in children with attention-deficit/hyperactivity disorder. *Arch Pediatr Adolesc Med, 158*, 1113-1115; doi: 10.1001/archpedi.158.12.1113
- Kotsis, E., Kotsis, E. & Perrea, D. N. (2019). Vitamin D levels in children and adolescents with attention-deficit hyperactivity disorder (ADHD): A meta-analysis. *Atten Defic Hyperact Disord, 11*, 221-232; doi: 10.1007/s12402-018-0276-7
- Kuklinski, B. (2015). *Mitochondrien: Symptome, Diagnose und Therapie.* Aurum, Freiburg.
- Kuklinski, B. (2010). *Gesünder mit Mikronährstoffen.* Aurum, Freiburg.
- Liebram, C. & Nauber, T. (2015). Nur jeder zwanzigste Mensch ist wirklich gesund. *Die Welt* vom 09.06.2015; https://www.welt.de/gesundheit/article142167267/Nur-jeder-zwanzigste-Mensch-ist-wirklich-gesund.html
- Mosetter, K. et al. (2018). *Zucker der heimliche Killer. Mit dem 4-Schritte-Entwöhnungsprogramm raus aus der Zuckersucht.* 4. Aufl. GU, München.
- Mosetter, K. (2020). Organische Säuren im Stoffwechsel. In A. Dreier, R. Merk & B. Seel (Hrsg.), *Meilensteine in der Gesundheitsmedizin.* (Schriftenreihe der FHM). Heft 12, Seite 5-20.

MIKRONÄHRSTOFFE

- Müller, J. M. (2020). *Der Zusammenhang zwischen HS-Omega-3-Index und der Aufnahme von Mikronährstoffen.* – Eine retrospektive Interventionsstudie im Rahmen der Masterarbeit des MMA Mikronährstofftherapie/Regulationsmedizin an der FHM Bielefeld.
- Murr, C., Pilz, S. & Grammer, T. B. (2012). Vitamin D deficiency parallels inflammation and immune activation, the Ludwigshafen Risk and Cardiovascular Health (LURIC) study. *Clin Chem Lab Med, 50*, 2205-12. doi: 10.1515/cclm-2012-0157.
- Mursu, J., Robien, K. & Harnack, L. J. et al. (2011). Dietary supplements and mortality rate in older women. The Iowa Women's Health Study. *Arch Intern Med, 171*, 1625-1633. https://jamanetwork.com/journals/jamainternalmedicine/fullarticle/1105975
- Poeggeler, B. (2017). Ein Meilenstein in der Gesundheitsmedizin. *Meine Gesundheit, 33*, 12-13.
- Pollak, S. (2020). *Minimalinvasive Blutanalyse – eine Alternative für den Therapeuten.* Studien im Rahmen der SIP- und Zertifikatsarbeit im Rahmen der Masterarbeit des MMA Mikroährstofftherapie/Regulationsmedizin an der FHM Bielefeld.
- Raman, M. et al. (2011). Vitamin D and gastrointestinal diseases: inammatory bowel disease and colorectal cancer. *Ther Adv Gastroenterol, 4*, 49-63.
- Ross, J. (2017). *Was die Seele essen will.* (3. Aufl. Klett-Cotta). Stuttgart.
- Siegmann, E. M., Müller, H. H. O. & Luecke, C. et al. (2018). Asssociation of depression and anxiety disorders wit autoimmune thyroiditis. A systematic review and metaanalysis. *JAMA Psychiatry, 75*, 577-584.
- Smith, M. R. & Myers, S. S. (2018). Impact ofanthropogenic CO_2 emissions on global human nutrition. *Nature Climate Change, 8*, 834-839; Download Citation: ORCID:orid.org/0000-0001-5207-2370
- Stiftung für Mikronährstoffe, Prävention, Gesundheit, Lebensqualität (2015). *Abschlussbericht der Magnesium-Studie: Der Einfluss von oral supplementiertem Magnesium auf die intrazelluläre Magnesiumkonzentration, auf kardiovaskuläre Parameter auf die Lebensqualität, auf die Balance des vegetativen Nervensystems sowie auf die körperliche Leistungsfähigkeit* (unveröffentlicht).
- Stecco, C. (2018). *Functional atlas of the human fascial system.* Elsevier, Amsterdam.

- Strang, S., Hoeber, C. & Uhl, O. et al. (2017). Impact of nutrition on social decision making. *PNAS, 114, (25),* 6510-6514; https://doi.org/10.1073/pnas.1620245114.
- Troesch, B., Eggerdorfer, M. & Weber, P. (2018). The role of vitamins in aging societies. *Int J Vitam Nutr, 82 (5),* 355-9; OM & Ernährung 2018, Nr. 162.
- Tseng, P. T., Cheng, Y. S. & Yen, C. F. et al. (2018). Peripheral iron levels in children with attention-deficit hyperactivity disorder: a systematic review and meta-analysis. *Sci Rep, 8,* 788; doi: 10.1038/s41598-017-19096-x
- Wienecke, E., Ahlers, J. & Karamann, M. (2020). Stellenwert der Mikronährstoffe bei Kindern mit einer Aufmerksamkeits-/Hyperaktivitätsstörung. Mikronährstoffdiagnostik und -therapie bei 162 Patienten im Rahmen einer retrospektiven Untersuchung. In A. Dreier, R. Merk & B. Seel (Hrsg.). *Meilensteine in der Gesundheitsmedizin. (*Schriftenreihe der FHM). Heft 12, S. 60-71.
- Wienecke, E. (2020). Die Schilddrüse als Regulator der „inneren Balance" – Einfluss der Schilddrüse auf die psychophysische Leistungsfähigkeit anhand evidenzbasierter retrospektiver Studien. In A. Dreier, R. Merk & B. Seel (Hrsg.). *Meilensteine in der Gesundheitsmedizin. (*Schriftenreihe der FHM). Heft 12, S. 36-44.
- Wienecke, E. (2018). Die Schilddrüse als Regulator für eine optimale mentale und physische Leistungsfähigkeit bei Sportlern. O&M Ernährung, *Sonderheft Sportmedizin, 11.*
- Wienecke, E. (2018). Regulator für eine optimale mentale und psychophysische Leistungsfähigkeit. *Sportärztezeitung, 2/2018.*
- Wienecke, E. et al. (2020). Meilensteine in der Gesundheitsmedizin: Optimierte Ernährung, individualisierte Mikronährstoffzufuhr und deren Einfluss auf die psychisch/physische und mentale Leistungsfähigkeit. In A. Dreier, R. Merk & B. Seel (Hrsg.), *Meilensteine in der Gesundheitsmedizin.* (Schriftenreihe der FHM). Heft 12.
- Wienecke, E. (2019). Meilensteine in der Regulationsmedizin: Individualisierte Mikronährstoffrezepturen. Case-Reports von 144 Profis. *Sportärztezeitung, 2/2019.*
- Wienecke, E. (2001). *Mineralstoffe, Spurenelemente und Vitamine.* Wissenschaftlicher Abschlussbericht der Screening-Aktion Bertelsmann 2001; Herausgeber Bertelsmann-Stiftung.
- Wienecke, E. & Nolden, C. (2016). *Langzeit-HRV-Analyse zeigt Stressreduktion durch Magnesiumzufuhr,* MMW Fortschritte in der Medizin. Originalien lli-IV/2016.

- Wienecke, E. (2016). Metabolische Dysfunktionen. Frühzeitige Erkennung im Energiestoffwechsel bei Leistungs- und Spitzensportlern. *Sportärztezeitung, 4/2016.*
- Wormer, E. J. (2014). *Hashimoto.* ISBN 978-3-86374-175-4, Mankau, Murnau,
- Zaalberg, A. P., Nijman, H., Bulten, E., Stroosman, L. & van der Staak, C. (2010). Effects of nutritional supplements on aggression, rule – breaking, and psychopathology among young adult prisoners. *Aggressive Behaivior, 36*, 117-126.
- Zechmann, W. (2007). *Wo beginnt die subklinische Hypothyreose?* https://www.schilddrueseninstitut.at/multimedia/UIM4_Schilddruese.pdf
- Zhu, C., Kobayashi, K. & Loladze, I. et al (2018). Carbon dioxide (CO_2) levels this century will alter the protein, micronutrients, and vitamin content of rice grains with potential health consequences for the poorest rice-dependent countries. *Science Advances, 4, no. 5*, eaaq1012; DOI: 10.1126/sciadv.aaq1012

3 Informationen im Netz (auch zum Download)

Diverse Dokumente und Materialien aus diesem Buch sowie weitere Informationen können Sie auch im Internet finden bzw. downloaden:

- https://hepart.ch/fileadmin/user_upload/hepart/PDFs/pdf_Produktinformationen_HCK/Hydro_Cell_key_A4_deutsch.pdf; Letzter Zugriff 05.09.2020
- http://physiologie.cc: Die Website eines österreichischen Physiologen (Prof. em. Dr. Helmut G. Hinghofer-Szalkay, Uni Graz), die komplizierte Zusammenhänge anschaulich erklärt.
- https://foodandmoodcentre.com.au/2016/07/diet-in-pregnancy/; Letzter Zugriff 21.07.2020
- https://salusmed.ch/megatrends-verlangen-nach-personalisierten-gesundheitsloesungen/
- https://www.arte.tv/de/videos/082725-000-A/unser-hirn-ist-was-es-isst/; Letzter Zugriff 21.07.2020
- https://www.dgsm.de/downloads/dgsm/arbeitsgruppen/ratgeber/neu-Nov2011/Schlafstoerung_A4.pdf; Letzter Zugriff 21.07.2020

- https://www.fh-mittelstand.de/fileadmin/pdf/Schriftenreihe/Schriftenreihe_12_web.pdf; Letzter Zugriff 25.07.2020
- https://www.omegametrix.eu/index_patienten.php; Letzter Zugriff 21.07.2020: Informationen zum HS-Omega-3-Index
- https://www.thuenen.de/de/thema/klima-und-luft/experimentelle-klimawirkungsforschung/wie-das-face-experiment-funktioniert/: Johann Heinrich von Thünen-Institut, Bundesforschungsinstitut für Ländliche Räume, Wald und Fischerei, Braunschweig: FACE-Experiment; Letzter Zugriff 21.07.2020
- https://www.youtube.com/watch?v=pDc6m0UrEa4: Interview mit Prof. Dr. Elmar Wienecke auf der Medica in Düsseldorf 2020: Einfluss individualisierter Mikronährstoffe auf Stressoren; Letzter Zugriff 21.07.2020
- http://www.myoreflex.de/media/downloads/Glycoplan_Ampel-Liste_Mosetter.pdf: Glykoplanampel von Dr. Mosetter; Letzter Zugriff 21.07.2020
- https://www.zukunftsinstitut.de: Informationen zu Megatrends
- www.energyforhealth.de: Mikronährstoffanalyse für Jedermann, Personen mit wenig Befindlichkeitsstörungen
- www.fh-mittelstand.de/mikronaehrstofftherapie/
- www.saluto.de: Mikronährstoffanalyse für Führungskräfte, Spitzensportler, Vorerkrankte und Personen mit größeren Befindlichkeitsstörungen
- www.stiftung-mikronaehrstoffe.de

4 Danksagung

Erfolgreiche visionäre Konzepte sind nur mit sehr guten Partnern möglich. Ein besonderer Dank gilt den verantwortlichen Professoren der Fachhochschule des Mittelstands (FHM Bielefeld), Prof. Dr. Merk, Prof. Dr. Dreier, Prof. Dr. Niemeier, die es ermöglicht haben, den in Europa einmaligen Master- und Zertifikatsstudiengang Mikronährstofftherapie und Regulationsmedizin in der Fachhochschule zu etablieren.

Prof. Dr. Elke Zimmermann gilt ein besonderer Dank. Sie hat die Gründung von SALUTO aus dem Arbeitsbereich der Universität Bielefeld erst ermöglicht.

Dr. med. Kurt Mosetter (Direktor des Zentrums für interdisziplinäre Therapien in Konstanz, Initiator der Myoreflextherapie) und seinem Team sei ein besonderer Dank ausgesprochen. Er unterstützt uns in den letzten Jahren mit seiner enormen Fachkompetenz und setzt Akzente als Dozent in dem Masterstudiengang an der FHM Bielefeld.

Dank auch an meine sehr engagierten Studenten (Ärzte, Physiotherapeuten, Heilpraktiker, Ernährungs- und Sportwissenschaftler), die mit ihren innovativen Ideen die Entwicklung des Masterstudiums optimal unterstützen.

Dank gilt der Bertelsmann-Stiftung, insbesondere Liz Mohn, die mit der von ihr initiierten Screeningaktion ihrer Mitarbeiter einen entscheidenden Beitrag für das heute international erfolgreiche „Energie auf Rezept"-Konzept geleistet hat.

5 Über SALUTO (Gesellschaft für Sport und Gesundheit)

SALUTO wurde aus dem Arbeitsbereich Sportmedizin der Universität Bielefeld gegründet. Mitgründer und Inhaber ist Prof. Dr. Elmar Wienecke. Eine Kombination aus medizinischer Dienstleistung, Diagnostik, Wissenschaft und Forschung hat SALUTO zu einem international anerkannten Kompetenzzentrum für Gesundheit und Fitness in Deutschland werden lassen. In Kooperation mit der Fachhochschule des Mittelstands (FHM) in Bielefeld werden über den Masterstudiengang Mikronährstofftherapie und Regulationsmedizin zahlreiche Forschungsprojekte und Studien ausgewertet.

Mehr als 60.000 untersuchte Personen sind mittlerweile als sogenannte *Case-Reports* in der weltweit größten Mikronährstoffdatenbank enthalten. Diese umfasst 10.542 Zielwerte/Referenzwerte von Mikronährstoffkonzentrationen (Ergebnisse empirischer langjähriger Forschungsprojekte/Studien) in 297 Kategorien mit entsprechendem Cluster (Geschlecht, Alter, Vorerkrankung, sportliche Aktivität).

Das „Energie auf Rezept"-Konzept ist aus klinischen Studien und zahlreichen Forschungsprojekten entstanden. Ziel dieses erfolgreichen Energiekonzepts: Das rechtzeitige Erkennen und Korrigieren von biochemischen Störungen garantiert Gesundheit und Leistungsfähigkeit. Mittlerweile profitieren Olympiasieger, Weltmeister, Europameister, deutsche Meister von diesem ganzheitlichen Konzept. Aber auch viele Führungskräfte wenden dieses Konzept schon seit Jahren erfolgreich an.

6 Über die Stiftung für Mikronährstoffe – Prävention, Gesundheit, Lebensqualität

Stiftung für Mikronährstoffe – Prävention, Gesundheit, Lebensqualität

„Mit einer optimalen Energiezufuhr lassen sich die vielfältigen Überlastungsreaktionen und die dadurch entstehenden Befindlichkeitsstörungen nachweislich vermeiden."

Allerdings werden diese Zusammenhänge bis zum heutigen Zeitpunkt von der Wissenschaft dementiert.

Es existiert nach Aussagen internationaler Wissenschaftler „geringes Wissen" über die positiven Effekte einer gezielten Mikronährstoffzufuhr. All dies steckt noch in den Kinderschuhen. Nach 25 Jahren akribischer wissenschaftlicher Arbeit und der mittlerweile über 60.000 zusammengetragenen „Case-Reports" sah sich Prof. Dr. Elmar Wienecke – Sportwissenschaftler und Gründer von SALUTO Das Kompetenzzentrum für Gesundheit und Fitness – veranlasst, die Stiftung Mikronährstoffe, Prävention, Gesundheit, Lebensqualität zu gründen.

Im Team von Medizinern, Sportwissenschaftlern, Biologen, Natur- und Ernährungswissenschaftlern sollen neue ergänzende und alternative Möglichkeiten im Bereich der Mikornährstofftherapie erforscht und praxisrelevant angewandt werden.

Ziele der Stiftung

Prävention

- Etablierung der Mikronährstofftherapie bei einer demografisch älter werdenden Bevölkerung im Hinblick auf Alter, Geschlecht, Lebensstil, Vorerkrankungen.

Forschung

- Frühzeitiges Erkennen von biochemischen Störungen
- Praktische Anwendung im Bereich molekularbiologischer Mikronährstofftherapie bei aktiven Menschen (Freizeit-, Leistungs- und Spitzensport).

- Schaffung von Diskussionsforen, Bedeutung der Mikronährstoffzufuhr in der Komplementärmedizin.
- Förderung der Lehre hinsichtlich der Mikronährstofftherapie durch Information der Bevölkerung und Transfer von Basiswissen, wie Mikronährstoffe wirklich helfen können. Integration von Basiswissen in die Ausbildungsstruktur von Ärzten, Physiotherapeuten, Ernährungswissenschaftlern.

Publikationen und Studien

Etablierung des Master- und Zertifikatsstudiengangs Mikronährstofftherapie und Regulationsmedizin an der FHM Bielefeld – Forschungsaufgaben im Bereich der Bewegungs- und Mikronährstofftherapie. Langfristiges Ziel: Integration der Inhalte in die Approbationsordnung der Ärzte.

Durch die Forschung in diesem Bereich soll ein frühzeitiges Erkennen von biochemischen Störungen gewährleistet werden, um diesen durch eine optimale Energie- und Mikronährstoffzufuhr entgegenwirken zu können.

Für Sie

Wenn Sie Interesse haben, den Gedanken und die Arbeit der Stiftung für Mikronährstoffe zu unterstützen, dann freuen wir uns über Ihre Kontaktaufnahme.

Die Stiftung verfolgt ausschließlich und unmittelbar gemeinnützige Ziele.

Vorsitzender der Stiftung: Prof. Dr. Elmar Wienecke

www.stiftung-mikronaehrstoffe.de

E-Mail: stiftungmikronaehrstoffe@t-online.de

7 Über Energy for Health

Während SALUTO individuelle Mikronährstoffproblemlösungen für Vorerkrankte, Leistungssportler oder Personen mit besonderem Beratungsbedarf anbietet, wendet sich Energy for Health (https://energyforhealth.de) an Menschen, die unkompliziert eine auf sie zugeschnittene Mikronährstoffanalyse mit individueller Nährstoffempfehlung suchen. Das bedarfsorientierte Konzept – Performance optimieren oder Stoffwechsel aktivieren, Wohlbefinden optimieren oder Schlafverhalten verbessern – unterstützt bei der individuellen und optimalen Mikronährstoffversorgung.

Die Analysebox lässt sich ganz einfach online bestellen, Blut- und Urinprobe sowie beigefügter Anamnesebogen wird zurückgesandt. Die Laborergebnisse werden anschließend in die weltweit einmalige Datenbank, mit Vergleichswerten von über 60.000 Personen, eingegeben. Die darin enthaltenen Ergebnisse werden anhand unterschiedlicher Parameter mit den persönlichen Daten verglichen. Das Kompetenzteam erstellt und prüft einen Vorschlag für die Rezeptur. Erst dann erhält der Kunde die individuelle Mikronährstoffrezepturempfehlung.